中根　晃 編

ADHD臨床ハンドブック

Ψ
金剛出版

まえがき

小児精神科の臨床にADHD（注意欠陥多動性障害）の概念が登場したのは1980年代になってからであるが，1990年代後半になって各地の専門機関を受診する子どもが急増し，学校現場でもADHDの子どもに悪戦苦闘するようになってきた。

それとともにADHDの名は世間にも良く知られるようになり，そうなるとADHDの名称が一人歩きし，学級崩壊の張本人にされたり，切れる子どもはADHDだと言われたりしている。しかし，ADHDの子どもを少しでも知っている教師や治療者は，彼らが周囲の変化に鋭敏で，誰かが面白そうなことをしていると釣られてしまって，一緒になって騒ぎ出し，しかも引き際が悪く，皆が手を引いて静かになっているのにまだ騒いでいて，結局，彼一人が叱られることになってしまうこと，そうなると，何故自分だけ罰されるのかとむきになって抗議し，さらに評判を悪くする一方，ADHDの子どもは直情的だが素直で，気に入れば熱心に取り組むことも経験している。現在のようにADHDの教育的対応が大きな問題になっている時こそ，ADHDについての正しい知識を彼らと触れ合うことの多い人たちに伝えなければならない。それには臨床，教育，研究の各領域の先駆者から，平易な言葉で高度な内容を語って貰うことがもっとも望ましい。本書はこうした目的で編纂された。

第Ｉ部は臨床医学から見たADHDについての７つの論文を配置した。第１章では精神医学の視点に立って，幼児期，学童期，青年期，成人期へと発達にともなって変遷するADHDの臨床症状と，現在知られている神経学・神経心理学的学説に触れたあと，親への助言を含めた個人療法について専門的に解説している。第２章は小児科医の立場から早期診断と早期対応を詳しく述べるとともに，将来の社会的自立をめざした地域活動について記しているなど，実践と深くかかわった論文である。第 3 章は最近話題になってきた成人の ADHD について，追跡調査をもとに作成された診断基準，合併症および治療などを真正面から折り目正しく述べられている。第 4 章は ADHD ともっとも関係の深い学習障害に目を向け，その概念や病態や分類に触れ，治療的対応の原則など，基本的方向を記したものである。第 5 章は障害児の臨床で直面する各種の合併症を具体例を提示しながら説述したものであり，第 6 章では ADHD の治療について，薬物療法を中心に，学校との関わりとともに進められる症例を提示しつつ，包括的治療の立場から詳しく述べたものである。第 7 章は日本ではまだ行われていない統合的治療をアメリカの現況から記したもので，こうした治療システムから，各治療者が自分たちそれぞれの役割と位置づけを考えるさいに役立つものと思われる。

第Ⅱ部は第 1 章と 2 章で，小学校および中学の情緒障害学級担当教師によって，そこで行なわれている教育的取り組みや直面する困難，それを打開するために要請される生徒に対する見方の変更などが記されている。第 3 章では臨床心理士が中心になって実施している学童のグループ指導について，その実践にあたっての理念と，実際のスケジュールが記されている。第 4 章では，医師およびソーシャルワーカーが協力して行っている教育と医療の連携，家族への対応，学校と病院との合同研究会などが報告されているなど，実践の立場からの 4 論文を配置することができた。学校精神保健に関しては医療の行うケースと学校での対応が好ましい生徒との間に大きなギャップがある。学校ではどんな作戦で ADHD の生徒の教育的対応をしているかを臨床家が知ること，および，臨床家が ADHD のどんな点に焦点を絞って治療にあたっているかを教育者が知ることが医療と教育とが連帯して取り組む出発点となるであろう。

第Ⅲ部は ADHD の臨床研究ほかの 6 つの論文を並べた。第 1 章はその総論として，まず臨床症状に立ち戻って問題点を整理し，それぞれの側面についての研究の方向が示されている。第 2 章は近年急速に進歩した画像診断法とその限界を詳しく述べたあと，それを応用した神経生理学的研究の成果が要領良くまとめられ，教育者のための知識として大いに役立つと思われる。第 3 章は ADHD の発生機序を胎生期の何らかの影響に求めた研究で，出生時体重が正常の半分以下の，1,500 g 未満の新生児を著者自身が追跡した研究の成果をもとに，ADHDを脳の発達の視点が展望されている。第4章は実行機能（第2章では遂行機能）の検査であるCPT（持続処理課題）を，従来の視覚刺激課題に加えて聴覚刺激課題についても神経心理学や認知心理学から考察した，一歩踏み込んだ研究である。第5章は臨床的によく目立つ多動や注意の欠陥をそのままADHDの原因だと考えて，それを除くことが治療や教育だとする直線的な考えを可能な限り排除して，発達障害の一つとしてのADHDの症状発生についての考え方を述べたものであり，第6章は今後の臨床医学の研究書では必ず触れなければならない医療倫理の問題を，ADHDを念頭に展開をこころみたものである。

ここで読者は神経心理学に関する項目がないのに気づかれるであろう。当初，本書の構想には入っていたが，ADHDの神経心理学的検査所見となるとLD（学習障害）での所見と重複してしまい，ADHD単独でこれを論じることが困難であること，また，第I部第2章に詳しく述べられていることと，第Ⅲ部第3章，第4章でも追究されていることもあって，特別の章を起こさないことにした。現在の神経心理学は前頭葉機能の追及など，認知科学として発展を続けていることなど将来の研究の原動力になっているという認識が重要であろう。これらの方向を予知しながら編集された本書がひろく臨床の実地や教育の現場に役立つことを期待したい。

末筆ながら本書の出版を快諾された金剛出版田中春夫社長，ならびに企画や編集の労をとられた山内俊介氏に感謝の言葉を捧げたい。

2001年9月

編者　中根　晃

ADHD 臨床ハンドブック●目次

■執筆者一覧

I.1.　佐藤喜一郎（北里大学医学部精神科）
I.2.　平谷美智夫（平谷こども発達クリニック）
I.3.　松浦雅人，大賀健太郎（駿河台日本大学病院精神神経科）
I.4.　宮本信也（筑波大学心身障害学系）
I.5.　山田佐登留（東京都立梅ケ丘病院）
I.6.　中島洋子（旭川荘療育センター児童院）
I.7.　松浦理英子（司馬クリニック）

II.1.　齋藤眞理子（杉並区立杉並第七小学校）
II.2.　月森久江（東京都杉並区立中瀬中学校）
II.3.　丸山　隆（東京都立梅ケ丘病院）
II.4.　海老島宏（東京都立梅ケ丘病院）

III.1.　市川宏伸（東京都立梅ケ丘病院）
III.2.　渥美義賢（国立特殊教育研究所）
III.3.　原　仁（国立特殊教育総合研究所）
III.4.　大倉勇史（東京都立梅ケ丘病院）
III.5.　中根　晃（東京都精神医学総合研究所）
III.6.　中根　晃（東京都精神医学総合研究所）

I　ADHD の臨床

――教育への情報提供をめざして――

I.1.

ADHDの臨床像：精神医学

佐藤喜一郎

北里大学医学部精神科

i　はじめに

最近，精神科医以外の人々にも，DSM-Ⅳの注意欠陥多動性障害（ADHD）がよく使われるようになったが，まだこの概念そのものに曖昧さがあり，誤解されやすい問題が少なくない。ADHDは5～10歳頃に最も目立ってくる症候群であり，注意集中困難や注意の偏り，多動・過動性，衝動性を主症状とする発達障害の一つである。DSMの診断名は分類を目的としたものであり，診断はあくまでもこの時期の行動特徴を主たる基準にして行われ，原因は問題としない。しかし，実際には，病因は無視できず，診断医は病因を研究している。現在のところ，ADHDの原因として，胎生期から生後1.5歳までの間の脳の構造的，機能的，発達的異常が考えられてはいるが，十分には解明されておらず，特異的な神経学的・神経心理学的症状や生物学的症状なども示されていない。また，幼児期の親の養育態度や環境の影響も大きいが，症状や行動特性を増強する要因について十分には検討されていない。児童期以後の経過・予後も多様で，単純ではなく，他の精神障害との関連も多いが，ADHDとは診断しがたい，正常者（児）との区別がつき難い状態になりうるという，もっと注目されるべき問題を含んでいる。また，発達障害の1つであり，学習に困難を来たすことが多いのに，知能指数が低いものを除いていることも問題である。ここでは，ADHDの原因と関連している可能性の高い症状ないし身体機能の特徴，治療的アプローチと教育関係者への情報提供のポイントなどについて述べてみた。

ii 注意と注意欠陥多動性障害

脳は身体の警報・警戒機能を司っている。警戒機能の主体である注意は生存に不可欠なものであり，多様な側面を持っている。注意は人間が生き残っていくためには不可欠な機能であるため，注意を追及していくと，精神機能全般に関連してくる。記憶やコミュケーション能力，さらには，生きるための行動・運動，知覚・認知や気分・感情とも関連している。注意には，覚醒水準・覚度，持続性・安定性，選択性・集中性，配分性・易動性・転導性などがあり，注意の柔軟性や意図的なコントロール能力があり，working memory（ワーキングメモリー），ないしworking attention（ワーキングアテンション）などの注意と記憶，情報の並列処理能力とも関連している（表1 [6]）。

注意の欠陥・不足とは警戒機能の不足であり，巧く，逞しく生きていく上で必要な諸機能の不足・未熟でもあり，脳機能の一種の不器用さが浮かび上がってくる。脳機能の不器用さであれば，協調・協応運動，動作・振る舞いの不器用さといった神経学的ソフトサインと関連があり，コミュケーションの不器用さ，感情コントロールの不器用さなども当然問題になる。ADHDの診断基準では，この不器用さを軽視しすぎている。しかし，これらの不器用さを入れると，昔の微細脳機能不全症候群の概念と近くなってしまう。注意欠陥障害では多動・過動性・衝動性が問題になるが，実際には，注意障害があるが，多動の

表1 注意の臨床的分類（加藤，1995 [6] より）

強度（intensity）	覚醒水準・覚度（alertness, vigilance）	注意の制御（supervisory attentional control）↓ 柔軟性（flexibility）／戦略（strategy）
	持続性・安定性（sustained attention）	
選択性（selectivity）	集中性・選択性（focused attention）	
	配分性・易動性（divived attention）	

目立たないタイプのものやアスペルガー障害などの診断と治療とも関連がある。

iii ADHDの神経学的・神経心理学的特徴

最近，Barkley（1997）[2]によって，脳の前頭葉機能障害（実行機能障害：dysexcutive function）とADHDに含まれる多様な機能の障害を関連づける理論的枠組みが提案され，注目されている。彼によれば，ADHDはまず行動抑制の欠如があり，普通ならばこの行動抑制のもとで形成される四つの実行機能（非言語的ワーキングメモリーの形成，自己管理された発語の内的投射，気分・感情・動機・覚醒の自制，再構築）が形成されず，その結果，行動・運動の制御・統合の障害をきたしたものと考えるとADHDの特徴をよく説明できると提案している。彼の言う行動抑制には今までの経験から当たり前のこととして出現する反応を一度抑制して，課題に合うか吟味すること，反応してしまった場合でも，その反応を停止でき，行動中でも気が散るような外からの刺激が入ってきても，それを遮断・中止できる能力などが含まれている。前頭葉の実行機能（executive function）とは，適切な問題解決方略を維持する際に動員される諸能力であり，ワーキングメモリーはある活動や課題の遂行に必要な情報を能動的に必要な期間保持するメカニズムであり，会話や文章の理解などの言語的情報処理に関わる音韻ループ（phonological loop），視覚的なイメージなどの言語化できない情報処理に関わる視空間的記銘メモ（visio-spatial sketchpad）とこれらを制御する中央実行系（central executive）の3つから成り立っている[1,8]。実行（遂行）機能とは，①反応を一時的に抑止し，適切な時間・事態に反応するために留保しておく能力，②一連の行為を適切に並べるなどの方略的プラニング，③重要な外来情報を処理して記憶として蓄えておく作業などを含む課題の心的表象化，あるいは④将来予想される事態を心的表象として形成する能力，などが挙げられている[2,13]。実行機能は知覚，言語，記憶に含まれる純粋な認知要素とは異なるものであるが，注意，論理化，課題解決などとかなりの部分で重複するものである。実行機能障害はプラニング，選択的注意機能，抑制，認知・社会行動の開始などの障害を意味しており，特定の部位の障害だけでは説明できず，脳内情報伝達ネットワークやフィードバック・フィードフォアード機能の障害との関連を考えざるを得ない。

ADHD 児ではこれらの実行機能の形成障害があるために，課題に合わない反応を抑制できず，目標に合った反応を選択し，実行することができない。また，慣れない複雑な協調運動の連鎖を実行や目標に合った運動を持続できず，反応にフィードバックされた情報を感知することに鈍感で，中断した行動を再開させる能力に欠け，イメージ（内的表象）に基づく行動の制御などができない可能性が高い。Barkley [2] の提案は今までの ADHD の持つ困難さをすべて，包括的に説明しようとする仮説である。この仮説によれば，ADHD の子どもたちには，程度の差はあれ，さまざまな神経心理学的機能の障害ないし不器用さがあり，刺激と運動の連合，手・手指・下肢の運動イメージ，書かれた言葉や文章の理解や書字・作文，文字・記号・音韻からのイメージの想起などに問題が現れる可能性が高い。

iv　学童期前の多動性障害の臨床的症状

ADHD で問題になるのは，原因である注意障害がすでにあるのに，何ゆえ，歩き出す頃から急に目立ってくるのか，7 歳頃と 11 歳頃から，多動や注意障害が落ち着いてくることがあるのかである。今のところ，明確な根拠はない。

しかし，ADHD の行動特性を増強するのは，子どもの自己評価の低下ない

表 2　ADHD 児によく見られる身体的特徴と神経心理学的サイン
1．頭蓋の歪み・変形など
・後頭部の扁平，冠状人字縫合部の陥凹
・耳介の位置のズレ，耳介の変形
2．下肢の長さの異常
・上腿と下腿・足底の長さの左右差・バラツキ
・足関節の硬さ・可動域の狭さ
3．眼球位置の異常（斜視など），眼球運動の異常，横目使い
4．利き手の未確立，手指の運動の異常，握る力や指尖対向力の弱さ
5．時間感覚・空間感覚の異常，立体視の異常
6．協応運動・協調運動の拙劣さ
・三輪車がこげない，ブレーキが使えない，キャッチボールが下手
・縄跳びが下手，紐が結べない，複雑な動きの模倣ができない
・回転運動が苦手，回転に弱い

し劣等感を刺激する親の不適切な対応とあせりであり，子どもの現実的コミュケーションや現実体験の制限である可能性が高い。これが彼らの行動やコミュニケーションの偏り，認知能力の発達のゆがみをさらに際出させる原因の一つになっている。また，協応運動の拙劣さ，ないし不器用さが孤立や注意の偏りを増強させていることも問題になる。これらのADHD児の症状・行動特性を増強し，精神の発達をゆがめる要因の軽減が必要である。このためには，できるだけ早期から支援する必要がある。できるだけ早期に診断し，早期から療育を始め，ハンディキャップを可及的に減らす必要がある。このためには，幼稚園・保育園時代から彼らの問題の増幅を予防すべきである。

幼児期の多動児の行動特性など

幼児期には多動性障害と診断し，確定することはできないが，その可能性の高いものは少なくない。

ADHDと診断された児童の1歳前の特徴は多動で手のかかる子よりもおとなしく，手のかからない子で，親が手をかけずにすんでいる子の方が多い。この時期に，子どもの方から要求がないからと，母子間のコミュニケーション——とくに，話しかけたり，声を出しながら世話をすること——がおろそかになりやすいことが問題になる。また，子どもと遊んだり，物を握らせたり，抱いてあやしたり，眼差しの交換も極端に少なくなりやすいことも問題である。1歳前のこの子らに良く見られる行動の異常は這行の異常である。いわゆる高這いをせず，肘で這ったり，ズリ這いで，かなり目まぐるしく動くことである。広汎性発達障害児のように目が合いにくいが，合わせないというよりも，合わせている時間が短く，母親の働きかけへの反応時間が短く，気がそれやすい。

1歳を過ぎて，自力で歩けるようになると，多動が目立ってくることが多い。歩き方が不安定なのに，動き回り，目が離せない。危なっかしいので，つい制止したくなるが，制止に応じず，別のものへと向かいやすい。つい，親は安全第一になって，子どもの行動を制限したり，部屋に閉じ込めたり，バギーなどに乗せて，自由に動き回るのを制止しやすい。このため，かえって子どもの探索行動を制限し，欲求不満を募らせやすく，落ち着きのなさを増強していることが少なくない。とくに，テレビやビデオを見せることで，子どもが動き回ることを減らそうとすることは，後々に大きな悪影響をもたらす可能性が高い。

こういった育児・対応が主になった場合，子どもに注意の偏り，気に入っているものにこだわり，嫌な刺激を避ける傾向などを増強する可能性が高い。また，新奇な刺激に惹かれ，それまでやっていた行動を突然に中断してしまうことが多くなる。テレビやビデオを，子守り代わりに，見せられていることが多かった子では，繰り返し見聞きしてきた刺激に注意が向きやすく，実際にテレビで繰り返し見た物があると，触りたがる傾向が強くなりやすい。

多動で落ち着かない子は躾がしにくい。自分の注意を惹くものに注意が向き，親が注意を向けたいものに注意を向けてくれないことが多い。このため，親は子どもを制止ばかりをしやすく，ほめる余裕をもてず，子どもの行動をコントロールできず，躾ができない。躾には，行動を共有し，模倣と試行錯誤すること，賞賛と報酬，厳しさと罰，感情の共有などが必要である。しかし，多動性障害が疑われる子どもは厳しく行動を制限され，罰が圧倒的に多くなり，模倣したいことが増えず，躾がうまく行かない。多くの多動児は親，同輩者などの模倣をせず，親の命令を無視し，自分の興味や注意を惹くものをしやすく，他児の行動を模倣せず，試行錯誤をしないため，親の賞賛，報酬を受けられず，親との感情の共有ができない。模倣を嫌うため，行動や作業を達成することが少なく，達成感や満足感も共有できない。結果的には，ますます行動を制限され，満足感を得られず，欲求不満になり，自分のやりたいことに注意を向け，親のして欲しいことをやりたがらなくなることが多くなりやすい。

通常，3 歳児になると，行動・活動はコントロールされ，過動性が目立たなくなってくる。しかし，ADHD の子らはますます多動で落ち着きのないことが目立ってくる。ADHD 児の 3 歳児健診時の問題として挙げられていることは，言葉の遅れ，多動で落ち着きがない，育てにくい，三輪車がこげない，などである。言葉の遅れはまもなく解消するが，自分勝手に話す，話を聞いていない，言葉が聞き取りにくい，などの問題を残しやすい。多動児は，呼びかけても振り向かない，行きたい所へ勝手に行ってしまう，飛び出しが多い，次々に遊ぶものを変える，などに変わり，目が離せず，育てにくい。また，他児と遊びたがらない，遊んでいても一人遊びになりやすい，他児に乱暴な行動をとりやすい，親の指示に従わない，などに変わってくる。三輪車がこげないとは，ペダルを交互に回して前進できないことであり，この子どもらは歩き方がぎごちない，動作がぎごちない，転びやすいから，バランス・平衡感覚が悪い，片足とび・スキップができない，キャッチボールができない，怪我が多い，などの訴えに変わってくる。

保育園・幼稚園に通うようになると，保母などに行動を規制され，他児と同じ行動をとるように要請されるため，ADHDの症状や問題行動が目立ってくる。とくに，言葉でのコミュニケーションが円滑にとれないADHD児では，注意され，叱られることが多くなり，ますます多動で落ち着かず，注意が集中しにくくなりやすい。反面，好きなこと，興味のある物には熱中しやすい。このため，できることとできないことの差が著明になり，親や保母が対応に困惑させられる。

落ち着きがなく，多動で乱暴な子，自分勝手に行動する自己中心的なわがままな子，皆と同じ行動をとらずに，自分のやりたいことばかりを続けるわがままな子と見られやすい。また，自分の嫌いなこと，苦手なことはやりたがらず，親や保母などにやってもらいたがるため，依存的で，過保護にされていると見られがちである。自分が言いたいことは良く言うが，人の話を聞かない，質問されると答えられない子と思われていることも多い。皆の遊びを嫌い，皆の行動の流れに無関係に，自分のやりたいことを続ける子，話を最後まで聞いていない子，癇癪を起こしやすい子，一対一だとできるが，他の子がいたり，皆と一緒になるとできなくなる子，家ではできるのに，園では同じことができない子，合わせてあげれば，色々できるのに，園では集団行動がとれない子，冗談がわからない子，言葉の意味がよくわからない子も目立つ。妙に馴れ馴れしいのに，相手から働きかけられると，逃げたり，避けたりする子，注目を惹きたくて，わざと危険なことや皆が嫌がることをする目がはなせない子，などと見られ，手のかかる，変わった子と見られやすい。

単純な運動や遊びは上手だが，ちょっと複雑になったり，やり方が変わるとうまくできなくなる子，本人が好きでよくやっていることは上手だが，皆ができるような簡単な運動や遊びができない子，できることとできないことに大きなギャップがある子，やればできそうなのに，やりたがらない子，遊びを途中で勝手に止めてしまう子，また，不器用で，臆病なことが多く，皆の行動の邪魔になる子，皆の遊びについていけない子，などと評価され，他児には敬遠され，保母には手のかかる困った子として特別扱いされやすい。

この時期のADHDはわがままで，自分勝手に見えることが多く，親の躾のまずさや過保護で甘やかしているなど，親の責任や協調性のない性格のせいなどが問題にされ，親が非難され，親と保母などが対抗的になり，子どもの問題をより複雑にしてしまうことが少なくない。早期に子どもの障害について検討し，ADHDが疑われたら，適切な対応・支援を始めることが重要である。とくに，子どものコミュニケーションの問題を増強させないように工夫する必要がある。

v 学童期のADHDの症状・行動

学校に入学すると，保育園・幼稚園時代よりも格段に行動を制限されるようになり，学習能力が子どもの評価を左右するため，ADHDの行動上の問題や学習上の問題が目立ってくる。担任教師1人で40人近くを世話する状況では，ADHD児に特別に関れる者は限られてしまう。しかし，特別な配慮なしにはADHD児を適切に指導・教育することは困難である。

学童期の多動児の行動特性など

多動・過動性の表現として，おとなしくじっとしていられず，席を離れたり，動きまわる。とくに，不慣れな場所や新しい場所では落ち着かなくなりやすい。多動が目立たなくとも，過動性のある子では，身体を動かしたり，（飽きると）他児にチョッカイを出したり，状況に無関係に，自分勝手な発言や遊び始めたりしやすい。姿勢を一定に保持ができず，椅子にきちんと座っていられず，片ひざを立てたり，尻を前にずらして座ったり，だらしないことが目立つ。衝動性の行動特性は，考えるよりも先に行動したり，課題をやり終える前に別のことを始めたり，単純なケアレスミス，忘れ物が多い。また，感情・情動のコントロールが未熟で，一定以上の強い刺激にはすぐにカッとなるなど，衝動的行動が誘発されやすい。

注意集中困難は注意集中時間の短さ，注意の及ぶ範囲の狭さ，注意集中密度の浅さ，注意の安定性や配分の悪さなどの側面をもっている。外から入ってくる感覚刺激のあらゆるものに反応しやすいが，とくに視覚刺激に反応しやすい。注意していて欲しいものから注意がそれやすい。ただし，興味，関心のあるものには没頭しやすく，注意されても，簡単には終えられず，行動の切り替えができない。

教師や級友にとっての迷惑行動が多く，疎外されやすくなっていく[16)]。

これらの中核症状以外にADHD児がとりやすい行動にはいくつかの特徴がある。一つは同輩児・同級生との対人関係の困難さないしコミュニケーションの下手なことである。他児のささいな批判などにすぐに反応してしまって，その子に手を出したり，悪口を投げかけ，相手の子から反撃を食らうなどの悪循環が起きやすい。ADHD児の行動や感情は状況依存的であり，コミュニケーションの流れの中で大きく変化しやすく，家庭と学校とで行動が大きく異なることも少なくない。一緒に暮らしている親や同胞にとって，ADHD児との対人関係で悩まされ，冷静に対応できず，感情的になって，好ましくない反応をとりやすい。ADHD児は年長になるにつれて，仲間に相手にされず，仲間との関係が次第に疎遠になっていき，学校や社会の中で，次第に孤立状態になっていくことが多い。

協調・協応運動の種々程度の障害も対人関係の困難さや社会的スキルの習得，学業成績の悪さやバラツキ，自己評価の低下に関連しているが，これもADHDとの関連が成書には明記されていない。衝動性ないし感情・情動のコントロール能力の低さとの関連も重要であると考えるが，これについてもなんの記述もない。

ADHDや多動性障害児の多くに見られる深刻な問題の一つは彼らの自己評価の低さである。小学校入学前にすでに自己評価が低下させられていることが多い。小学校に入学すると，皆と同じ行動をとることが要求されるが，ADHDや多動性障害児では，同じ行動をとることが困難であり，クラスにとっての迷惑行動が目立ってしまう。小学校4学年ぐらいになると，日常的には使うことがまれな課題の学習が始まり，自分が他児と比較して劣っている，変わっている，教師に良く思われていないなどと，かなり強く認識させられるようになる。とくに，文章・書き言葉の理解力と作文・感想文などの文章構成力の獲得に問題が多く，語られた言葉を書き記すことが困難なことが問題になる。彼らは要求される課題に適切に答えられず，学業成績にばらつきが多く，不適切な発言が少なくない。担任教師や級友に馬鹿にされ，ADHD児は次第に劣等感が強くなり，自分の居場所がないと感じる者が多くなっていく。学校に行きたくないが，さりとて，家にいても楽しくもない，どこにも自分の安心していられなくなっていき，反抗やわがままが目だって多くなってくる。一部の多動性障害児では，コンピュータや自分の関心のある物や能力を発揮できるものに熱中し，学校を休んでまでもやりたがるようになる。彼らは気に入っていて，慣れ親しんでいる分野では，級友や担任教師などよりもはるかに知識をもち，器械などの操作や機能に習熟したり，特異な才能を示す者が少なくない。しかし，これらの才能や知識は，学校では評価されることは少ない。

vi 思春期のADHD

加齢とともに，ADHDの症状の多くは軽減し消失することが少なくない。多くは，10歳後半に性ホルモンの分泌の増加が始まる頃から，多動（特に移動性多動）は目立たなくなってくる。多動性と衝動性は脳の成熟とともに軽快しやすいようである。しかし，注意欠陥など注意・関心の偏り，着目・発想・認識・思考などのさまざまな認知機能の不器用さないし偏り，協調運動を中心とした運動系の障害ないし不器用さ・拙劣さは残りやすい。成長に伴う変化を「成長による症状の消失（grown out）」と呼んでいるが，これが治療の効果なのか，脳の生物学的な成熟のためなのか，今のところ不明である。実際には，臨床的には知能が高い，文章理解や文章構成能力が伸びてきた多動性障害児では，次第に聴覚的情報への反応性が良くなり，情報の並列処理能力や推移的推論能力や仮説的思考能力が伸びてくる者が多いように思われる。しかし，知的能力が低いものでは，聴覚刺激への反応は良くなってくるが，それでも相手の話などを最後まで聞くことは苦手で，情報の並列処理や仮説的思考能力はあまり伸びず，パターン認識や当てはめ思考が優位で，応用能力や思考の柔軟性は乏しいことが多い。

学習能力が十分ではないADHD児では，中学の学習はますます難しくなる。その原因は文章や文章言葉，書き言葉などの理解の悪さ，推移的推論（推理力），因果関係の理解力の悪さや仮説的思考能力の低いものが多い。小学校2年生の文章の理解や記号や文字（おもにアルファベット）の意味の理解が難しく，文章で書き表すことが苦手である。文章で表現された問題から事態を想起し，イメージをつかむことが苦手である。また，マイペースでやる場合には問題は比較的少ないが，短時間に急いでやらなければならない場合ややらなければならない課題が増えたり，解かなければならない問題の量の急増すると，課題や問題を完遂することができず，途中で放棄したり，はじめからやろうとしなくなりやすい。

小学校時代のように，問題をパターン認知では解けなくなることが多く，解き方にこだわり，思考能力を必要とする応用問題が解けないことが目立ってくる。このため，中学生になったADHD児は成績が急に低下するものが多く，小学校時代以上に馬鹿にされたり，自分で学習についていけないことに悩み，自信をなくすことが多い。公立中学校では，全教科は同じ比率で評価され，全て点数化され，偏差値で評価されてしまう。自信をなくしたADHD児は落ちこぼれとみなされ，悲哀を感じさせられることが多いだけでなく，いじめられたり，より馬鹿にされ，学習や対人関係を回避しやすくなる。

したがって，年齢とともにADHDの診断基準にあげられている症状・行動は軽快・消失しても，新たな学校生活上の問題を抱え，学校生活に適応できずに，新たな行動の問題を起こすようになることも少なくない。とくに，対人関係がうまくとれない者に非行などの反社会的行動が中心となる行為障害が，教師や親に反抗的・衝動的で問題児扱いをされ続けた者に反抗挑戦性障害がみられやすい[4]。ADHD児に非行が発生する確率は健常児より高いが，成人後の予後は必ずしも悪くない。児童期にADHDと診断された子どもの何パーセントが行為障害や反抗挑戦性障害と診断されるようになるかについての疫学的データはない。また，行為障害や非行少年のすべてがADHDの病歴を持つわけではない。思春期に問題が初発するが，成人後には非行のなくなる者の方が多くなる[4,16]。

別の観点から見れば，学業成績が悪くなく，対人関係もよくなった場合，多少の注意や行動・認知などに問題があっても，青年期にはADHDとは診断できない状態になる者も少なくないのである。ADHDと正常者の間には明確な質的な差が目立たなくなることがまれではないのである。

vii　成人期のADHD

成人期を迎える段階でも，脳の成熟による症状のgrown outが見られる。児童期・思春期のADHDは，おとなになると健常者となる場合も多いが，軽度にはなっても多動以外のADHDの行動特性を残存させていることが多い。ADHD

児の長期予後に関する要因は，①失敗・挫折体験の少なさ，達成感の多さ，②他の精神障害の負因・合併のなさ，③知的能力の良否，学習上の問題の少なさ，④感情を不安定にする体験の少なさ，⑤周囲からの孤立の程度，親や周囲の人々のサポートの多さ，⑥得意な能力の有無，などが挙げられる[4,15,16]。

ADHD児の両親にはADHD児と同じような微細な身体的異常が対照群に比較して有意に高率に見られ，ADHDと微細な身体的異常は，遺伝的に一緒に伝達されるという[14,15]。最近の研究では[14-16]，ADHDの子どもの親と学童期にADHDと診断されたことのある成人を中心に成人のADHDについて研究が増えている。

成人になったADHD児でも，注意の障害などは持続している。とくに，興味・関心の偏り，人の話を最後まで聞かない，あれにもこれにも手を出すが，どれも終わらず，他人が後始末している，他人の気持ちや立場を理解しにくい，などでは残存しやすい。彼らは，どの科目もやらなければならない中学校時代までが最も辛かったと言う。高校からは楽になり，好きな学部を選考できる大学になって初めて学問や研究の面白さを知り，大きく伸びたと言う。成人期は，苦手なことや自分に不向きな作業・仕事を避け，自分がやりたいことを選んでいるため，日常の支障は学校時代よりも少なくなっている。それでも，仕事を急がされたり，予定外の仕事が入ると，落ち着いて単純な作業ができず，苦手な作業や仕事をすることには耐えられなくなりやすい。教科書的には，多動性は成熟とともにかなり軽快するはずであるが，成人になっても，静かにじっと座っていること不得手で，そわそわ立ち上がったり動き回ったりする落ち着きのなさが目立つ（Wender徴候）。人の話をよく聞いた上での話し合いがうまくできず，頑固で，融通が利かない，少し変わった人物と見られていることが多い。並んで順番を待っことが苦手で，遅刻が多く，計画的に仕事をこなせず，ルールを守らないことが多いため，対人関係でもトラブルを起こしたり，上司に注意を受けやすい。成人の場合でも，衝動性は問題になりやすい。執拗に非難されたり，皆の前で叱責されたり，非常にいらいらさせられるとコントロールできなくなり，カッとなり，過激で不適切な言動をとったり，時には，危険な自傷他害の行為を引き起こすことがまれではない。また，転職・退職，結婚・離婚のような重要な事を十分に時間をかけずに，家族や上司に相談もせずに，勝手に決定してしまうことも多く，家族内・職場内でのトラブルも少なくない。気分のムラも多く，気ままだと思われやすい。時には，軽躁的状態と軽うつ的状態を交互にくり返すことが少なくない。さらに，退屈を感じたり，仕事が思うように進まないと，刺激や危険を追い求め，危険でスリリングなスポーツやギャンブルに熱中したり，薬物やアルコールの乱用に走ることなどsensation seekingな行動をとりやすい。スランプの時期や忙しすぎて，仕事が手につかない時期には，ささいな刺激に対応して癇癪を起こす（キレる）ことが多くなる。ただし，この場合の怒りは境界例のように持続的ではなく，不機嫌を背景とするものでも，うつ病患者のように慢性的怒りや苛立ちとは異なる[4)]。彼らは，配偶者とも些細なことで口論したり，暴力をふるったりすることがまれではないが，朝罵った妻（夫）がなぜ帰宅後も不機嫌で，夜の性行為に拒否的なのかを不思議に思うなど，他人の感情や心理に鈍感である。思考・対応に柔軟性に欠け，ストレスには過敏性を示すことが多い。彼らは，コツコツと努力したり，困難に屈せずにやり抜くことが苦手である。彼らは些細な刺激で容易に混乱し，狼狽し，不安になりやすく，対人関係に自信がない者が多い。その他，計画的に行動することが苦手で，行動の優先順位を決められずにあれこれと手を出すが，どれも途中で投げ出したり，仕上げられないことが多い。とくに，忙しくなると，この傾向が著明になりやすい。方向音痴や社会的音痴（行動がピントはずれ）であったり，○○音痴と言われていることがまれではなく，さまざまな種類と程度の認知上の問題があることが少なくない。関心が乏しかったり，苦手な仕事の場合など，相手の話を記憶していることが苦手で（時には短期記憶も悪く），日常的にメモ帳が必要であるなど，社会生活上のハンディキャップも大きいものも少なくない。

子どもが多動性障害や注意欠陥多動性障害と診断されると，自分もそうであったと語る親が増えてきた。子どもに出されたメチルフェニデート（methylphenidate，リタリン）をのんでみて，自分も注意欠陥多動性障害であると確信して，リタリンの服用を希望してくることがまれではなくなってきた。最近，成人の多動性障害に関した出版物が多くなるにつれ，ますます親の自分も多動性障害であったと確信して，自分の親を連れてきたり，小学校時代のあゆみ（いわゆる通信簿）などを持参して薬物治療を希望するものが増えている。彼らにメチルフェニデート（リタリン）やクロミプラミンが有効なことが多い。

適量のリタリン投与で，「生まれて初めてリラックスして座っていられた」，「上司の説教を反発せずに聞いていられた」，「テレビや映画を気が散ることなく最後まで鑑賞することができるようになった」，「周りが騒がしくとも仕事に熱中できるようになった」などと感謝されることが多い。また，「数時間続けて仕事や勉強・読書などをすることができるようにもなった」，「後片付けが苦でなくなった」，「自動車の運転で焦ることがなくなり，マナーもよくなった」などと語っている。配偶者にも，非常に有効であり，ぜひ続けて欲しいと懇願されることが増えて来た。多動性障害の子どもを馬鹿にしたり叱らなくなり，カッとなって，子どもに暴力をふるったり厳しすぎる罰を与えなくなるため，家族全体が落ち着くことが多い。また，夫婦間のトラブルも減り，会社でのトラブルも減り，仕事がスムーズに進むようになってくることも多い。

成人のADHD者は，障害・病気というよりも，性格の問題と考えられやすい。DSM-Ⅲ-Rに「器質性人格変化症状群」が，DSM-IVでは，「医学的状態に起因する人格変化」という項目があり，診断的には，①情緒不安定な感情不安定型，②心理社会的ストレスに対する不釣合いに激しい攻撃や怒りの爆発を示す抑制欠如型や攻撃型，③著明な無気力または無関心なアパシー型，④疑い深さ，または妄想様観念をもちやすい妄想型，⑤性的無分別のような社会的判断力の著しい障害や常識的な行動のとれないその他の型，の5項目があげられている。臨床経験からすれば，児童期にADHDだった者が成人後に気分障害（うつ病，双極性障害），境界性人格障害・反社会性人格障害などの人格障害，薬物乱用，不安障害，強迫性障害，トゥレット障害，精神分裂病，解離性同一性障害などに罹患する可能性は，児童期の非ADHA児に比較してかなり高いと考えられる。

viii　幼児・学童期のADHD児への治療的アプローチ

多動性障害や注意欠陥多動性障害児の症状・行動は10歳後半から変わり出し，思春期にさらに変わり，多動などが目立たなくなってくる。青年期になると，いわゆるgrown outと呼ばれるように，健常者との差が目立たなくなってくる者がさらに増えてくる。この原因については今のところ不詳であるが，脳の成熟と脳内の情報処理の能力が伸びてくることと関連があるように思われる。

もし，そうであるのであれば，幼児期から脳機能の発達を促進し，問題になる行動の抑制と二次的に生じる問題の予防が重要になる。

筆者の臨床的経験からは，ADHD や ADHD が疑われる子どもたちでは，脳機能の不器用さを減らし，各種の脳機能の遅れないし未熟さを軽減・改善する必要があると考えている。このためには，乳児からの発達のチェックと未発達な運動・認知機能を伸ばすことを中心とした基本的動作・識別能力の獲得と感覚・運動統合的な遊びと，フィードバックのある相互的コミュニケーションの訓練や聴覚刺激の効果的なインプットを行っている。といっても，専門の PT，OT はいないので，療育センターなどで訓練を受け，その中から母親や父親ができそうなことを根気良くやってもらっている。また，次に述べるような，人間の脳の機能としてもっていて欲しい機能のチェックを行い，もしも遅れがある機能があれば，その機能の発達を促進する可能性のある一種の機能訓練的な遊びや共同作業・体験を訓練的になり過ぎないように注意して実行してもらっている。

人間の脳の発達は５本の指で木の枝を握れるようになり，二足歩行が可能になったことに始まる。二足歩行が可能になると，手と腕（上肢）で食べ物などのものを掴み，口に運べるようになった。さらには，腕と手がより自由に使えるようになり，物を握り，物を道具として使い出した。大きな変化は，道具を上手に使えるようになり，目的に合わせた道具としての物をより使いやすいように扱えるようになり，使いやすい道具を選び，さらには，道具に手を加えるようになり，目的に合った道具を作るようになった。道具を使い，道具を作れるようになる過程で，石器などの割れ方の特徴を覚え，それを記号として使うことで利用し始めた。記号を覚え，記号を使って情報を伝え，知恵を伝えられるようになった。二足歩行は視覚を精密化し，ものを握り，腕や手・指をよく使い，運動をコントロールし，運動のイメージ化や運動系列の学習を積み重ね，体性感覚を育て，体感情報，次いで空間情報の処理能力を伸ばしていく。これによって，ジェスチャーの理解がよくなり，音韻のワーキングメモリーがより有効に働き出す。この結果，音声認識・語音処理の能力が伸び，手指の運動や発声がより円滑になり，コミュケーション能力が急速に伸びていくようになった。また，協調・協応運動が上手になった児童は注意や感情などのコントロールがよくなっていくことが多い。

模倣学習と予測学習は重要であり，視覚情報から見よう見真似とジェスチャーの理解など，外部情報の自己の運動情報への伝達と変換，聴覚情報から聞き真似，復唱，構音指令などの自己の運動情報への変換によって，他者の運動指令を予測しながら，模倣学習能力を高めていく（運動系列予測学習仮説[5)]）。手の運動イメージの生成と手のパターン認知は内言，単語の記銘や文を聞くことがワーキングメモリーの構成とダイナミックな作用を活発化させ，注意機能を成熟，安定させていくものと考えられる。

乳幼児期の療育は注意そのものよりも，注意に関連している脳機能を刺激して発達させ，注意機能をも伸ばしていくことが必要である。とくに，社会的・現実的な他者との関係の中で模倣学習をすることが重要である。親とのコミュケーションがかみ合う時間が長くなり，自力で自分の体や心を意図的に動かし，模倣行動を繰り返し，協調・協応運動が少しでも円滑に行えるように援助する必要がある。ワンパターンで，変化の少なすぎる生活を避け，視覚以外の感覚を使って変化に対応し，並列的な刺激・情報をできるだけ上手に処理するための現実的刺激への訓練を行うべきである。ビデオでお守りをさせたり，危険な現実的経験や体験を避けて，テレビ番組・ビデオ・絵本・アニメや漫画視覚刺激中心の学習や遊びに頼り過ぎないことが必要であり，危険だからといって，現実の刺激を排除しすぎてはならない。ある情報処理が優位になりすぎると，他の情報処理機能が衰退する。視覚的情報は直感的であり，全体像がインプットされやすいが，聴覚的情報から意味を理解するには多くの経験が必要であり，コミュニケーションの流れの中で意味が変わるため，視覚情報よりも試行錯誤が必要になる。また，聴覚情報は視覚情報と異なり，想起する能力の発達を促す。脳へのバーチャルな視覚情報のインプットが増加しすぎると，視覚刺激がないと実物が想起されなくなり，感覚刺激や情報の統合・照合機能の発達に支障をきたす可能性が高くなると推察される。この能力が未発達のレベルで視覚刺激を主体とした大量の情報処理をせねばならないと，情報の並列処理の能力は伸びても，視覚情報がないと意味を理解できず，イメージと意味の関連づけが育ちにくくなる。

1．認知療法的アプローチ

ADHDは原因として，脳の要因がかなり重要な役割を果たすものと考えられているが，環境因的なものも重要な役割を果たしている。したがって，ADHDの治療には薬物治療だけで決して十分ではなく，環境や周囲の人々との関係の調整や認知機能の発達への働きかけも不可欠と考えている。

ADHD児は過去の経験から得た課題解決の方法を記憶し，記憶したものを心的表象に換えていく力を十分にもっていないと考えられる。このように持続する内部の心的表象が存在しないので，彼らは課題に直面している時間・場所での知覚，認識にあまりにも左右されてしまうのである。彼らは置かれているその時々，場所でしか生きていないとも言える。このような特性をもっているADHD児では，タイミング良く親などが課題に対処する方法や課題の終了や達成させるための保証などの援助が重要である。子どもの直面している課題について，親，保母らがまめに付き合い，より効果的にADHD児らの問題を解決ないし軽減し，その効果を判断できるように根気よく訓練・指導していく必要がある。具体的には，生きていく上で不可欠な，食べ物を獲得し，食べ，物を握ったり，投げたり，危険から身を守るなどの日常生活を円滑に送るために必要な技能，社会生活に必要なソーシャルスキルやコミュニケーションスキルなどを伸ばし，現実の生活での対処行動の選択肢をできるだけ多くもてるように，子どもの発達レベルに合わせて，試行錯誤しながら，習得していくことである。

①障害をもった子どもがすでにもっている行動のレパートリーの中から障害を補える行動・動作や認知機能を強化し，応用できるように工夫する。
②新しい行動・動作や環境に対応できる方法を徐々に習得していく。
③環境を調整し，問題の増幅を抑え，使いやすい道具や方法を応用し，より環境に適応的な行動をとれるように援助していく。
④子どもと一緒に行動し，訓練的に対応し，うまくできたことはほめ，うまくできなかったことも指摘したり，フィードバックしながら認知や行動を変容することを目指す。

このためには，母親や父親などにも協力を要請し，親が実行できる方策を捜し，実行してもらう。この場合には，親にフィードバックをし，問題を言語化できるように支援していくことが重要である。

治療・援助では，子どもらなりに達成感をもち，積み重ねていくことが重要である。親や指導・治療者は子どもらが達成感をもてるように工夫し，訓練が訓練的に，学習が学習的になりすぎないように注意し，気分良くはじめ，気分良く終わらせてあげることが重要である。治療でも，一日を気分良く始め，気分良く終わらせてあげることが重要である。朝起きたら，まず気分よく動き出せる工夫が必要である。最初に叱られたり，持ち物探しでつまずくと，その日一日の行動が円滑に進まなくなりやすい。できれば，その日一日の行動のスケジュールが直ぐにインプットされてることが望ましい。良い気分で登園・登校できることが重要であるが，多くのADHD児はこれができず，親がいちいちこれらの行動を指示しながら，させなければならない。できれば，子どもが自分で，確認表やスケジュール表を見ながら自分でやれるように支援する。初めから，子どもに要求されるのはなにもかも忘れずに怠りなく準備しておくのではこの子らには逆効果になることもある。要求される事柄を少なくし，親がやるべきことを指示する代わりに，自分のやるべきことが何か常に知ることができるように工夫する。

2．環境調整的アプローチ

ADHDは簡単に改善しないが，ADHDの症状を可及的に減らし，子どもの自己イメージの低下の防止，同輩者とのコミュニケーションの機会の減少防止，遊び・運動の楽しむ技能の促進など，対人関係を含めた環境の調整も重要である。とくに，保育園・幼稚園・学校環境の調整も欠かせない。学習が始まると，ADHD児はより多くの問題を抱え，苦労するか，学校からの逃避をしたがるようになりやすい。環境の調整を軽視するわけにはいかない。

1）家庭への指導・助言

両親にとって自分たちの子どもの多動，衝動性などの傾向にかなり早い時期から気がついていたとしても，同年代の他児との客観的な比較ができにくい状況の中で異常な，あるいは病的な多動性障害として認識することは普通は困難である。しかし，インターネットなどによって各種の障害について簡単に情報を得られる時代になり，親が自ら発達障害を受容していかなければならなくなってきた。児童精神科医は診断よりも，障害をもった児童の発達への援助や親の支援がより重要な仕事になってきている。

年少の子どもの多動性，衝動性などの特徴は場に影響されやすい。通常，住み慣れた家庭環境では同じ子どもでもADHDの特性が目立たないことも少なくない。反面，まれにしか行かない公共の場とか，初めての場所では極端に多動性や衝動性が目立ちやすい。したがって，両親が子どもたちの行動上の問題を教師から報告されても信じられない場合が少なくない。医師から自分たちの子どもがADHDの可能性が高いと知らされても，困惑するか，学校側に反発するかといった態度を取ってしまうこともまだ多い。両親には，たとえ家庭において子どもが明らかな多動性などを示していても，障害や病気によるものとは認めたくないという気持ちが働く。仮に専門機関でADHDと診断されたら，これを両親が受け入れていくためのかなりしっかりとした助言指導が必要である。

両親が自分たちの子どもの診断を受け入れることができたとしたら，次に，この子どもたちに必要な治療，あるいは療育的指導を家庭でも行っていくことへの指導・助言が必要になる。

① ADHDは少なくとも乳幼児期からの親の育て方が悪かったために生ずるものでないが，時には，親が子どもの障害を受容できずに，問題のある症状・行動をこじらせていることもある。親が不安や罪責感をもっているようであれば，これらを軽減できるように支援する。また，子どもの多動性，衝動性などの問題は脳機能に関連していて，親が厳しくしつけても，叱責しても効果があがりにくいことを理解してもらう必要がある。叱る代わりに，どういう環境なり，家族との接し方が少しでもこのような症状・行動を減らせるかを共に考えてもらい，親のできそうなことから実行してもらうよう指導する。

②子どもの多動性，衝動性，不注意などの症状を少しでも減らす工夫をしてもらい，親にフィードバックしながら，家庭でも始められることを増やしていく。

ADHD児が学習する場合，その部屋はできるだけ無用な外来刺激が子どもに入らないように工夫してもらう。机の上には子どもが課題をやるのに必要なもの以外は置かず,周囲にも子どもの気になるものできるだけ少なくしておく。一人では飽きやすいため，親が側にいた方が注意は散りにくい。親は傍にいてもなるべく口を出さないようにして牽制し，質問に応じやすく，わからずに動き出したり，飽きてきた時に，タイミングよく手助けをできるようにする。

③課題を途中でほったらかしたり他の遊びを始めたり，好きなことなどの空

想に浸りやすい。このような場合，周囲から声をかけたりをして，課題や目標を思い出せるようにする。大事なことは，教師や親はあまり口をださず，声をかけて注意するよりも，本人が自分で気がいて再開できるように工夫する。本人が自分自身で気付き，課題を自力でやり終えることが重要であり，手伝っても最後の部分は本人がやり，達成感をもてるように工夫する。達成感が多いほうが注意が持続できるようになっていく。このためには，誉めることと適切なヒントが最も効果があり，できて当然なことでも誉めることが重要である。達成感は子どもの成長を促し，自信を回復していく上で不可欠である。途中ないし一部の手助けは大切であるが，手助けのし過ぎに気をつけたい。

学習以外の生活や遊びにも援助が必要なことも少なくない。料理や家事の手伝いなどを一緒にやりながら，日常生活に欠かせない言葉，知識や技能を伸ばし，コミュケーションが相互性を持つように工夫することも重要である。

④薬物療法を用いることが必要な場合：多動性や注意の障害が目立ち，衝動的行動も多い場合や親の可能な限りの対応を工夫しても症状が改善せず，学校などでの不適切な行動や学習上の問題が増加し続けた場合などには，薬物療法を併用することも必要になる。しかし，薬物療法には抵抗のある親などが少なくなく，無理強いはできない。

薬物療法については紙面も関係で述べられない。他の項目（第1部第6章ADHDの治療：中島）や筆者ら文献[12]を参考にしていただきたい。

ただ，強調しておきたいのは，使い方に習熟している医師が，チェックリストや教師の協力を得て薬物療法を行っていると，非常に有効な子どもが少なくないことである。また，副作用も薬物の効果がある時間だけに限られており，薬物療法を止めた後にも残ることはまれである。最も避けるべきは，有効でないからと多量に投与したり，漫然と長期に投与しないこと，親の報告を鵜呑みにせずに疑ってみることである。多量に使えば効果も増えるというのは錯覚であり，少なすぎては効果が出ないことを知っていただきたい。とくに，メチルフェニデート（リタリン）は適量を見つけることが重要であり，その子にあった量を投与すべきである。経験的には，メチルフェニデート（リタリン）は1回6 mgから15 mgが適量のことが多く，1日2回投与までが原則である。それ以上ではかえって落ち着かなくなったり，興奮しやすくなったり，逆に過剰鎮静的で，その子らしさが失われることもある。メチルフェニデートの使用で最も注目して欲しいのは，一定以上使用しても効果が上がることがないことである。過剰に使用すると，ノルアドレナリン系の受容体がこの薬物に占拠され，中枢神経系の興奮効果が出てしまい，かえって問題行動が増えてしまうことである。成人の注意欠陥多動性障害でも，子どもの有効量とほとんど差がなく，一定以上の使用は別の問題行動を誘発したり，依存を形成することが少なくない。注意欠陥多動性障害児では，中学生でも成人でも，30 mg / day が最大量である。また，メチルフェニデートによる食欲低下が問題にされるが，食欲に全く影響がない場合，メチルフェニデートの注意欠陥多動性障害の症状改善は期待しにくいことが多いことにも注目していただきたい。

また，脳波に異常がある場合には，薬物療法は行わない方が良い[7)]。とくに，てんかん性（発作性）異常がある場合には，避けるべきである。しかし，薬物療法が避けられない場合，メチルフェニデートの 10mg/日程度であれば脳波には悪影響はなく，脳波の変化などに留意しながら投与を継続してみる。メチルフェニデートが投与できない場合，クロミプラミンの 20 ～ 25mg を就寝前に投与する方法が有効なことがある。この方法は，副作用などのためにメチルフェニデートを使いたくない小学生以上の ADHD 児（者）に有効なことが少なくない。

2）学校への指導

基本的には，家庭への指導・助言のところで述べたことと同様なことを，学校でも実行してもらえることが望ましい。しかし，学校では，40 人の生徒に担任教師が 1 人で対応せざるを得ず，教師の教育方針があり，具体的なやり方は当然異なっている。多動性障害児を担任し，教育した経験の有無なども異なるため，その教師が実行できそうな方法を相談し，支援することが必要になる。教師 1 人ではやれることに当然限界がある。とくに，最近のように，学級に落ち着かない子どもが 2 人以上いることがまれでなくなると，要請をしても，実行してもらうことがより難しくなってしまう。

まず，多動性障害ないし注意欠陥多動性障害 ADHD や起きやすい学習上の問題について，よく知ってもらうことが必要であり，問題になっている子どもへの個別的特徴に合わせた対応策についての情報を提供し，教師を支援する体制を作らねばならない。精神科医も教師や親の要請に沿った対応策を立て，必要に応じて，担任に協力するように努力せねばならない。とくに，薬物療法を行っている場合には，薬物の効果ばかりでなく，副作用や副作用への対策にも情報を提供するなど，具体的な協力ないし情報の交換が欠かせない。担任教師が ADHD の特徴がわからなかったために，教師の説明を真剣に，まじめに聞けない子として，その不真面目な態度を強く叱責しすぎず，親の責任だと親を責めすぎないことである。とくに，教師と親とが対抗的にならないように精神科医が仲介したり，問題解決の調整をすることも重要である。さらに，学校では家庭以上に，直接的な教育的訓練・指導がなされれば最良であるが，多動性障害児の指導・学習の経験がなかったり，乏しい場合には，かなり具体的な対応法を伝える必要がある。筆者の場合，可能な限り，担任と相談したり，Fax などで情報交換したり，質問に答えている。

よく質問されることを中心にすると，

①教室内での子どもの席について：一番後ろは教室から出て行きやすいので避けたい。干渉されることが多すぎる場合，真中の席はむかない。できれば，教室の廊下の反対側の最前列で，教師が声をかけたり，目を合わせやすい席がよいことが多い。
②耳からの情報は無視されやすく，話を書き留めてくれないため，できるだけ黒板に書いたり，メモに書いて渡すなど，工夫が必要である。
③話したことや耳からの情報は理解されにくいことが多い。なるべく話を短く分け，具体的で，解かりやすい表現を使うことが効果がある。
④文章で書かれた問題が理解できないことが少なくない。話し言葉で言い直してあげるとできるが，文章だと理解できなかったり，一部の言葉がわからなかったり，拘ったりし，問題をできないこともある。また，長文だと，意味が解からず，イメージがもてないこともある。家だとできる場合，親が文章題をその子の解かる言葉に言い換えていることが多い。この場合，学校でも問題の言い換えをしてあげるとできることが多くなる。
⑤問題のある行動をとった場合，叱らずに，その行動を止めることを優先して，適切な行動をとれるように要請している。最初に叱られたり，制止されると，教師の言葉を無視したり，聴かなくなることが多い。
⑥問題行動を起こしそうになると，落ち着かなくなったり，状況に合わない行動を始めることが多い。問題行動が始まる前に，教師の方へ注意を向けるように働きかけてみて欲しい。

3．ADHD 児自身への精神療法

ADHD児への普通の個人型精神療法は彼らの特徴の上からいって，適応困難であることが多い。たとえ，適応できたとしても，治療的効果はあまり期待できない。非指示的療法は行うべきでないという意見もある（中根，1999）。彼らに必要な事柄は自分がどう振る舞ってよいかわからないのであるから，どう振る舞うのがよいのか教えることである，と指摘している。ただ，彼らに心理療法は行うべきではないとは言えないと思う。もちろん，心理療法には行動の変容をはかったり（行動療法），問題解決のための有効な手段を見つけやすくするための訓練法（認知訓練）などを含めることができる。

小学校の高学年になると，ADHD児も自分の状態を他児との比較で見ることができるようになるため，自分のもつ種々の困難な問題に悩み出し，劣等感情をもちやすい。そうでなくても，幼児期から家族や教師，その他の大人から常に禁止，叱責，罵倒などを与えられ，すでに自己評価はかなり低下してしまっている。この自己評価の低さ，自信のなさなどは教育的意味においても，仲間や周囲の大人たちとのコミュニケーションの中で克服されねばならず，精神療法的アプローチも不可欠である。とくに，本人が悩み始めたら，治療が必要であり，子ども本人のニーズに沿って治療方を工夫し，技法に拘らずに，まず治療関係を形成していくことを優先する。外来通院をしながら，彼らが困っていることを聴き，具体的に，彼らが実行できそうなことを見出し，支援していく。母親らにも，彼らが困っていること，嫌っている親や教師の対応法を知ってもらい，母親らができそうなことを彼らと共に実行してもらっている。彼らは親や大人ばかりでなく，級友に対して反抗し，挑戦的・攻撃的になっても，自分を理解し，受け入れてくれることを期待し，受け入れてくれる人の出現を待っていることが多い。

思春期・青年期になった注意欠陥多動性障害児は自信がなく，級友と対等のコミュニケーションがとれずに，孤立しているか，強がって反抗的・挑戦的であるかのどちらかのことが多い。前者では，登校せず，ひきこもり状態になったり，学校での欲求不満を母親などにぶつけ，母親へ暴言を吐いたり，乱暴したり，物・壁・ドアなどを壊すことがまれではない。後者では，学校で対人的トラブルを起こしたり，授業をサボって，反社会的行動を起こしたりしやすい。双方のタイプ共に，学習・学力の問題をもち，（志望の）高校へ入学できないのではないかといった不安が強い場合，特に行動上の問題を起こしやすく，中にはうつ状態や躁状態を呈することもある。彼らへは，精神療法だけでは安定は困難であり，抗うつ剤，気分安定薬，向精神薬などの併用が必要なことが多い。

両親の仲が悪く，喧嘩が多かったり，冷戦状態で両親のコミュニケーションが少ない場合など，思春期以降のADHD児は悪影響を受けやすい。とくに，両親の不仲の原因が自分にあると言い続けられていたり，そう思い込むようになると，彼らはますます自由な行動をとれなくなり，多様な精神医学的問題を呈することがまれではなくなる。彼らは自己の苦悩を理解されるようになると，彼らから家族や自己の問題への精神療法的支援を求めて来ることが少なくない。彼らの言い分を良く聞き，調整・実行可能な問題から相談にのり，治療関係を深めていくと，予想以上に問題の悪循環を止められることが少なくない。

文　献

1）Baddeley, R.A.: Working Memory. Oxford, U.K.; Oxford University Press, 1986.
2）Barkley, R.A.: Behavioral inhibition, sustained attention, and executive functions: Constructing a unifying theory of ADHD. Psychological Bulletin, 121; 65-94, 1997.
3）Gittelman, R., Mannuzza, S., Shenker, R., et al.: Hyperactive boys almost grown-up. Archives of General Psychiatry, 42; 937-947, 1985.
4）福島章：ライフサイクルにおけるADHD．精神療法, 26(3); 238-245, 2000.
5）乾敏郎：運動系列予測学習仮説．神経心理学, 14(3); 144-149, 1998.
6）加藤元一郎：注意障害―臨床的理解とリハビリテーション．In：江藤文夫，原寛美，板東充秋編著：Clinical Rehabiritation 別冊：高次脳機能障害のリハビリテーション．医歯薬出版, 1995. pp.24-29.
7）Loo, S.K.: EEG correlates of methylphenidate response among children with ADHD. Biological Psychiatry, 45(12); 1657-1660, 1999.
8）中根晃：多動性障害への対応．In：中根晃著：発達障害の臨床．金剛出版, 1999. pp.244-255.
9）Pennington, B.F., Ozonoff, S.: Executive functions and developmental psychopathology. Journal of Child Psychology and Psychiatry, and Allied Disciplines, 37; 51-87, 1996.
10）Pliszka, S.R. et al.: ADHD with Comorbid Disorder. NY and London; The Guilford Press, 1999.
11）Quinn, P.O.: Attention Deficit Hyperactivity Disorder in Adult. New York; Brunner/Mazel, 1997.

12）佐藤喜一郎：多動性障害とチック障害．臨床精神薬理, 2; 599-609, 1999.
13）白瀧貞明：ADHDの精神療法的アプローチ．精神療法, 26 (3); 246-252, 2000.
14）Weiss, G.: Attention deficit hyperactivity disorder. In : Lewis, M. ed. : Child and Adolescent Psychiatry, Second Edition. Baltimore; Williams & Wilkins, 1996. pp.544-563.
15）Weiss, M., Hechtman, L.T. & Weiss, G.: ADHD in Adulthood. Baltimore and London; John Hopkins University Press, 1999.
16）Wender, P.H.: Attention Deficit Hyper-activity Disorder in Adults. NY and Oxford; Oxford University Press, 1995.（福島章・延与和子訳：おとなのADHD. 新曜社, 2000.）
17）山崎晃資：ADHD（注意欠陥多動性障害）の概念．精神療法, 26 (3); 227-237, 2000.

I.2.

ADHD の臨床像：小児科学

平谷美智夫
平谷こども発達クリニック

i　はじめに（子どもの発達と経験）

子どもは日々さまざまな経験をとおして成長と発達を遂げてゆく。経験とは，視覚・聴覚などの感覚器官から情報を取り入れ，処理し，反応をするプロセスでもある。この情報処理機構のさまざまなレベルの障害は経験を量的・質的に妨げ発達を障害する。

ADHD は注意欠陥・過活動・衝動性を主症状とするが，認知の偏り・知的障害・不器用さなどを持つことも多い。注意欠陥・多動・認知の偏りは情報の入力を阻害し，衝動性はさらに対人関係の発達を阻害する。不器用な子どもはスポーツはもとより，日常生活のさまざまな場面で失敗を重ねて自信を失ってゆく。さらに，彼らの能力や認知の特性を無視し，彼らの辛さを理解しない対応は，彼らの発達を援助できないばかりでなく彼らの心に傷跡を残して行く。

本稿では，ADHD と誤解されやすい高機能広汎性発達障害（PDD）を含めた ADHD とその周辺児の実態について筆者が過去 12 年間に経験した症例をとおして述べる。

ii　福井県小児療育センターで経験した ADHD の背景因子

1．診断バッテリー

ADHD児童の行動は状況依存性がある。家庭ではほとんど問題ないと保護者が感じているのにクラスでは問題児であることはしばしば経験される。そこで，さまざまな場面での児童の行動特徴を把握するために表1のような診断バッテリーを作成した。特徴は医学・認知心理学・教育・保育・作業療法（視覚運動系）などの立場から多角的に児童を検討する点にある。我々が独自に作成した「学校（園）での様子」は，担任教師に，対人関係・言語（話し言葉，聞き取り，読み書き，計算・数量理解），知覚・運動（見る，聞く，微細運動，粗大運動），興味関心・生育環境・その他の項目について自由記載していただくもので，児の集団の中での様子を具体的に知ることができる。

またバッテリーを完成するプロセスと以後の薬効判定を兼ねた担任とのやりとり（独自に作成した保護者・担任のためのADHD外来アンケート用紙：表2参照）で，教育関係者と保護者および医療関係者の協力関係と共通理解が深まることにも意味がある。

2．対象児童（表3：男女比と初診年齢）

センターを受診したADHD（279例）とADHDの要素を色濃く持ち中枢刺激剤methylphenidate（リタリン）を投与した広汎性発達障害（以下，PDD）

表1　ADHD診断バッテリー

個人歴		主訴，生育歴，発達歴，家族歴など
行動観察		学校（園）での様子（担任教師の報告）*
評定法	全体像	Pupil rating scale**，上野の評定表
	乳幼児発達	乳幼児異常行動歴，触覚防衛反応
	多動・注意	コナーズの評定尺度，ウェリーの評定尺度
心理学的検査	認知・知能	WISC-R，K-ABC，田中ビネー知能検査
	言語・その他	人物画，バウム検査
神経学的検査・生理学的検査		小児科的診察と神経学的微徴候，脳波検査
リタリン効果判定		コナーズの尺度，ADHD質問用紙（保護者・担任）***

* 一定の質問項目に対する自由記載形式の回答を担任が記載（本文参照）。児童の自由画，作文，通知簿なども活用し保護者，担任とともにケース会議を開催。オプションでMRI，SPECT，その他を施行。

** LD児診断のためのスクリーニング・テスト。

*** 独自に作成したリタリン服用患者の効果判定用紙（保護者・担任が記載）。

表 2 ADHD アンケート用紙

外来では十分お話を聞くことができません。ご家庭と学校での様子を記入して，外来受診時にお持ちください。

1：リタリンなどの服薬に関する質問（下に質問と解答記入欄があります）
2：ADHD 自体の行動の様子
1）不注意：人の話を聴かないなど　2）過活動：多動や落ち着きのなさなど
3）衝動性：我慢ができない，順番を待てないなど，他人の邪魔をする，癇癪など
3：その他の問題について相談したいことや，治療により変化してきたことなど
4）学習の問題　5）友人関係　6）運動神経（身体全体の動きや手先の器用さ）
7）その他

記入者：　　（続柄：　　　　　）　記入年月日　1 回服用量（錠 /mg）　服用時間
副作用　あり・なし
あてはまる項目に○をつけ具体的に御記入下さい：食欲不振・腹痛・チック〈以下略〉

症例 1：小 5 年女子（12.6. 初診）

① ADD-I，②算数障害，③境界線級知能，④学業不振（特に算数）
行動特徴：言葉の遅れ，よく眠る，情緒未熟，不器用（田中ビネー 68，WISC-R；FIQ ＝ 76）

7 月 6 日：母親，AM 9：00，8 mg 服用
AM 10：00　国語の視写：筆圧が高い　ピアノ：指の力↑ 長く練習／ PM 1：20　7.5 mg 服用／ 2：30　しりとりを 32 個言えた／ 3：00　午前中やったのに午後もピアノ練習／ 4：20　片足立ち 30 秒以上／ 10：00　昼間覚えたしりとりを覚えていた。7.5 mg が効果明瞭，副作用なし。
7 月 10 ～ 15 日：母親，AM 7：30，7.5 mg 服用
黒板の筆圧が強くなる。前向きな態度が感じられる。宿題を意欲的にする。質問したり，持ち帰ったテストの点数に納得できないことを主張するようになった。副作用なし。服用前の態度と差がでてきた。
7 月 20 日～ 8 月 8 日：AM 9：00，10 mg 服用
夏休みの宿題を集中してこなす。友だちとの電話もしっかりし，意欲的で表情もシャキッとしてきた。朝 1 回の投薬で午後も効力。薬を飲まない日でも勉強するようになった。
9 月 20 日：AM 7：30（時に PM 4：30）服用
夏休み明けテストのために 1 日と 4 日は夕方服用。結果は漢字 68，算数 48 点。今までは 20 ～ 30 点だったので快挙である。算数の計算ミスが減ったが応用問題はまだ無理。どうしてこういう解答になるのかと納得するまで聞くこともある。学校の先生の話では，学力が急カーブで上がっているとのこと。この問題を本当に自分で解いたのかと思ったこともあったとのこと。
12 月 10 日：学校での様子（担任の先生の話より）
学習面では一時急激に伸びたが，現在は横這い状態。漢字は良い点数を取ることがあるが算数は難しい。精神面では変化があった。いつもべったり一緒にいる友だちがいるが，以前はほとんど相手のペースで相手の言いなりになっていたが，最近は五分五分になってき

た。ウチの子のほうが柔らかい口調で言っていることもある。悪く言えば横着になってきた。良く言えば自分を出せるようになってきた。また先生がわざと意地悪なことを言って逆らうと「先生，それは違う。ひどいわー」などと言い返せるようになった。
今回は精神面の変化が目立ったようです。しかし，学習面でもこの半年の変化は大変大きく，正に，この子の夜明けを見たような気がします……。
翌年1月22日
体育の縄跳び，去年は1分くらいで引っかかっていたのが，最近は5分間続くそうです。

表3　対象児童・者の初診時年齢，男女比

病型（症例数）	ADHD群（N = 279）			PDD群（N = 65）		
診断時年齢	男子(%)	女子	合計	男子(%)	女子	合計
＜6	72(84.7)	13	85	29(91.6)	3	32
7～9	86(85.0)	15	101	20(100.0)	0	20
10～12	43(82.7)	9	52	8(100.0)	0	8
13～15	26(83.9)	5	31	3(100.0)	0	3
16～18	2(67.7)	1	3	1(100.0)	0	1
18＜	1(16.7)	6	7	0(0.0)	1	1
合計	230(82.4)	49	279	61(93.8)	4	65

平成1年から平成13年1月末に療育センターを受診したADHDとmethylphenidateを投与したPDDが対象。幼児期に運動発達や言葉の遅れで受診し，経過観察中にADHDと診断されたり，数年後再来しADHDと診断されたケースでは診断時の年齢とした。

（65例）につき検討を加えた。PDDを加えたのは，1）ADHDと診断してmethylphenidateが著効し長年の投薬のあとPDDと診断を変更したケースが少なくないこと，2）他の医療機関でADHDと診断された児童に高い頻度でPDDが含まれていること，3）ADHDの要素を強く持つPDDにmethylphenidateが奏功することを多数経験し，PDDにmethylphenidateを積極的に使用しているからである。

両群ともに男子が多いが，特にPDD群に著明である。近年ADHDの薬物療法の有効性についての一般の理解が広まったことを反映して学童や成人の受診が増えつつある。成人で女性が多いのは，子どもの相談に来た母親が自らもADHDであることに気づき，methylphenidateの処方を希望する場合が多いからである（表4）。

IQは100以下の者が70％以上を占める。知的障害があってもmethylphenidateにより指示が入り，さまざまな面で伸びることをしばしば経験するので，症例によりmethylphenidateを試みている。

表4 ADHDとPDDでの合併症の比較

病型（症例数）	ADHD群（N = 279）		PDD群（N = 65）	
合併症・合併障害	人数(%)	調査人数	人数(%)	調査人数
知的障害（MR）	35(12.5)	279	12(18.5)	65
境界線級知能（BL）	62(22.2)		17(26.2)	
学習障害（LD）	21 (7.5)		0 (0.0)	
運動能力障害（MSD）	45(16.2)		10(15.4)	
てんかん（EP）	11 (3.9)		3 (4.6)	
その他	人数(%)	調査人数	人数(%)	調査人数
覚醒水準低下	18 ?	?	2 ?	?
不登校	13 (7.6)	171	4(13.8)	29
遺尿症（昼間・夜間）	59(34.5)	171	4(13.8)	29
チック	37(21.8)	170	1 (3.8)	26
夜驚症	19(12.9)	147	2 (9.5)	21

1．MR，BLについては，IQ値のないものでは行動や学業成績などから推定した。
2．その他の項目ではデータの得られた人数に対する％で表記した。すべて初診時のデータで，初診以後出現した場合は含まれていない。
3．覚醒水準はアンケートに項目はないので，診断のプロセスで判断した症例数。

学習障害（LD）の最大の問題点は診断基準が不明瞭であることである。ADHD児は一般に学業不振があるが，ADHDの中核症状が学業を妨げている時はまずADHDと診断すべきであると考えている。

運動能力障害（不器用児）は両群ともに20～30％に見られた。ADHDやPDDの中核症状が対人関係を妨げている上に，不器用さはさらに対人関係の発達を阻害する。methylphenidateの運動系への効果はもっと強調されるべきである（症例2参照）。

てんかんの合併は両群ともに意外に少なかった。PDDでは思春期以後に30％前後にてんかんが発症するとされるが，今回の症例は年少者が多く，高機能型PDDが主であることによると考えられる。脳波異常はかなりのケースに認められた。

覚醒水準低下は18例に確認できたが，我々のアンケート項目に含まれていないので実数は不明である。ADD-I（不注意優勢型ADHD）にみられやすく深刻な学業不振の原因となる。本来覚醒作用を持つmethylphenidateが著効するのは覚醒水準の改善によると考えられる（症例2，3）。

遺尿症とチックはADHD群に多かった。心身症の立場をとるとADHDにス

症例2：小学校1年生男子

①ADHD（混合型），②運動能力障害

LDを疑われて来院。知的水準はむしろ高く，学業に問題はなくLDではなく混合型ADHDと診断。methylphenidateがADHDのすべてに劇的な効果を発揮。粗大・微細運動能力も短期間に改善し集団適応が良くなり，自信の回復とともに情緒・人格の発達が得られた。5年目の今も1日2回服用を続行（軽度食欲不振あり）。

行動特徴とmethylphenidate投与後の経過

①注意散漫，話を聴かない，忘れ物が多い，②多動，③先生の話を最後まで聞かないで手を挙げる，順番を待てない，④言葉遅れの既往，⑤不器用，⑥抽象思考，学業は悪くない。WISC-R：FIQ＝109（VIQ＝114，PIQ＝102）

methylphenidateの効果

1）ADHDに対する短期的な効果（服薬直後から観察された）

①整理整頓ができる，②身支度が早くなった，③人の話を聴ける，④課題遂行可，⑤過活動減少，⑥宿題の導入がスムース，⑦ルールを理解，⑧対人距離がとれる

2）粗大・微細運動の著明な改善（服薬直後から観察された）

①雑巾を固くしぼれる，②縄跳びが跳べる，③平均台と前転ができて先生がびっくり（1月22日），④爪先歩きがなくなる，⑤片足立ちできる（1月8日（薬－）0秒，1月14日（薬＋）10秒，1月23日（－）15秒）

3）長期的な効果（叱責が減り友だちの評価も上がり，自信の回復とともに課題に取り組むようになった）

1年後，たくさんの友だちが家に遊びに来るようになった。

症例3：初診時小学校1年，現在高校2年

①ADD-I，②LD（算数障害），③運動能力障害，④視覚認知障害

学校でよく眠ることを主訴に受診。高3の今も昼間の覚醒水準を上げるためmethylphenidateが必要。

経過

2語文2歳と遅くはないが会話への発展が遅かった。集団登校の列から飛び出す，授業中に立ち歩く反面，授業中ぐっすり眠る，集会の場で立ったままで眠るなど覚醒水準の低さが目立った。手先が不器用で縄跳びもできず小さい頃よく転んだ。国語は悪くはなかったが算数が苦手。情緒発達が未熟。脳波では棘徐波結合頻発していたが経過中てんかん発作はなかった。methylphenidateで居眠りは減少したが中断すると教師からよく眠ると指摘され再開するということを繰り返してきた。高校入学後も授業中の居眠りが異常に深いことを指摘され再開。WISC-RでVIQ＞PIQ，図形問題が苦手であり視覚認知障害が明らかとなった。

まとめ

覚醒水準低下もよく合併する症状。よく眠るという特徴はこちらから積極的に聞き出さないと保護者から言い出すことは少ない。

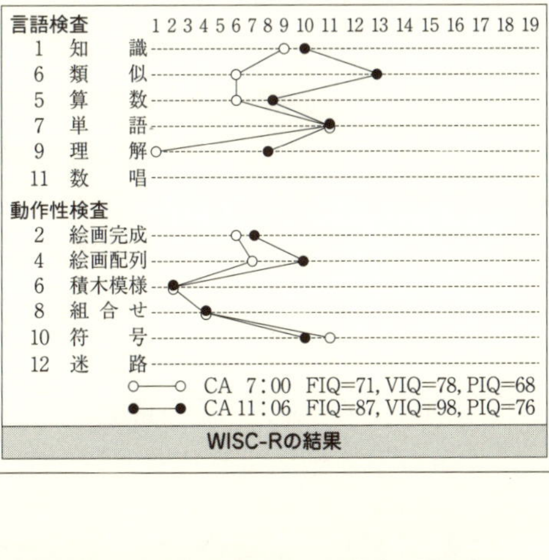

WISC-Rの結果

トレスが多いということになる。しかし，知的障害者の施設における筆者の調査で，自閉症は他の知的障害に比べて遺尿（昼間遺尿を含めて）が少ないという結果を得ており，またADHDにチックが合併しやすいことなども考慮すると，この理由は心理的な問題というよりADHDとPDDの脳障害が質的に異なることを反映しているものと考えられる[1)]。

4．妊娠・分娩・発達歴（表5）

頚定・座位・歩行など運動の遅れは20～30％に見られる。合併する知的障害に基づく場合もあるが，知的水準の高いADHDにもしばしば合併する運動能力障害（いわゆる不器用）に関連するものと考えられる。始語・2語文・会話などの言葉の遅れは，ADHDの30％に認められる。これは必ずしも知的水準の低さだけでは説明できない。症例によっては，言語中枢に問題がある可能性も否定はできないが，乳幼児期から注意欠陥と過活動のため母親や保育者の言葉（日本語）をしっかり聴いていないことによる場合が多いためと推測している。PDDで始語・2語文ともに遅れている者が50～70％と高いのは病態や診断基準から当然である。

5．家族歴（表6）

ADHDは遺伝性，ないし非遺伝性の脳機能障害が要因である。ADHDに遺伝があるという証拠は，兄弟や両親での発生が高く一卵性双生児の一致率が55～92％と高率であるというデータなどによる。非遺伝性の要因としては，早産，母体の飲酒と喫煙，乳幼児期の鉛への暴露，脳損傷があげられる。不良な家庭環境など心理社会的要因は修飾因子である。

2親等以内で発達障害を疑う者のうち，直接診察しカルテを作成した者のみで，31家系，37名の発達障害児・者が確認された。発端者がADHDである場合，同胞や父母もADHDである頻度は高いが，PDDやダウン症などの精神遅滞も少なからず見られた。発端者がPDDの3例ではPDDが1例に対してADHDが2例とむしろ多かったのは意外であった。正確な家系調査は困難であり，筆者の印象では実数はかなりの数に達すると思われる。早期発見・早期療育が重要であるので，同胞の発達障害の早期発見に努めるべきである。

表 5　妊娠・出産・周産期の問題と発達歴・知的水準

病型（症例数）	ADHD 群（N=279）		PDD 群（N=65）	
妊娠・出産・周産期の問題	人数（%）	調査人数	人数（%）	調査人数
妊娠中の異常	26 (10.7)	243	5 (11.4)	44
出産の異常	40 (16.5)		10 (22.7)	
吸引・帝切・骨盤位	10・16・5		3・1・2	
周産期の異常	39 (16.0)		10 (22.7)	
（強い黄疸）	21 (8.6)		6 (13.6)	
胎週数 36 週以下	4 (1.5)	266	1 (1.8)	56
生下時体重 2,500g 以下	21 (7.8)	268	7 (12.1)	59
発達歴	人数（%）	調査人数	人数（%）	調査人数
頚定：5 カ月＜	10 (4.9)	206	3 (6.8)	44
座位：8 カ月＜	45 (24.1)	187	10 (25.0)	40
歩行：15 カ月＜	92 (35.7)	258	14 (23.0)	61
18 カ月＜	25 (11.7)	214	5 (8.6)	58
始語：18 カ月＜	72 (36.5)	197	29 (50.1)	57
2 語文：30 カ月＜	67 (34.9)	192	45 (72.6)	62
知能指数	人数（%）	調査人数	人数（%）	調査人数
116 以上	7 (3.2)	218	2 (4.4)	45
101 ～ 115	41 (18.8)	218	9 (20.0)	45
86 ～ 100	80 (36.7)	218	13 (28.9)	45
71 ～ 85	53 (24.3)	218	12 (26.7)	45
51 ～ 70	32 (14.7)	218	9 (20.0)	45
50 以下	5 (2.3)	218	0 (0.0)	45
VIQ － PIQ	人数（%）	調査人数	人数（%）	調査人数
+30＜	3 (1.5)	203	2 (5.0)	40
+15＜+29	29 (14.3)	203	3 (7.5)	40
+1＜+14	67 (33.0)	203	7 (17.5)	40
VIP ＞ PIQ 合計	99 (43.0)	203	16 (40.0)	40
－ 14＜0	65 (32.0)	203	12 (30.0)	40
－ 29＜－ 15	32 (15.8)	203	8 (20.0)	40
＜－ 30	7 (3.4)	203	4 (10.0)	40
VIQ ＜ PIQ 合計	104 (51.2)	203	24 (60)	40

対象者全員についてのデータは得られていないので，データの得られた人数に対する％で表記した。

表 6　2 親等以内に発達障害の家族歴のある家系

発端者	ADHD（同胞）	PDD	その他の MR
ADHD (28)	22 (26)	3 (3)	5 (5)
PDD (3)	2 (2)	1 (1)	0
合計 (31)	24 (28)	4 (4)	5 (5)

家族歴（2 親等以内）が疑われた者のうち，直接診察した者のみを対象とした。

iii ADHDの病型分類（表7-1, 2, 3）

ADHDは表7-1の脚注のようにADD-I，ADD-H（過活動－衝動性優勢型ADHD），ADD-C（混合型ADHD）に分類され，関連症状にODD（反抗挑戦性障害）とCD（行為障害）がある。1999年にADHDと診断された児童につ

表7-1 1999年1月～12月に診断されたADHD患者の病型分類と背景因子

年齢（歳）	男子	女子	合計
＜7	7	0	7
7～12	38	9	47
13～18	7	3	10
＞18	0	1	1
合計	52	13	65

病型分類	男子	女子	合計
不注意優勢型	11	4	15
多動－衝動性優勢型	1	0	1
混合型	39	6	45
反抗挑戦性障害	11	2	13
行為障害	1	0	1

ADHDと診断された児童のうち十分な情報を得た65名を，不注意優勢型（ADD-I），多動-衝動性優勢型（ADD-H），混合型（ADD-C）に分類。

表7-2 生育歴・発達歴・初診時年齢・methylphenidateの効果の比較

病型（症例数）	ADD-C（28）	ADD-I（15）	ODD（18）
発達歴：歩行開始18カ月以下	3.7(%)	26.7(%)	6.0(%)
2語文開始30カ月以下	20.0	58.3	15.3
在胎週数36週以下	3.7	6.7	0.0
出生体重2500g以下	3.6	6.7	5.5
周産期異常有	18.5	13.3	35.2
（やや強い黄疸）	14.3	0.0	22.2
初診時年齢 ＜6	5（症例数）	2（症例数）	0（症例数）
7～12	18	10	15
13～18	5	3	3
＞18	0	1	0
運動能力障害	13	9	5
性別（男：女）	24：4	11：4	16：2
methylphenidate試用	18	15	16
著効	9（45.0%）	9（60.0%）	9（50.0%）
有効	8（40.0%）	4（26.7%）	6（33.3%）
やや有効・無効	0（0.0%）	2（13.4%）	1（5.6%）
判定不能	3（15.0%）	0（0.0%）	2（11.1%）

ODDは1998年，2000年度の症例も一部含めた。

表 7-3　WISC-R の結果の 3 群間での比較

病型（症例数） 症例数（%）	ODD（N = 18） 症例数（%）	ADD-C（N = 28） 症例数（%）	ADD-I（N = 15） 症例数（%）
FIQ 70 ≧	2 (12.6%)	2 (8.7%)	2 (13.3%)
71 ～ 85	3 (18.7%)	2 (8.7%)	7 (46.7%)
86 ～ 115	8 (50.0%)	20 (87.0%)	6 (40.0%)
116 ≦	1 (6.3%)	1 (4.3%)	0 (0.0%)
VIQ 70 ≧	1 (6.3%)	2 (8.7%)	1 (6.7%)
71 ～ 85	5 (31.3%)	2 (8.7%)	9 (60.0%)
86 ～ 115	9 (56.3%)	18 (78.3%)	5 (33.3%)
116 ≦	1 (6.3%)	1 (4.3%)	0 (0.0%)
PIQ 70 ≧	2 (12.6%)	1 (4.3%)	2 (13.3%)
71 ～ 85	3 (18.7%)	1 (4.3%)	4 (26.7%)
86 ～ 115	9 (56.3%)	19 (82.6%)	7 (46.7%)
116 ≦	2 (12.6%)	2 (8.7%)	2 (13.3%)
VIQ − PIQ			
− 15 ＞	1 (6.3%)	4 (17.4%)	6 (40.0%)
− 14 ～ − 1	6 (37.4%)	9 (39.1%)	4 (26.7%)
0 ～ +14	6 (37.4%)	9 (39.1%)	4 (26.7%)
＋ 15 ＜	3 (18.7%)	1 (4.3%)	1 (6.7%)

*ODD は 1998 年，2000 年度の症例も一部含む
**FIQ70 以下と 71 ～ 85 の合計は ADD-I で 60 % と他の 2 群より優意に高く，特に VIQ が低かった。

いて検討した。

①初診年齢は 7 ～ 12 歳が多く男子が 80 % を占めた。ADD-C が 46 名と最多で ADD-I は 15 名，ADD-H が 1 名と少なかった。ODD 合併群は 1 例の ADD-H を除けば全員 ADD-C である（表 7-1）。

② FIQ 85 以下は ADD-I で 60 % と有意に高く，特に VIQ が低かった。methylphenidate の効果は 3 群とも 80 % 以上にみられた。ODD の症状にも methylphenidate が著効することから，ADHD に合併する ODD は ADHD と共通の病態に由来する可能性を示唆している。

③周産期異常は 3 群間で差はみられない。

④見逃されやすい不注意優性型 ADHD（ADD-I）：ADD-I は年長児童で女子に比較的多く，IQ から予想されるより低い学業成績の者が多い。年少時 ADD-C で，思春期に多動が消失したあと学業不振を訴え ADD-I と診断される場合も珍しくはない。担任教師のレポートでは，一対一で説明すればわかるこ

症例4：小学2年女子

①ADD-I，②LD？，③運動能力障害

知的な遅れはないが極端な学業不振。methylphenidate投与前後の単音明瞭度，単語明瞭度，スピーチトラッキング検査，数唱検査の結果，薬剤が著明な聴覚認知・聴覚記憶の改善をもたらしていることが推測された。薬剤がADHDにともなう言葉の遅れや学業不振に対する劇的な奏功機序に示唆を与えている。WISC-R：VIQ＝95，PIQ＝87，FIQ＝90

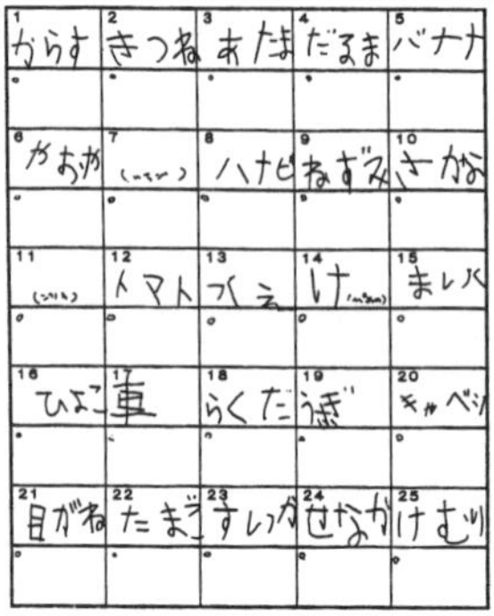

投与前：何度も聞き直した。
所要時間10分，正答率88％

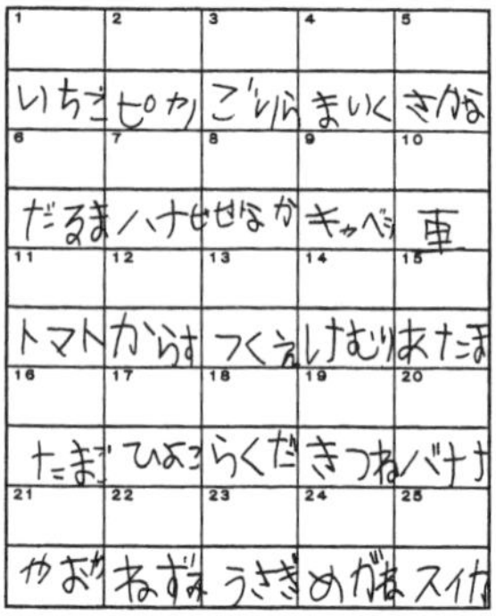

投与後（1時間）：
所要時間3分，正答率100％

methylphenidate投与前後の単語聴取検査（3音節単語）

とがクラス全体に説明したときに理解できない（聴いていない）ということが多い。彼らはおとなしく破壊的ではないので周囲の迷惑にならず，単にやる気のない生徒と見なされADHDが見落とされやすい。症例3のように覚醒水準低下が目立つタイプや，症例4のように聴覚注意の欠陥のために言語系全般の落ち込み（聴覚認知低下）が深刻な場合も珍しくはない。

運動能力障害は60％と他の群より有意に高く，歩行開始年齢や2語文出現時期も遅く，ADD-CやODD合併群とはやや異なった言語・運動系の障害が示唆される。

VIQが低値の時，言語性LDと判断してしまうと，特効薬ともいえるmethylphenidate投与が考慮されないという間違いを犯す可能性がある。またmethylphenidateで著しい伸びを見せる児童はLDというより，ADD-Iと診断するほうが病態を的確に表わし，薬物療法も含めて以後の指導のあり方に明確な方向性を示すと考える。

iv　ADHD の行動特徴・経過のまとめ

ADHD の中核症状ですら症例によりさまざまであり，知的障害，運動機能の障害など他の中枢神経の障害も加わり，環境や加齢の影響を受けその状態像はさらに複雑になる。

①知的水準，合併症状，経過，薬剤への反応などが個々で異なり，単一の病因による疾病かどうか不明な点も多い。

②加齢により行動特徴が変化する：幼児期～低年齢時には著しい多動が目立ち，就学前後ではいろいろなことに気を引かれて忙しく動くといった注意力と関係したものになり，思春期以降にうっかりミスが目立つというケースが多い。具体的な行動特徴としては幼児期には言葉の遅れ・対人関係の問題・こだわり，学童期は学業不振・整理整頓が苦手，忘れ物が多いなどの日常生活での不適応と友人関係，状況理解などの社会性に関する事柄を伴っている。また運動神経の鈍さが学習をも含めた集団不適応をもたらす。

③対応のまずさなどによる二次的な障害もからみ，思春期以降反抗挑戦的な行動が目立ち，抗精神薬投与など精神医学的な治療が必要な場合もある。

④多くの例で知的水準より低い学業成績にとどまる。

⑤ ADD-I は症状のみでなく生育歴においても他の群と大きい違いが見られる。また見落とされやすく methylphenidate の投与時期を逸すると深刻な障害を残す。

⑥集団の中（学校）で症状は強く家庭内では目立たないことが多いので，担任と保護者のあいだでの不信感の原因にもなる。療育機関などの仲介者として役割が重要である。

⑦家族内発症が多い。保護者が ADHD の時，育児機能そのものにも影響を与え，同胞が ADHD の場合は兄弟間でのトラブルも多く，児の発達の阻害要因となる。学校と家庭双方での指導が必要となる。

⑧中枢刺激剤が絶対に必要な症例が多いが，わが国での理解はまだ不十分である。

v　周辺の発達障害との関係

典型的な ADHD の症状にこだわりが加わったケースでは，高機能 PDD との鑑別に苦慮する症例が少なくない。しかも methylphenidate が PDD に著効することが多く，かなりの PDD が ADHD と誤解されている。PDD には PDD としての指導が必要であり，両者の鑑別は両疾患の病態の理解と療育の双方にとり重要である。LD は合併症として存在する場合もあるが，明らかな ADHD が LD と診断され，ADHD としての指導がなく，また保護者に ADHD の情報が入っていないことがしばしば見受けられる。

vi　将来の社会自立を目指した ADHD への対応の重要性と現状の問題点

1．乳幼児健診ですでに多動症状をみせている児童の保護者への指導

1 歳 6 カ月健診の質問項目の多動の項目にかなりの児童でチェックが入っているが，幼児期の ADHD サスペクト児への早期からの保護者への指導も大切である。健診にかかわる小児科医のこの方面への関心が望まれる。

2．発達障害の視点がほとんど見られない通常学級での指導の限界

軽度発達障害児童の受け皿は，彼らのほとんどが所属する通常学級の教員の意識と経験の少なさ，さらに児童の少なくとも 10 %を占める膨大な数，次年度の担任への児童の情報伝達のシステムの欠陥などを考えると，彼らに将来の自立を目指した一貫した教育を期待することは不可能である。methylphenidate が奏功しても，児童の能力や特性を意識したきめ細かい指導は望めない。教員個々の資質というより，劣悪な教育環境とシステムの改善が望まれる。

しかし，一部の前向きな教員の努力でかなりの効果が上がっていることも事実である。失敗の連続に心を痛めている彼らの心情を理解できる寛容な教師のクラスでは，彼らはリラックスして力を発揮できる。しかし，教師から「その気になればできるのにやる気のない生意気な子ども」ととらえられるとますます萎縮し，いらいらして衝動性や反抗心がひどくなるなどの二次的な症状が増

強し，保護者も担任から育児の失敗者とのレッテルを貼られ萎縮しているのを見るのは日常茶飯事である。

小学校時代は何とか乗り切っても，高校受験の時期になると，methylphenidate による集中力増強だけでは解決できない基本的な能力の限界のために，学習の成果が上がらず自信をなくして，児のもつ本来の良さも失わせ将来の希望すら喪失し，神経症的訴えで精神科医に相談するような症例も時に経験する。

今日のわが国の通常学級には全児童の 98 %が在籍し，その中には，欧米先進国であれば当然個別的な対応を受けるはずの児童がすくなくとも 10 %は含まれる。この事実を関係者がまず認識し，個々の児童の将来の自立を念頭においた指導（個別教育プログラム）の実践が望まれる。

vii　福井はぐくみ療育教室の歩みと限界（表 8）

上記のように，軽度発達書害の子どもたちは，これまで放置されてきたと言っても過言ではない。我々は，福井県小児療育センターに通う ADHD，PDD，LD，不器用児，境界線級知能，軽度知的障害の子どもたちを支援するためのボランティア的な活動を続け，平成 11 年に「福井はぐくみ療育教室」を設立した。

以下に述べる「福井はぐくみ療育教室」の歩みは，まさに我々の軽度発達障害の療育活動の歩みである。主に病態の理解と診断を重視していた福井 LD 研究会の活動の中で，療育支援の必要性を感じて平成 5 年「不器用な子どものためのスポーツ教室」を開設した。この活動を母体に LD 親の会（たんぽぽの会）が結成された。平成 9 年に篤志家から提供された福井駅東口の民家を拠点に「学習塾」を開設したが，すべての障害児に対応するという主旨で平成 11 年にスポーツ教室と学習塾を統合して「福井はぐくみ療育教室」が発足した。平成 12 年に国道 8 号線沿いの事務所を，さらに敦賀にも事務所を開設し全県的に発展して，現在スタッフが約 40 名，ADHD と高機能 PDD を中心として児童が百数十名に達した。グループごとの活動については，表 8 に示した。

子どもたちははぐくみで生き生きと活動しそれなりに伸び，保護者には勇気を与えているが，彼らの社会的な自立を目指すには週末と夕方から夜間に活動

表8 福井はぐくみ療育教室の活動内容

事業名	対象者	活動内容・スタッフ
スポーツ・遊びの教室 1：ももぐみ 2：わいわいぐみ	ADHD・高機能を含むPDD・LD・Clumsy 就学前 小学生	第1・3土曜日の午後活動。ももぐみ10名，わいわい組20名，おひさま組10名。総数40名。スタッフはOT，ST，教員，幼稚園教諭，スポーツインストラクター，大学教官，学生総数40名。
3：おひさまぐみ	自閉症児（知的障害合併者）	児童と1対1のスタッフの確保につとめ，TEACCH*を取り入れた自閉症療育を目指している。野外も活用。
学習塾	小・中・高校生 ADHD，PDD，LD，他	約40名の児童が週1～3回，教科指導を受ける。スタッフは，退職教師を核に現職教員・学生・教育学部卒業生・主婦で総数約15名。きめ細かな個別指導が必要なため生徒5～6人に3人の先生を原則。本部で開催。
総合学習クラブ	思春期（中・高校生）の高機能PDDと少数のADHDとLD	社会性や生きる力をつけるための教室。週1回のホームルーム的な活動と教科学習，月1回の自主的なイベント開催。生徒約10名に4人のスタッフ。本部で開催。
サマースクール	知的障害を合併する自閉症児童	約20名の児童が参加し週2回（計8回）福井大学付属養護学校の体育館とプールを使用。
嶺南支部 スポーツ・遊びの教室		敦賀市・美浜町を中心にADHD，自閉症，知的障害児童のスポーツ・遊びの教室を養護学校を拠点に開催。
幼児教室 （TEACCH教室）	自閉症児童（就学前～小学生）	第2はぐくみ教室（構造化された教室）で，TEACCHを十分に取り入れた幼児教室を平成12年7月から開催。
疾患別の会 1：アスペの会	高機能PDD（高機能自閉症・アスペルガー障害） 就学前～社会人	幼児期はTEACCHを中心とした療育指導，学童期はTEACCHに加え対人関係・社会性を身につける小集団指導，思春期からは社会性の指導に加え，職業選択の活動を保護者と療育関係者の協力で行う。2000年6月から正式発足。
2：ADHDの会（準備会）	ADHD児童	療育センターのADHD外来の機能を補う活動を1999年春から開始。正式な会の発足は2000年秋の予定。
療育相談部門		児童を多角的に理解し，発達を援助するためには学校（保育所），医療機関，保護者の連携が欠かせない。はぐくみ療育教室で療育支援を行っている児童について，保護者への助言や学校との連絡などにも力を入れている。
研修部門		啓発的な講演会，保護者対象の勉強会，スタッフの研修会，専門的な研究会など。

福井はぐくみ療育教室本部（〒910-0859 福井市日の出2-14-23 TEL. 0776-27-0054／FAX. 0776-27-0050 代表者：平谷美智夫）

*TEACCHとは，Schopler, E.S.らによる自閉症ならびに関連コミュニケーション障害児の治療・教育プログラム。Treatment and Education of Austistic and related Communication handicapped Childrenの略

できるボランテイア組織では力不足である。

文　　献

1）平谷美智夫：知的障害児（者）の遺尿症の病態―精神遅滞児に多い低浸透圧多量遺尿方夜尿症と自閉症に見られた特異な水電解質代謝異常．夜尿症研究，1; 23-28, 1996.
2）平谷美智夫ほか：LD とその周辺の児童に見られた注意欠陥多動障害の臨床．LD（学習障害）―研究と実践―，5; 16-25, 1996.
3）平谷美智夫：心身障害児（特に知的障害児・者）の療育における教育・福祉・医療の連携―障害児センターの小児科医の果たす役割についての考察．小児の精神と神経, 39 (1); 7-15, 1999.
4）平谷美智夫：福井はぐくみ療育教室を中心とした地域療育ネットワーク作り．LD（学習障害）―研究と実践―，9 (2); 19-24，2001.

I.3. 成人期の ADHD

松浦雅人，大賀健太郎
駿河台日本大学病院精神神経科

i　はじめに

成人 ADHD の概念については，米国ユタ大学のグループが，1981 年に操作的診断基準を発表[22]し，さらに 1993 年に診断のための自記式質問紙を報告[20]して，議論が活発になった。同年には，米国の有名なマスメディアである *Wall Street Journal* 誌が，成人 ADHD の存在について，専門医間で意見の差異を紹介する記事を掲載し，一般の関心を喚起した。翌 1994 年には，*Time* 誌が成人 ADHD の存在を支持する記事を載せ，また同年に自らが成人 ADHD であると診断した精神科医の Hallowell と Ratey による著書 *"Driven to distraction"*（邦訳名：へんてこな贈り物）[8]がベストセラーとなった。さらに 1995 年には，自らその障害を持つという女性心理療法士の Solden による一般向けの著書 *"Women with attention deficit disorder"*（邦訳名：片づけられない女たち）[17]が話題となった。1996 年には有名な女性誌である *Redbook* 誌が成人女性にみられる ADHD に関する記事を特集し，*Ladies' Home Journal* 誌も夫の ADHD が原因となる夫婦関係の破綻に関する記事を掲載した。このようなマスメディアの風潮もあって，米国では自ら成人 ADHD であると自己診断し，家庭医を受診して精神刺激薬を求める患者が急増しているという[11, 16]。我が国では成人 ADHD に関する研究報告はほとんどなく，ここでは米国の研究を中心に，成人 ADHD をめぐる問題を検討したい。

ii　小児 ADHD の長期追跡研究

1960 年頃までは，ADHD は小児期に限定した行動障害と考えられていた。しかし長期追跡研究のデータが集積されるにつれて，成人期にも ADHD 症状が持続する例が少なくないことが明らかになってきた。1960 年代の長期予後に関する研究[14]でも，小児 ADHD 例は成人期になっても自立できず，重篤な人格障害に発展したり，精神病が発病する可能性が指摘されている。

1970 年代以降からは，長期追跡研究のデータが蓄積されるようになった。Weiss らは，1962 年から 104 例の小児 ADHD の前方視的追跡調査を開始し，5 年後，10 年後，15 年後の転帰を報告している。15 年後には平均 25 歳の 61 名が調査され[21]，39 例（64 %）で多動，不注意，衝動性の中核症状のうち少なくとも一つが持続し，そのうち 17 名の症状は軽度であったが，残りの 22 例は依然として中等度から高度であったという。また対照群と比較して，学歴が低く，自動車事故が多く，子どもの数が多く，社会的能力が低く，衝動的で未熟な人格障害をもっていたと述べている。Mannuzza らは 1970 年から 103 例の小児 ADHD の前方視的追跡調査を開始し，10 年後（101 例，平均 18 歳）と 16 年後（91 例，平均 26 歳）の転帰を報告した[13]。ADHD 症状は，10 年後には 40 %の例でみられ，16 年後には 11 %の例で持続していたと述べている。対照群と比べて，学歴は低く，専門職や大企業に就いている率が低く，逆にオーナー経営者は多かったという。Borland ら[4]は，20 例を平均年齢 30 歳まで 20 ～ 25 年間追跡し，同胞と比較した結果，高校時代の成績が悪く，職業的地位が低く，仕事を変える率が高く，約半数例は神経質，落ち着きのなさ，易怒性などの ADHD 症状が持続していたと報告した。このように報告によって成人期まで ADHD 症状が持続する頻度は異なるが，一般に，多動は比較的早期に消失し，衝動性や注意欠陥は長く持続し，成人以降も 30 ～ 50 %の例が ADHD の診断がつくか，残遺症状をもつとされている[7]。小児期に他の精神症状を合併する例や，ADHD の家族歴をもつ例が，成人期になっても ADHD 症状が持続することが多いといわれる[5]。

小児期に ADHD の診断を受けずに成人した未治療例は，障害が重複して成

表1 成人ADHDのユタ大学診断基準（1981）[22)]

1．小児期の特徴

小児期の既往歴は小児ADHDに一致する。既往歴に関する信頼できる情報は，通常，両親や年長の同胞から得る必要がある。小児ADHDの診断基準は以下のとおり。

A．狭義の診断基準：DSM-IVに同じ

B．広義の診断基準：①と②を満たし，③から⑥のうち少なくとも一つ。

①多動	②注意欠陥	③学校での問題行動
④衝動性	⑤興奮しやすい	⑥癇癪を起こす

2．成人の特徴

A．成人期に①と②を満たし（両親の観察や，他の人が観察したのを両親が聞いた），③から⑦のうち2つ以上

①持続する運動過多	②注意集中困難
③感情の易変性	④まとまらない，課題を達成できない
⑤癇癪持ち，爆発しやすい	⑥過剰な情動反応
⑦衝動的	

B．反社会性人格障害や定型的感情障害がない

C．精神分裂病や分裂感情障害の症状や徴候がない

D．分裂病型あるいは境界型人格障害やその傾向がない

E．関連する特徴：不安定な結婚生活，知能水準や教育水準よりも低い学業成績や職業，アルコールや薬物乱用，精神刺激薬に対する反応が非定型，家族歴に小児ADHD，アルコール症，薬物乱用，反社会的人格障害，ブリッケ病が存在

F．小児用気質質問紙（Conner評価尺度短縮版）：診断に必要ではないが，母親の評価で12点以上は診断に有用で，治療への反応を予測できることがある

人期に重大な心理的障害を残すという[19)]。成人ADHDの特徴は，小児のそれと共通し，頑固で，満足せず，すぐに欲求不満となり，退屈しがちで，衝動的で，周囲の人としばしば葛藤を起こす。このような症状を周囲の人は気づいていても，本人は気づかないことが少なくない。ある状況では能力を示すことがあるが，その他の多くの状況では能力を十分に発揮できない。雇用者は，仕事が満足にできない，課題を最後まで達成しようとしない，自立した能力に欠ける，上司との関係が悪いといった評価を下すことが多いという。

iii 成人ADHDの診断基準

Wenderを中心とするユタ大学のグループは，1976年に成人ADHDの診断と治療に関する最初の予備的な報告を行った[26)]。1981年には成人ADHDの操作的診断基準を発表し（表1）[22)]，成人期にADHDと診断するためには，両

表 2　両親用評価スケール[24]				
母親が記入する（母親がいないときのみ，父親が記入する） **記入のしかた：**以下の項目は，子どもがときおり示す行動や問題のリストです。注意深く読んで，子どもが 6 歳から 10 歳の間に，このような問題のために，あなたがどの程度わずらわされたかを記入してください。子どものその当時の問題の程度を評価し，相当する欄に印をつけて下さい。				
	全くない	たまに	ときどき	しばしば
1．落ち着きがない（多動）				
2．興奮しやすい，衝動的				
3．他の子のじゃまする				
4．始めたことをやりとげられない（注意の持続が短い）				
5．そわそわしている				
6．不注意，注意散漫				
7．望んだことがすぐにかなえられないと気がすまない，すぐに欲求不満になる				
8．よく泣く				
9．気分が変わりやすい				
10．癇癪をおこしやすい（爆発的で行動が予測できない）				
評点：全くない＝0 たまに　＝1 ときどき＝2 しばしば＝3				

親や年長の同胞から提供された情報に基づいて，小児期に ADHD が存在したことを証明する必要があるとしている。そのため，米国精神医学会の「精神疾患の診断・統計マニュアル（DSM）」の狭義の ADHD 診断基準とともに，以下のような広義の診断基準を提案している。すなわち，小児期の多動と不注意を確認した上で，学校での問題行動，衝動性，興奮しやすさ，癇癪の起こしやすさ，のうちいずれか一つを証明すれば良いとしている。そして，自己申告だけでなく両親の観察などから，成人期にも持続する運動過多と注意集中困難を確認し，成人期の感情の易変性，考えのまとまらなさ，課題の達成のできなさ，癇癪や爆発しやすさ，過剰な情動反応や衝動性のうち 2 つ以上が存在することとし，除外すべき精神障害や，関連する障害を記載している。また，Conner の小児行動評価表を改変し，親が対象例の小児期を回想して記入する小児行動評価尺度（表 2）[24] を提案した。

この評価尺度を用いて460例の成人群を調査した結果では，95％の例が12点未満，99％の例が16点未満であり，12点以上の得点を示した例は，小児期にADHDがあったと推測される[24]。また同グループは，1993年に自記式の成人ADHD質問紙を発表した（表3）[20]。多数の成人例に適用した結果，成人ADHD群の平均得点は62.2 ± 14.6であり，うつ病群31.7 ± 17.4，健常成人群16.1 ± 10.6よりも有意に高く，その有用性と妥当性が確認されたと述べている[24]。

Biedermanは，55歳でADHDと診断された症例をめぐる議論[4]で，成人のADHDについては懐疑的な態度をとる臨床家がいまだに多いことを指摘している。その理由として，症状が主観的で，計量できず，小児期のどの時点で症状が発生したのかを判断するのが難しいことをあげている。またマスメディアの影響によって，自分の問題の原因をADHDと自己診断する例が多いことも，その妥当性に疑問を投げかけている。メディアの影響から，自らをADHDと自己診断し，家庭医を受診する人が急増しており，自己診断例の調査では，143例中46例（32％）[16]，あるいは33例4例（12％）[11]がADHDの診断に該当したという。一般に，成人においても不注意はよくみられる現象であり，成人ADHDの診断に慎重な態度をとる臨床家が多いが，一方で成人のADHDは見逃されやすく，その症状は重篤なため，積極的に診断し治療すべきであるとの主張もある。

iv　成人ADHDの疫学

一般成人のADHDの頻度についてはさまざまな報告がある。小児の有病率を5％とし，成人期まで症状が持続する例を30～50％とすると，成人の有病率は2％になる。マサチュセッツ州の運転免許更新者720例の自記式質問紙調査では，4.7％がDSM-IVのADHDに該当したという[15]。一方，多数の追跡調査論文をメタアナリシスした結果では，10～25歳の間では平均して5年ごとに約半数の患者の症状が消失し，25歳で障害が持続する例は8％にすぎないとの報告がある[10]。しかし，そのメタアナリシスには方法上の欠陥があり，実際にはさらに多いとの批判もある[2]。正確な有病率は不明であるが，成人ADHDは公衆衛生上の問題，財政支出への影響，家族へのストレス，学業や職業への影響，自尊心の低下など，社会に及ぼす影響はきわめて甚大であり，早期発見と早期治療の必要性が強調されている。

v　成人 ADHD の合併症

成人 ADHD の合併症には，不安障害，気分障害，薬物乱用，反社会的行動が多いといわれる[1]。小児期に反抗挑戦性障害や行為障害を伴わない例は青年期以降にも合併障害が少ないが，小児期に行為障害を合併する例は青年期の薬物乱用が多いという[6]。また小児期 ADHD の類型で，不注意優勢型は不安，抑うつを合併しても反社会的行動は少なく，多動性－衝動性優勢型や混合型は薬物乱用や破壊的行動が多いといわれる[7]。Borland らは，小児期に ADHD のあった平均 30 歳の 20 例で，約 1/4 に反社会的傾向があったと述べている[4]。Weiss らの前方視的研究[21]では，平均 25 歳の 61 名のうち反社会性人格障害が 23 %（対照群 2 %），アルコール乱用が 68 %（対照群 33 %）と多かったという。Mannuzza らの前方視的研究[13]では，平均 18 歳時の 101 例と，平均 26 歳時の 91 例の調査で，反社会性人格障害がそれぞれ 27 %と 18 %（対照群では 8 %と 2 %），非アルコール性薬物乱用がいずれも 16 %（対照群 3 ～ 4 %）と多かったという。一般に，小児期 ADHD は青年期の反社会性人格や薬物乱用と関連するが，成人期の反社会性人格や薬物乱用はその他の要因の関与が多くなり，成人期の気分障害や不安障害は必ずしも小児期 ADHD と関連しない。また ADHD に合併する感情障害は，大うつ病や双極性障害とは異なり，気分易変が特徴的で，高揚と気分の落ち込みが自発的にあるいは反応性に生じ，数時間かせいぜい数日続き，年齢が高くなると，高揚は減少して不機嫌が持続する。ADHD の合併障害を評価するためには，詳細な小児期の病歴聴取と包括的な面接が重要で，これによって成人 ADHD の過半数に何らかの合併障害がみられるという[6]。

vi　成人 ADHD の治療

成人 ADHD の治療は，その病態や症状についての心理教育的アプローチが重要となる。本人だけでなく，配偶者や周囲の人々が，成人 ADHD という障

表3 ウエンダー・ユタ評価スケール（Wender Utah Rating Scale: WURS）[20]					
子どものとき，私は：	まったくない	たまに	ときどき	しばしば	しょっちゅう
1．活発，落ち着かない，いつも何かやっている					
2．こわがり					
3．集中できない，すぐに飽きる					
4．不安，心配性					
5．神経質，そわそわ					
6．ボーとしている，日中も夢見がち					
7．短気，すぐにカッとする					
8．恥ずかしがり，繊細					
9．怒りの爆発，癇癪もち					
10．細部にこだわる，続けられない，始めたことをやりとげられない					
11．頑固，強情					
12．悲しい，ゆううつ，不幸せ					
13．無謀，むこうみず，悪ふざけ					
14．不平不満が多い，生活に満足しない					
15．両親にさからう，言うことをきかない，生意気					
16．自分の意見がない					
17．イライラしやすい					
18．外向的，友好的，人といっしょにいることを楽しむ					
19．だらしない，まとまらない					
20．不機嫌，むらっ気					
21．怒りっぽい					
22．友だちが多い，人気者					
23．まとまりがよい，きちんとしている，手際がよい					
24．考えずに行動する，衝動的					
25．未熟な傾向					
26．自責的，後悔することが多い					
27．自己統制を失いやすい					
28．非合理的な行動が多い					
29．他の子のことを知らない，長い間友だちでいられない，他の子とうまくやっていけない					
30．協調運動が苦手，運動をやらない					
31．自分の統制を失うことを恐れる					
32．協調運動が得意，ゲームによく勝つ					
33．男の子っぽい（女性のみ記入）					
34．家出をする					
35．ケンカをする					
36．他の子をいじめる					
37．指導者，親分肌					
38．朝起きるのが苦手					
39．子分，すぐに従う					
40．他の人の立場で物を見ることができない					

表3つづき

	まったくない	たまに	ときどき	しばしば	しょっちゅう
41．権威者とトラブルを起こす，学校でトラブルを起こす，校長室へ行く					
42．警察とトラブルを起こす，ブラックリストに載る，罪を犯す					
子どもの時の医学的問題：					
43．頭痛					
44．腹痛					
45．便秘					
46．下痢					
47．食物アレルギー					
48．その他のアレルギー					
49．夜尿					
子どもの時，学校で：					
50．飲み込みが速く，成績の良い生徒					
51．飲み込みが遅く，成績の悪い生徒					
52．読み取りの学習が悪い					
53．読むことが遅い					
54．文字を逆さに書いてしまう					
55．綴りの間違いが多い					
56．算数や数字が苦手					
57．書き取りが下手					
58．良く読むことができるが，読むことを楽しめない					
59．能力を発揮できない					
60．留年した（何学年を？＿＿＿＿＿＿）					
61．停学，退学した（何学年で？＿＿＿＿＿＿）					

評点：まったくない　＝0
　　　たまに　　　　＝1
　　　ときどき　　　＝2
　　　しばしば　　　＝3
　　　しょっちゅう　＝4

害が家庭生活や職場環境でどのように作用するかを理解する必要がある。成人ADHD例が，生活の混乱を減らし，統制力を高め，生産性をあげるのに，手帳，予定表，備忘録，一覧表などの小道具が有用といわれ，最近のポケット型コンピュータや携帯用電子機器の活用も有効であろう。自尊心が低く，喪失感や，抑うつを感じやすいため，支持，指導，激励を主とするカウンセリングも重要となる。

小児ADHDと同様に，青年期のADHD[12]や成人ADHD[23]でもmethylphenidateが有効で，その効果は持続的で，耐性はできず，依存も生じないことが報告された。1996年までの小児から成人までの無作為化二重盲験対照研究（RCT）を展望した報告[18]では，155の研究の5,768例が評価され，methylphenidateの有効率は70％と高く，性別，合併精神疾患，精神疾患の家族歴に関係なく，行動上の改善とともに，自尊心，認知，社会機能，家族機能も改善したという。小児期にADHDの診断を受けず，成人期に初めてADHDと診断された例が，methylphenidate投与により対人関係上の問題や家庭での問題が劇的に改善した例も報告された[3]。一般に，成人に対するmethylphenidateの効果の持続は3～4時間であり，1日に3～4回投与が必要となる。症例によっては効果の持続が1.5時間で，さらに頻回投与が必要となる例もある。高用量で効果は増強するが，ときに興奮，不安，不眠，頭痛が出現することがある。まれには逆説的に，易疲労感，精神緩慢，過眠などの過鎮静がみられることもある。精神病症状は極めてまれである。中枢神経以外の副作用は少なく，食欲不振，頻脈，血圧上昇などがみられることがあるが，臨床的に問題となることは少ない。成人への効果は逆説的であったり，非特異的であるため，診断の意味で投与してはならない[18]。

成人ADHDに対する三環系抗うつ剤のRCTに関しては，desipramineについて有意な効果が報告されている[25]。その効果発現には4週を要し，性別，投与量，血中濃度，不安障害やうつ病の合併には関連しなかったという。一般に，三環系抗うつ剤は作用時間が長く，1日1回投与が可能で，用量範囲が広く，投与法に融通が利き，リバウンドや不眠がない点が有利であるが，血中脳度と治療効果との関連は不明である[18]。成人ADHDに対しては，methylphenidateもdesipramineも同等に有効であり，安全性からdesipramineが第一選択になるとの意見もある[9]。しかし，三環系抗うつ剤は多量服用による死の危険が問題となろう。現在は，副作用のより少ない抗うつ剤であるSSRIや，各種の感情調整薬の有効性について検討されている[18]。

vii　おわりに

米国精神医学会の「精神疾患の診断・統計マニュアル」で，成人ADHDがどのように扱われてきたかをみると，歴史的変遷が理解できるので最後に紹介したい。1968年に第2版（DSM-Ⅱ）が公表され，小児と青年の行動障害の中に，小児期（青年期）の多動性反応が記載された。1980年に大幅に改定された第3版（DSM-Ⅲ）では，不注意を中核症状ととらえて注意欠陥障害（ADD）の診断名で，青年期以降に症状の一部が持続する例をADD残遺型として分類した。1987年の改訂版（DSM-Ⅲ-R）では，多動も中核症状ととらえて注意欠陥多動性障害（ADHD）の診断名に変更されたが，14症状のうち不注意と衝動性の項目で8項目以上が該当すれば，多動がなくともADHDの診断は可能であった。1994年の第4版（DSM-Ⅳ）になって，不注意と多動・衝動性のどちらの症状も一定数以上該当するものをADHDと診断するように変更された。そして青年や成人で一部の症状が持続するものはADHD部分寛解とするように求めている。DSMの診断基準は年齢が除外項目になっておらず，成人期のADHDの診断は可能である。しかし，2000年に公表された第4版改訂版（DSM-Ⅳ-TR）になって，すべての基準を満たす成人型ADHDが本文中に初めて記載された。米国精神医学会でも成人ADHDが認知される方向にあり，我が国でも成人ADHDに関する臨床研究が行われることが望まれる。

文　献

1）Barkley, R.A., Grodzinsky, G.M.: Are tests of frontal lobe functions useful in the diagnosis of attention deficit disorders? The Clinical Neuropsychologist, 8; 121-139, 1994.
2）Barkley, R.: Age dependent decline in ADHD: True recovery or statistical illusions? ADHD Report, 5; 1-5, 1997
3）Biederman, J.: A 55-year-old man with attention-deficit/hyperactivity disorder. JAMA (The Journal of the American Medical Association), 280, 12; 1086-1092, 1998.
4）Borland, H., Heckman, H.: Hyperactive boys and their brothers: A 25 year follow-

up study. Archives of General Psychiatry, 33; 669-675, 1976.
5）Cantwell, D.P.: Hyperactive children have grown up: what have we learned about what happened to them? Archives of General Psychiatry, 42; 1026-1028, 1985.
6）Cepeda, C.: Concise Guide to the Psychiatric Interview of Children and Adolescents. Washington, D.C.; American Psychiatric Press, 2000.（松浦雅人監訳：小児・思春期「心の問題」面接ガイド．メディカル・サイエンス・インターナショナル, 2001.）
7）Dulcan, M., Martini, R.: Concise Guide to Child and Adolescent Psychiatry. Washington, D.C.; American Psychiatric Press, 1999.（松浦雅人訳：小児・思春期「心の問題」診療ガイド．メディカル・サイエンス・インターナショナル, 2000）
8）Hallowell, E.M., Ratey, J.J.: Driven to Distraction: Recognizing and Coping with Attention Deficit Disorder from Childhood through Adulthood. New York; Simon & Schuster, 1994.（司馬理恵子訳：へんてこな贈り物．インターメディカル, 1998）
9）Higgins, E.S.: A comparative analysis of antidepressants and stimulants for the treatment of adults with attention deficit hyperactivity disorder. The Journal of Family Practice, 48; 15-20, 1999.
10）Hill, J.C., Schoener, E.P.: Age-dependent decline of attention deficit hyperactivity disorder. The American Journal of Psychiatry, 153; 1143-1146, 1996.
11）Johnson-Green, D.: Some adults seem to prefer an ADHD diagnosis. Clinical Psychiatry News, 25; 16, 1997.
12）MacKay, M.C., Beck, L., Taylor, R.: Methylphenidate for adolescents with minimal brain dysfunction. N.Y. State Journal of Medicine., 73; 551-554, 1973.
13）Mannuzza, S., Klein, R., Bessler, A., et al.: Adult outcome of hyperactive boys. Archives of General Psychiatry, 50; 565-576, 1993.
14）Menkes, M., Rowe, J., Menkes, J.: A 25-year follow-up study on the hyperkinetic child with MBD. Pediatrics, 38; 393-399, 1967.
15）Murphy, K., Barkley, R.: Prevalence of DSM-IV in adult licensed drivers: implications for clinical diagnosis. Journal of ADHD, 1; 147-161, 1996.
16）Roy-Byrne, P., Scheele, L., Brinkley, J., et al.: Adult attention deficit hyperactivity disorder: Assessment guidelines based on clinical presentation to a specialty clinic. Comprehensive Psychiatry, 38; 133-140, 1997.
17）Solden, S.: Women with Attention Deficit Disorder. Grass Valley, CA.; Underwood Books, 1995.（ニキ・リンコ訳：片づけられない女たち．WAVE出版, 2000.）
18）Spencer, T.J., Biederman, J., Wilens, T., et al.: Pharmacotherapy of ADHD across the lifestyle: A literature review. Journal of the American Academy of Child and Adolescent Psychiatry, 35; 409-432, 1996.

19）Taylor, E., Chadwick, O., Hepinstall, E., et al.: Hypeactivity and conduct problems as risk factors for adolescent development. Journal of the American Academy of Child and Adolescent Psychiatry, 35; 1213-1226, 1996.
20）Ward, M.F., Wender, P.H., Reimherr, F.W.: The Wender Utah Rating Scale: An aid in the retrospective diagnosis of childhood attention deficit hyperactivity disorder. The American Journal of Psychiatry, 150; 885-890, 1993.
21）Weiss, G., Hechtman, L., Milroy, T., et al.: Psychiatric status of hyperactives as adults: A controlled prospective 15-year follow-up of 63 hyperactive children. Journal of the American Academy of Child and Adolescent Psychiatry, 24; 211-220, 1985.
22）Wender, P.H., Reimherr, F.W., Wood, D.R.: Attention deficit disorder ('minimal brain dysfunction') in adults, A replication study of diagnosis and drug treatment. Archives of General Psychiatry, 38; 449-456, 1981.
23）Wender, P.H., Reimherr, F.W., Wood, D., et al.: A controlled study of methylphenidate in the treatment of attention deficit disorder, residual type, in adults. The American Journal of Psychiatry, 142; 547-552, 1985.
24）Wender, P.H.: Attention Deficit Hyperactivity Disorder in Adults. New York; Oxford University Press, 1995.
25）Wilens, T.E., Biederman, J., Prince, J. et al.: Six-week, double-blind, placebo-controlled study of desipramine for adult attention deficit hyperactivity disorder. The American Journal of Psychiatry, 153; 1147-1153, 1996.
26）Wood, D.R., Reimherr, F.W., Wender, P.W. et al.: Diagnosis and treatment of minimal brain dysfunction in adults: A preliminary report. Archives of General Psychiatry, 33; 1453-1460, 1976.

I.4. ADHD と学習障害

宮本信也
筑波大学心身障害学系

i 学習障害とは

学習障害（Learning Disabilities; LD）とは，全般的知能に大きな問題がないにもかかわらず，文字の読み書き・計算など特定の学習能力に著しい問題を持つ状態をいう。我が国では，1999 年に「学習障害及びこれに類似する学習上の困難を有する児童生徒の指導方法に関する調査研究協力者会議（通称，協力者会議）」によって表 1 のような定義が定められている。この定義は，全米学習障害合同委員会の定義とほぼ同様の内容である。

一方，医学分野では，この定義とは多少異なる形で「学習障害」が位置づけられている。医学領域における学習障害（英語表現も，“Learning Disorders”

表 1 学習障害の定義
学習障害とは，基本的には全般的な知的発達に遅れはないが，聞く，話す，読む，書く，計算する又は推論する能力のうち特定のものの習得と使用に著しい困難を示すさまざまな状態を指すものである。 学習障害は，その原因として，中枢神経系に何らかの機能障害があると推定されるが，視覚障害，聴覚障害，知的障害，情緒障害などの障害や，環境的な要因が直接の原因となるものではない。
学習障害及びこれに類似する学習上の困難を有する児童生徒の指導方法に関する調査研究協力者会議（1999）より

表2　読書障害（Reading Disorder）の診断基準（DSM-Ⅳ，1994）
A．読書の正確さや理解力をみる基準化されている個別テストで評価された読書能力が，その小児の暦年齢や知能や教育レベルに比して著しく低い。
B．この障害により読書能力を必要とする学業や日常生活が著しく障害されている。
C．感覚障害がある場合には，通常そうした感覚障害に伴う読書障害よりも程度が著しい。

表3　書字表出障害（Disorder of Written Expression）の診断基準（DSM-Ⅳ，1994）
A．基準化されている個別テスト（あるいは，作文能力の機能的評価方法）で評価された作文能力が，その小児の暦年齢や知能や教育レベルに比して著しく低い。
B．この障害により，文章を作成する能力（文法的に正しい文章やまとまった一連の文章を書く能力）を必要とする学業や日常生活が著しく障害されている。
C．感覚障害がある場合には，通常そうした感覚障害に伴う文章作成障害よりも程度が著しい。

表4　算数障害（Mathematics Disorder）の診断基準（DSM-Ⅳ，1994）
A．基準化されている個別テストで評価された算数能力が，その小児の暦年齢や知能や教育レベルに比して著しく低い。
B．この障害により，算数能力を必要とする学業や日常生活が著しく障害されている。
C．感覚障害がある場合には，通常そうした感覚障害に伴う算数障害よりも程度が著しい。

で“Learning Disabilities”ではない）は，読み障害（文字が読めない），算数障害（計算ができない），書字表出障害（文字・文章が書けない）の３つに限定されている。協力者会議による定義で取り上げられている「聞く，話す」領域の問題は，医学ではコミュニケーション障害として別に取り扱われる。

このように，「学習障害」に含まれる対象は，教育，医学など分野により多少異なる。ここでは，どの分野の概念においても必ず学習障害に含まれる，読字障害，書字障害，算数障害の３つを学習障害としてとらえることとする。それぞれの概要を表２，表３，表４に示す。

ii　ADHDと学習障害

学習障害の合併頻度

ADHDにおける学習障害の合併率は，報告により15～92％と大きく異なる（Semrud-Clikeman, 1992）。その理由は，学習障害に関する一致した診断基準がないことによる。知的能力の基準，学習能力の障害の程度の基準，知能と学習能力テストのズレの基準，いずれも確立されているものはない。そのため，研究者が，それぞれに操作的に基準を定めて調査を行うことになり，定めた基準が異なれば，当然合併率も異なってくることとなる。さらに，学習障害という単独の状態は存在せず，個々のタイプのどの障害を調査したかによっても，当然合併率は異なってくる。こうしたことが，ADHDにおける学習障害に関して，さまざまな合併率が報告されている背景となっている。

Barkley [2)] は，ADHDにおける学習障害の合併率について，読字障害で8～39％，算数障害で12～30％，綴り障害で12～27％，文字が書けないというレベルでの書字障害は高頻度だが具体的な合併率に関する報告はない，とまとめている（Barkley, 1998）。健常児の対照群におけるそれぞれの障害の頻度は，読字障害が0～2％，算数障害が3％，綴り障害が0～2.9％とまとめられているので，ADHDでは学習障害の合併が多いということはできるであろう。

さらに，一般に，読字障害と綴り障害は合併することが多いこと，読字障害と算数障害との重なりは少ないとされていることから考えると，結局，ADHDにおいては，3つのタイプの学習障害のどれかを合併する頻度，つまり学習障害を合併する頻度は30～50％と推定してよいものと思われる。つまり，ADHD児の2～3人に1人は，学齢期に何らかの学習障害の状態像を示してくることになる。この頻度は決して少ない値ではないが，しかし，逆に見るならば，ADHDの行動特徴を持つ児が全て学習障害を併せ持つわけではないことを示していることになる。かつて，ADHDの行動特徴を学習障害の早期徴候のように捉えた報告が見られたことがあったが，それは適切ではないことを留意しておくべきであろう。

ii ADHDと学習障害周辺の問題

1．学習障害周辺の問題とは

学習障害では，言語能力*，運動・動作の能力，社会的適応性に係る能力の問題を併せ持つことが少なくない。これらの問題だけで学習障害といえるもの

* 1999年の文部省（現，文部科学省）協力者会議による定義では言語の問題は学習障害自体の問題として含まれているが，ここでは，学習障害を医学分野の概念（前述）で用いているため，言語能力の問題を学習障害の合併問題としている。

ではないが，学習障害での合併が多いこと，合併している場合には学習障害本来の問題と同等か時にそれ以上に対応が必要になることから，単なる合併症としてではなく，学習障害周辺の問題として取り上げられることが多い。

一方，ADHDにおいても，言語・動作・社会適応性の問題が見られることは少なくない。結局，ADHDは，学習障害自体だけではなく，学習障害周辺の問題を併せ持つことも少なくないのである。

2．ADHDと言語能力の問題

ADHDでは，話しことばの遅れが6～35％に，言語表出面の問題が10～54％に認められる（Barkley, 1998）[2)]。ここでも，報告された合併頻度には幅があるが，だいたい30％前後，ADHDの3人に1人くらいの割合では表出言語の問題が認められるといってよいと思われる。

ADHDに認められる言語能力の問題は，発達性言語障害，あるいは，医学分野においてはコミュニケーション障害としてまとめられるものである（表5）。その中でも最もよく見られるものは，表出性言語障害である。これは，言語の理解面には大きな問題を認めず，言語表出面の問題を主とするものである。

ADHDの言語能力の問題は，話しことばの側面で気づかれることが多い。表6は，ADHDに見られる話しことばの特徴を示したものである。

ことばの遅れがあることもあるが，多くは4歳前後で日常会話は可能となる。幼児期は，よく話すが，相手の言うことをあまり聞かず，自分の言いたいことを話す，あるいは，違う話題のことを話すことが少なくない。学童期では，普段の会話では特別に問題を認めないが，状況や事柄に関する説明を求めると何を言っているのか分からないようなまとまりのない話し方となってしまう，つまり，筋道立てた文章で相手に分かるように話すことの苦手さがはっきりしてくる。そのため，周囲から何度も聞き返されたり，親や保護者から注意を受けることもあり，本人自身，話すことへの苦手意識が生じ，幼児期とは反対に，あまり話さず，話すときもつっかえがちで話すようになることが少なくない。

なお，このような話しことばの特徴は，中心は言語表出能力の問題から来ているものではあるが，ADHD本来の注意力障害や衝動性を背景としているものや，失敗体験の積み重ねなどによる二次的な情緒面の問題から生じているも

表5 コミュニケーション障害の診断基準（DSM-Ⅳ，1994）

1．表出性言語障害（Expressive Language Disorder）

A．標準化された個別的な方法で評価された言語表出能力が，その小児の非言語性のコミュニケーション能力と言語理解力に比して著しく低い。この障害は，極端に少ない語彙，時制の誤り，単語の想起困難，発達レベル相当の長さや複雑さを持つ文章の作成困難として現れることもある。

B．この障害により，学習や職業の課題遂行度や社会的コミュニケーションが障害されている。

C．混合性受容性－表出性言語障害や広汎性発達障害の基準には該当しない。

D．精神遅滞，構音運動の障害，感覚障害，劣悪環境などがある場合には，通常そうした状況に伴う言語障害よりも程度が著しい。

2．混合性受容性－表出性言語障害（Mixed Receptive-Expressive Language Disorder）

A．標準化された個別的な方法で評価された言語理解能力と言語表出能力が，その小児の非言語性知的能力に比して著しく低い。表出性言語障害の症状の他に，単語，文章，空間認知に関する養護などのような特別な単語の理解困難を示す。

B．言語理解力と表出力の障害により，学習や職業の課題遂行度や社会的コミュニケーションが著しく障害されている。

C．広汎性発達障害の基準には該当しない。

D．精神遅滞，構音運動の障害，感覚障害，劣悪環境などがある場合には，通常そうした状況に伴う言語障害よりも程度が著しい。

3．音韻障害（Phonological Disorder）

A．その年齢で期待される発音が，年齢や言語体系に不相応にできない（音の産生，使用，選択，連続性の誤り。例えば，k音の代わりにt音を使うなどのような音の置換や，末尾の子音を省くなどの音の省略，など）。

B．音の産生障害により，学習や職業の課題遂行度や社会的コミュニケーションが障害されている。

C．精神遅滞，構音運動の障害，感覚障害，劣悪環境などがある場合には，通常そうした状況に伴う音韻障害よりも程度が著しい。

表6 ADHDに見られる話しことばの特徴

1．幼児期

話の遅れ　多弁　話題が飛ぶ

一方的な会話　まとまらない話し方

2．学童期

口ごもりがちな話し方　口数が少ない

筋道立てて話すことができない　ことばで説明するのが苦手

論理的な文章で話すのが苦手（ただし，通常の日常会話では大きな問題は認めない）

表7　発達性協調運動障害（Developmental Coordination Disorder）の診断基準（DSM-Ⅳ，1994）
A．暦年齢や知的能力に比して，協調運動を必要とする日常生活動作が著しく劣る。この障害は，運動発達の著明な遅れ（歩行，這い這い，座位，など），持っている物をよく落とす，不器用さ，スポーツが下手，書字が下手，として現れることもある。
B．この障害により，学習や日常生活動作が著しく障害されている。
C．一般的な身体疾患（脳性麻痺，片麻痺や筋ジストロフィー症など）によるものではなく，広汎性発達障害の基準にも該当しない。
D．精神遅滞がある場合には，通常そうした状況に伴う運動障害よりも程度が著しい。

のが含まれている。

3．ADHDと運動・動作能力の問題

ADHDにおいては，座位，歩行などの粗大な運動発達には大きな問題を持たないとする報告が多い。一方，手先の細かい運動や身体の複数部分を協調させて動かすような動作（縄跳びなど），つまり，協調運動のコントロールには苦手さを持つ者が少なくない。Barkley[2)]は，多い場合には，ADHD児の約半数に認められるとまとめている（Barkley, 1998）。こうした協調運動の問題は，発達性協調運動障害とよばれる（表7）。

協調運動の中でも，ADHDでは，一連の動作を連続して行うような課題が特に苦手なことが報告されている。そのため，彼らは，いわゆる手遊びが苦手である。また，運動の模倣，特に，新しい運動や動作の模倣も苦手であり，スポーツ活動において技術の習得に困難が生じやすい。

iv　ADHDと広汎性発達障害

1．広汎性発達障害とは

広汎性発達障害（Pervasive Developmenal Disorders; PDD）とは，「自閉的な症状」を持つ発達障害をまとめたものである。その基本症状は，①社会性の発達の質的障害，特に，対人場面における相互交流の質的障害，②コミュニケーションと想像的活動性の障害，③活動範囲と興味の対象の著明な限定，の3つである。広汎性発達障害の代表は小児自閉症であるが，その他，小児自閉症に似るがその診断基準を全ては満たさない非定型自閉症，言語・認知面の問題を持たないアスペルガー症候群，著明な退行現象を示す小児期崩壊性障害，

特有の手もみ常同行動を示すレット症候群などがある。

近年，知能障害がない広汎性発達障害（高機能広汎性発達障害）が注目されている。高機能広汎性発達障害には，知能障害のない自閉症（高機能自閉症）とアスペルガー症候群の2つが含まれる。高機能広汎性発達障害は，発達障害であることに気づかれにくく，通常学級の中で，「変な子，変わった子，わがままで自分勝手な子」と見られていることが多い。正しく理解されないため，不適切な対応を受けやすく，年長になるにつれてさまざまな不適応行動や精神障害を合併することも少なくない。

2．ADHDと広汎性発達障害

ADHDと広汎性発達障害の関係には2つの場合がある。1つは，基本的にはADHDであるが，一見自閉症のように見える場合である。他の1つは，初期には自閉症としか判断できないにもかかわらず，途中から，自閉症の症状が軽減しADHDの状態像が前面に出てくるものである。

前者は，特に，注意転動性と衝動性が強い場合に生じやすい。この場合，周囲のいろいろな刺激に反応して動き回り，周りの人にはあまり注意を払おうとしないため，人との関わりが持てないと判断されてしまい，自閉症の疑いを持たれやすくなるのである。3歳前後までが，こうしたことが起こりやすい。ただし，自閉症と違う点は，本人の関心がある範囲であれば，周囲の人とのやりとりが成立する点である。自閉症では，本人の関心がある領域では，むしろ他の人の介入を嫌がることが多くなる。

後者の場合をどのように考えるかについては，まだ議論のあるところである。医学分野の疾病分類の考え方では，現時点においては，ADHDと自閉症の診断を同時につけることは許されていない。自閉症の診断の方が優先し，自閉症と診断された場合には，注意力障害や多動・衝動性があっても，それは自閉症の症状と判断され，ADHDの診断はつけない約束事になっている。しかしながら，こうした取り決めは，あくまでも操作的に決められたことであり，所見の積み重ねにより変更されることがありうるのは当然のことである。

臨床の実際では，幼児期早期には自閉症としか診断できないが，その後，4～6歳にかけて自閉症の症状が急速に消失していき，最終的にはADHDの状態像しか残さないようになる児がいることは，ときどき経験することである。

表8　ADHDにおける学力低下の背景要因
1．ADHD自体の問題：注意力障害，多動・衝動性，その他の推定されている脳機能障害（例えば，作業記憶の問題など）*
2．合併する認知・言語面の問題：学習障害，発達性言語障害，知的能力の問題（正常下限～境界知能）
3．情緒的問題：学習意欲の低下，動機づけ低下による学習不足，二次的情緒問題による学習不足
*ADHDの成因としての脳機能障害については，現時点では，仮説の段階である。

ADHD児の65～80％に自閉的症状を認めたとする報告もある（Clark, 1999）。最近，自閉症は，一つの固定された疾患というよりも，自閉症の症状を中心とした一連の症状群の集まりでいろいろな表現型がありうる（自閉症スペクトラム）とも考えられるようになってきている。そのように考えるならば，幼児期から青年期まで症状が一貫している典型的な自閉症とADHDの合併はあり得ないのかもしれないが，自閉症スペクトラムの一部とADHDとの合併はあり得るとも考えられるであろう。現時点で言えることは，ADHDでも自閉症の症状の一部を併せ持つ場合があることは確かなことのように思える。この場合，ADHDと「自閉的な部分」と，どちらを中心と考えるかは，これからの検討に待たなければならないであろう。

v　ADHDにおける学力の問題

ADHDでは，学業成績に問題を持ちやすいことが知られている。ADHDで学業成績に問題があるからといって，必ずしも全てが学習障害というわけではなく，また，学習障害を合併していたとしても，それだけで学力低下を説明できる場合は少ない。ADHDの学力問題の背景には，多くの要因を考える必要がある（表8）。学力に著しい問題がある場合，①注意力障害，②遅れてはいないが平均よりは下の知的能力，③学習障害，④学習意欲の低下とそれに伴う学習不足，の4要因の影響の可能性は必ず考えなければならない。

vi　ADHDにおける学習障害への対応

ADHDに合併している学習障害への対応は，3つの側面を考慮して行うと

表9　ADHDに合併する学習障害への対応

1．ADHDへの対応
A．薬物療法の可能性の検討
　特に，注意力障害，多動性に対して
B．学習環境の調整
　1）注意力障害に対して
　　①刺激の統制：不要刺激の除去（環境統制）
　　　　　　　　刺激の単純・明快化
　　②時間の統制：課題時間の限定
　　　　　　　　課題内容の交換
　2）多動に対して
　　運動などによる活動エネルギーの発散
2．情緒面の安定化
A．自尊心の回復・維持
　1）受容・共感的態度で子どもの話を聴く姿勢を
　2）何も問題がなかったときこそほめることばかけを
B．注意・叱責の工夫
　1）注意・叱責は，回数を少なく強く短く
　2）自己反省を促すのではなく，具体的な代替行動を教示する
　3）できないことを叱らない
3．学習障害への対応
A．自信回復・維持
　1）得意な領域・できる領域の学習を推進
　2）できなかった部分ではなく，できたところを評価
　3）不得意領域の学習には限度設定（ここまでできればいい）
　4）相対評価ではなく絶対評価を
B．学習上の問題の改善
　1）学習上の問題の検討
　　①学力の確認（学習不足が混在している可能性に注意）
　　②弱い（不得意）領域の確認
　　③弱い（不得意）領域での誤り方のパターンの整理・分析
　2）教育方略の検討
　　①強い（得意）領域の確認
　　②強い（得意）領域の特徴の整理・分析
　　③弱い領域の誤り方パターンを強い領域の特徴でカバーできるか検討
　3）個別教育計画（indevidual educational plan; IEP）の作成
　　①2つの目標設定：長期目標と短期目標
　　②無理のない目標設定：その子どもの能力に見合った実現可能性を考慮
　　③教育目標達成を評価する方法の検討
　4）IEPに基づいた教育指導
　5）教育指導の効果判定
　　①1学期ごとに効果判定（上記，検討された方法で）
　　②効果が上がっていないと判断された場合，指導方法・IEPの再検討

効果が得られる可能性が高いと思われる。それは，ADHDの特徴への対応，情緒面への対応，学習障害への対応，の3つである。その概要を表9に示した。

ADHDへの対応としては，薬物療法により患児の学習状況の改善を試みるとともに，ADHDの行動特徴に対応した学習環境の調整を考える。学習障害を合併し，学業上の明らかな問題を呈している場合，二次的な情緒面の問題をも生じていることが多いので，学習面への対応と並行して，あるいは，時にはそれより前に，情緒面を安定させる対応を行う。基本は，本人の自尊心を回復させ，自分が受け入れられていることを実感させることである。学習面への対応は，学習障害がある限り，苦手な領域には限界があることを前提に行う。学習障害は，「やり方の工夫で問題がなくなる」ものではなく，学習障害として苦手な部分は，成長しても苦手な部分として残るものだからである。苦手の領域には限界設定を行い，得意な部分を伸ばし，学習意欲を回復させることが大切である。

文　献

1）American Psychiatric Association: Diagnostic and Statistical Manual of Mental Disorders, 4th ed (DSM-IV). Washington; American Psychiatric Association, 1994.

2）Barkley, R.A.: Attention-Deficit Hyperactivity Disorder: A Handbook for Diagnosis and Treatment, 2nd ed. New York; The Guilford Press, 1998.

3）Clark, T., Feehan, C., Tinline, C., Vostanis, P.: Autistic symptoms in children with attention deficit-hyperactivity disorder. European Child and Adolescent Psychiatry, 8; 50-5, 1999.

4）Semrud-Clikeman, M.S., Biederman, J., Sprich-Buchminster, S. et al.: Comorbidity between ADHD and learning disability: A review and report in a clinically referred sample. Journal of the American Academy of Child and Adolescent Psychiatry, 31; 439-448, 1992.

I.5. ADHDの行動合併症

山田佐登留

東京都立梅ケ丘病院

ADHDの行動合併症に見られるさまざまな問題を大別すると，反抗挑戦性障害や行為障害などの行動の問題，境界知能や精神遅滞，学習の障害などの知的発達の問題，合併してくる強迫性障害やトゥレット症候群，気分障害などのさまざまな障害の3点に分けられる。本章では症例を挙げながらこれらの問題を順に述べていきたい。

i　反抗挑戦性障害と行為障害

ADHDの過半数に反抗挑戦性障害が，30％に行為障害が見られる(Barkley, 1990)。ADHDの多くは頑固で反抗的で挑戦的，攻撃的であるが，医学的には反抗挑戦性障害の合併であると診断される。ICD-10では，9，10歳未満の小児に，きわめて挑戦的で不従順で挑発的な行動が存在し，法や他人の権利を侵害する，より重大な反社会的あるいは攻撃的な行動が存在しないことにより反抗挑戦性障害（Oppositional defiant disorder）を定義している。DSM-Ⅳでは少なくとも6カ月持続する拒絶的，反抗的，挑戦的な行動様式で以下の項目のうち4つ以上が存在するものという診断基準を示す。①しばしば癇癪を起こす，②しばしば大人と口論をする，③しばしば大人の要求，または規則に従うことを積極的に反抗または拒否をする，④しばしば故意に他人をいらだたせる，⑤しばしば自分の失敗，無作法な振る舞いを他人のせいにする，

⑥しばしば神経過敏または他人からいらいらさせられやすい，⑦しばしば怒り，腹をたてる，⑧しばしば意地悪で執念深い。除外基準として他の精神障害の経過中に起こるもの，行為障害や反社会性人格障害の基準を満たすものは除外する，となっている。日本で家庭内暴力とされるものはICD-10では家庭内に限局した行為障害という診断基準になるが，DSM-Ⅳではこの基準がないため家族へ反抗的であれば反抗挑戦性障害の診断を採用する。両親や担任などの権威ある大人に対して「テメェ」などではじまる反抗的な言葉を呈し上記のような振る舞いが見られる子ども達はADHDの中に比較的多く見られる。

行動の異常が反社会的な行動となってくると行為障害の診断が下される。ICD-10では反復し持続する反社会的，攻撃的あるいは反抗的な行動パターンで定義され，下位分類として家庭内に限られる行為障害，非社会性行為障害，社会性行為障害，反抗挑戦性障害，他の行為障害，特定不能のものに分けられている。DSM-Ⅳでは3つ以上見られる行動として人や動物に対する攻撃性として①しばしば他人をいじめ，脅迫し，威嚇する，②しばしば取っ組み合いの喧嘩をはじめる，③他人に重大な身体的危害を与えるような武器を使用したことがある，④人に対して身体的に残酷であったことがある，⑤動物に対して身体的に残酷であったことがある，⑥被害者に面と向かって行う盗みをしたことがある，⑦性行為を強いたことがある。所有物の破壊として⑧重大な損害を与えるために故意に放火をしたことがある，故意に他人の所有物を破壊したことがある。嘘をつくことや窃盗として⑩他人の住居，建造物または車に侵入したことがある，⑪物や好意を得たり，または義務をのがれるためにしばしば嘘をつく，⑫被害者と面と向かうことなく，多少価値のある物品を盗んだことがある。重大な規則違反として⑬13歳未満ではじまり，親の禁止にもかかわらず，しばしば夜遅く外出する，⑭親または親代わりの人に家に住み，一晩中，家を空けたことが少なくとも2回あった，⑮13歳未満からはじまり，しばしば学校を怠ける，の15項目をあげている。

反抗挑戦性障害や行為障害の要因としては，遺伝的あるいは妊娠中や出産後の脳へのダメージなどによる生物学的要因および気質の問題，家庭内での養育や対応および学校や地域などの影響による環境要因の両者が関与とされている。反抗挑戦性障害を有するADHDの子どもが年長になって行為障害となる例が多く見られ，ADHDと行為障害の両者に共通する生物学的要因が想定されるとともに，ADHDゆえの育て難さによる養育上の問題が子ども達を行為障害への発展を促進していると思われる症例も多く見られる。反抗挑戦性障害の一部には環境や養育上に大きな問題がなくても幼少時から見られる場合があるので何らかの素因が関与している子ども達も多くあると考えられる。すべてを家族の養育の悪さを原因と決め付けるわけにはいかないが，ADHDの子どもの養育状況で注意すべき点はいくつかある。ここではこのような養育をすると子どもが反抗的になるという例を示す。

注意集中困難，多動，衝動性を有するADHDの子ども達はいわゆるあつかいにくい子どもである場合が多い。厳しく躾けようとこころみても状況は好転せず無効な罰や言葉かけがつづくと子どもはだんだん親に向かって反発するようになることが多い。本人の情報認知上の欠点を理解せずに長い言葉による指示を行ったり，一部が優れているからといって他の部分も同様にあつかおうとして「この子は言うことを聞かない子だ」と決め付けたりしていると本人はますます両親の話を聞かなくなる。他の兄弟や友人との比較も本人にとっては苦痛である場合が多く，できるだけ本人の良いところを見つけて伸ばしていくという姿勢で養育しないと「どうせ，ぼくはできないんだから」という気持ちを強くしてしまう場合がしばしば見られる。学業不振や対人関係のトラブル，両親の不適切な言葉かけなどにより，自己評価の低下（自信喪失）をきたすと一部のADHDの子どもはなげやりとなり反抗的になることがある。ここでそうした症例を示す。

症例1．初診時11歳（5年生）　男

2人同胞の第1子として出生，妹あり。両親に養育されるが本人9歳時，両親別居し，10歳時離婚。身体的発育は普通より早い方だった。幼少期より不注意，過活動，衝動性の高さが目立っていた。小学校3年生までの成績は普通だった。両親や担任に対して反抗的な態度をとることが多かった。本人，母によれば父は高圧的，威圧的な人で，本人はレストランなどで父が店員の些細なミスに威圧的に文句をつけるのを誇りに思っていた。母は過干渉なところがあった。両親の不仲を見ながら育ったが，小学校4年生の時に両親離婚。もとからの家で母，妹と生活するようになる。そのころより不登校がちとなり，小学校5年生になると学校を抜け出すようになり，自宅，ゲームセンター，コンビニ等で時間を潰すようになった。また妹を殴る，蹴るなどの暴力をふるい，ガラスを割る，洗剤をばらまく，室内で新聞やスプレーに火をつける，風呂場で花火を楽しむ等の問題行動が頻回となった。このため小学校5年の夏休み前に梅ケ丘病院初診。入院となった。

入院後病棟生活にも慣れ，院内学級へも登校するようになった。病棟ではボス的存在となり，他児を集団で無視したりすることも見られた。外泊中は妹への乱暴は見られなくなった。その後，他児の物やお金を盗ることもみられた。外出中の飲酒，喫煙，ゲームセンター通い，外泊中に近所の子どもを脅してお金をとる，地域の学校への登校をトライするとくわえタバコで登校するなどが見られた。病棟での生活，薬物療法，院内学級登校などを経て徐々に安定し小学校卒業を前にして父宅に引き取られ退院となった。

脳波，血液検査など異常なし，WISC-R知能検査IQ102（言語性IQ107，動作性IQ96）。

この例はADHDの症例で幼小児期から反抗挑戦性障害のあった症例にかなり早い年齢から行為障害が加わった症例である。ADHDの原因は生物学的なものとされているが，本症例での成長にともなって見られた症状には両親の性格上の問題や養育態度がかなりに影響を及ぼしていると考えられる。薬物療法のほかに本人へのアドバイス，行動療法的アプローチの他に家族療法も重要となってくる。

ii　精神遅滞，境界知能，学習上の問題，学校不適応

ADHDを論じるさいには患児が正常知能の持ち主であることを前提にしている。では，精神遅滞児ではADHDは起こらないのだろうか。精神遅滞は認知，言語，運動などの知的発達の障害と社会的能力の障害が18歳未満までに見られることで定義され，頻度的には全人口の2～3％が精神遅滞と言われる。知的水準の度合いとしてIQで分類されており，軽度精神遅滞（IQ 50-55～70），中等度精神遅滞（IQ 35-40～50-55），重度精神遅滞（IQ 20-25～35-40），最重度精神遅滞（IQ 20-25以下）となっている。ICD-10では，精神遅滞は他のどのような精神的あるいは身体的障害の有無にかかわらず出現し，他の精神障

害が合併する率も高いとしている。そこで，同程度の精神遅滞を有する子どもたちに比べて多動，注意集中困難，衝動性を強く有する場合には注意欠陥・多動性障害の診断を併せて下すことも可能になる。おおむね軽度の精神遅滞まではそのまま ADHD と診断し，中度の精神遅滞の患児には症状が強い場合に ADHD の診断を追加する。また通常知能（IQ 85 以上）と精神遅滞（IQ 70 以下）の間にある境界知能を伴う ADHD も少なくない。

ADHD の子ども達の一部は，学業不振を伴い，また，別の一部は学習障害（LD）と言われる学習のアンバランスが認められる。精神科の診断基準には特異的発達障害（ICD-10），あるいは学習障害（DSM-Ⅳ）として計算や読み，書きなどの各分野が特異的に不得手な例のみを学習障害と扱っている。ADHD を有する例で境界知能や軽度精神遅滞を有する例では，通常知能の症例に比べ学業上の困難はより一層強いものとなる。境界知能や軽度精神遅滞を伴う場合には小学校３，４年生までは学習に何とか追いついていけたにもかかわらず，その後徐々に成績が低下する子どももみられる。また２，３教科の授業は理解することができるけれども，他の教科はまったく分からないという子どもたちもいる。このような場合には学年があがると自己評価の低下が起こり，「僕（私）はどうせ勉強できないから」と全く学習をしようとしなくなりがちとなる。子どもたちの中には学校への登校自体も嫌がるようになってしまう子どもも見られる。このように自己評価の低下を一旦招いてしまうと再び学習意欲を持つのは困難なので，自己評価の低下を防止するためには，好きな課目，得意な科目を伸ばし「自分もできるのだ」気持ちを身につけさせることが重要となる。自己評価の低下を防ぎ，学習の援助をしていくためにも個別のフォローやアドバイスを家族や可能であれば担任にも伝えていくことが望ましい。知的レベルのアンバランスは WISC-Ⅲ検査の下位項目に加え ITPA 検査や K-ABC 検査などで知ることができる。

不登校や保健室登校などの学校不適応は多くの症例で見られる。図１は東京都立梅ヶ丘病院の幼児・小学生病棟に平成８，９年度に入院した低年齢児で，すべての ADHD の診断基準を満たしていた 37 例の入院時の多動，注意集中困難，衝動性，不登校・保健室登校などの学校不適応の症状の比率の一覧である。小学校高学年になるほど学校不適応が増えていることがわかるであろう。この図は１例ずつの経過を追った縦断的調査ではないが，入院症例という症状が強

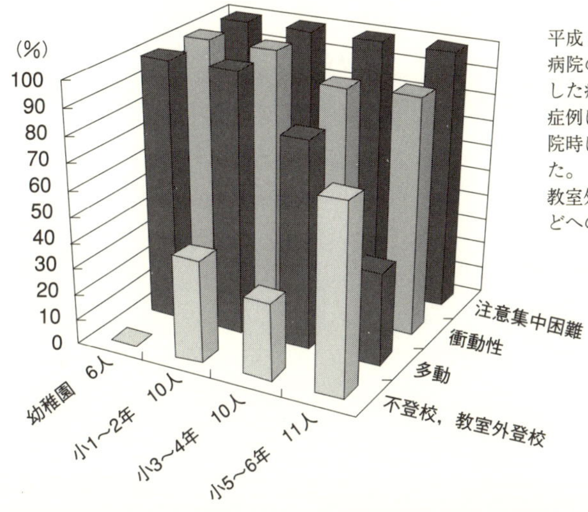

平成8，9年度に東京都立梅ケ丘病院の幼児・小学生年齢を対象とした病棟へ入院した37例のADHD症例について，入院時の学年と入院時に見られる症状について記した。
教室外登校とは保健室や校長室などへの登校を意味している。

図1 入院時学年と各症状の頻度

い子どもたちの比較では，学年があがっても注意集中困難，衝動性は存在しつづけていることがわかり，一方，多動については学年があがると目立たなくなる症例が多く見られるようになる。学業不振，自己評価の低下，勉強の強要や対人関係におけるトラブルなどがきっかけとなり登校をしぶるようになるADHD の子どもたちが多く見られる。ここでADHD の症状に社会恐怖（不登校）の診断が加わった1例を挙げる。

症例2．初診時11歳（5年生）男

父母妹2人の5人家族。乳児期の発達は心配しなかった。4歳時，幼稚園へ入園。落ち着きのなさが目立ったがお遊戯や課題もこなし，他児との対人交流もあった。参観日には「みんなが見ていていや」とお遊戯をしなかったという。5歳の時，妹が生まれたが妹の顔にマジックで落書きをしてしまうというエピソードがあった。小学校入学後，落ち着きのなさはあるものの友人もでき，勉強もこなしていた。参観日には自宅へ帰ってしまうことがあった。小学2年，5月の連休明けから「運動会の練習があるから学校に行きたくない」と訴え，5月末の運動会の後は登校していたが，7月に上気道炎症状に罹患した後，欠席を続け，2学期からは母の送り迎えで登校し一日中保健室で過ごしていた。

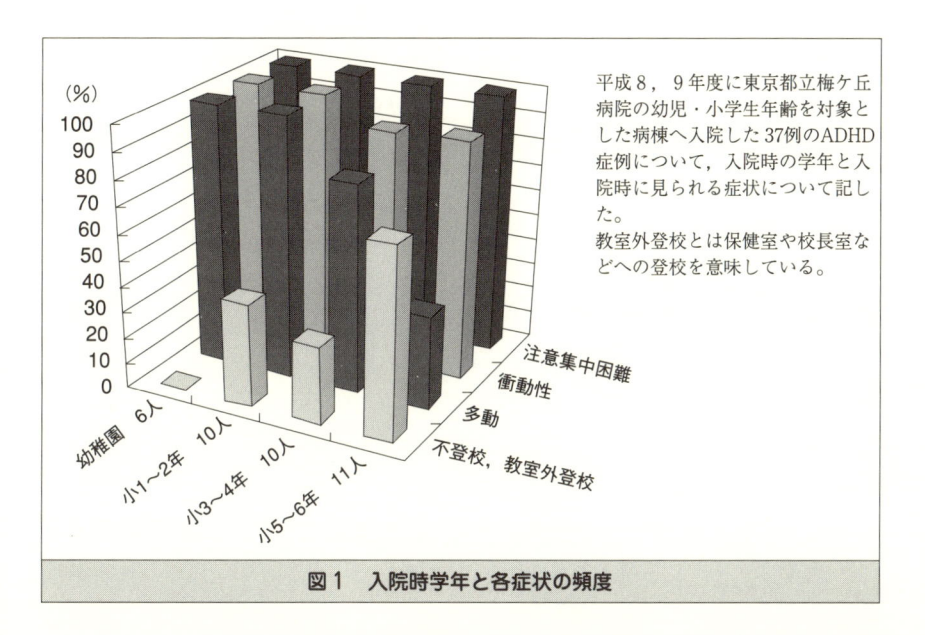

3年生になると1人で登校できるようになったが，保健室で漫画をよんだり恐竜のおもちゃで遊んだりして過ごしていた。週1回の教育センターへの通所を開始したが，保健室登校のまま2年が過ぎ，小学校5年生になってから母への乱暴，妹の行動への過度の干渉強くなったため都立梅ケ丘病院初診，その後入院となった。入院当日は病棟内で不穏状態だったが，徐々に落ち着いたがふてくされたような態度を取るにいたった。初日は話さなかったが翌日から面接に応じるようになった。患者3人と保母1人で食堂で文化祭の作品作りをしているところへ誘うと「あんな大勢のところへは入れません」と拒否し，食事も他患と時間をずらして食べていた。少しずつ皆の中に入れるようになり11月から院内学級へも登校するようになった。他児へゲームボーイ（携帯型ゲーム機）を投げつけたことがあったが「言うことをきかないから」と悪いと思っていないところがあった。子ども集団の中へ入るのに慣れ，外泊しても「一方的なところが減ってきた」と母から評価されるようになった。6年生になり体育参加や盆踊りへの参加などは最後まで拒否したが，生徒会の役員もつとめ，運動会では多くの父母の見守る中，挨拶も行った。2学期に入り以前の在籍校への登校をこころみた後，退院とした。

脳波，血液検査など異常なし，WISC-R 知能検査 IQ81（言語性 IQ90，動作性 IQ75）。

本症例は幼少時から集団に入るのが不得手で，とくに体育などを大人に見られることが嫌いな子どもが運動会をきっかけに登校をしぶりはじめた症例である。その後，保健室や教育センターでは大人との一対一の関係はとれたが，子ども集団に入るのを拒否するようになってしまった。診断的には ADHD と社会恐怖の診断基準を満たし，病棟に入院することにより，子ども集団での生活を体験できるようになった。少量の薬物療法，行動へのアドバイス，院内学級への登校も有効であった。このような症例では不登校や保健室登校に陥る前に，心理的負担を感じることなく入れる子ども集団が保証されるかどうかで経過は異なってくると思われる。教育センターなどでも子どもの小集団のプログラムがあれば利用が勧められる。

他の ADHD における学校不適応の症例は適応障害の診断と一致したり，気分障害や不安障害の併発も少なくない（Spencer[4)]）。学校生活での不適応から発展するのが同年代の集団を前にして起こる社会恐怖が基盤となった不登校であるが，その他の障害として頭痛や腹痛などの心理的原因を背景にしていると思われる身体症状が多岐にわたる身体表現性障害や，さまざまな解離症状（健忘や遁走，昏迷，運動や感覚の解離など）を呈し解離性障害の診断に合致する場合もあり，それぞれADHDの症状への対応と合併した障害に見られる症状への対応が併せて必要になってくる。併せ持つ症状に対する対応は一般のADHDの子どもへの対応と大きくかけ離れたり相反したりすることはなく，むしろ共通点が多く見られることが臨床的に明らかになっている。

iii　強迫性障害やトゥレット症候群など

1．強迫性障害

ADHDによく合併して見られる精神症状として，まず，強迫性障害について述べる。

強迫性障害の特徴は強迫観念と強迫行為である。強迫観念とは，本人が不合理だと分っていて，それに抵抗するにもかかわらず強く迫ってくる思考や観念のことで，この観念に基づいてさまざまな行動を繰り返し行うことが強迫行為である。上記の37例のADHDの入院症例中3例が強迫性障害の診断を併せ持っていた。1例をここに示す。

症例3．初診時10歳（4年生）男

父母弟と4人家族。乳幼児期の発達は特に心配せず。落ち着きがなかったが，友人も多く対人交流も問題がなかった。小学校入学頃より授業中の立ち歩きや注意集中の悪さが目立った。両親は本人へ過度の期待をし，学習を強要していた。小学校3年生になると自宅で何事をするにも母へ「大丈夫だよね」，「平気だよね」と何回も確認するようになり，手洗いも頻回となって，ドアの開閉を何回か繰り返すようになった。学校や自宅で思うようにならないことがあると，突然大暴れするようになり，他児や母へ乱暴をふるうため，東京都立梅ケ丘病院を受診，入院となった。入院後病棟への適応は早期にでき，院内学級へ登校するようになった。病棟では身近な治療者である看護婦や保育士に対して「平気だよね」という確認がまれに見られる程度だったが，外泊をこころみると母

に求める確認行為は頻回であった。入院期間中に1回だけ他患に対して意見が通らなくてつかみかかって喧嘩となることがあった。薬物療法と精神療法，病棟での生活指導を経て徐々に安定し，小学校5年生になるのを期に退院とした。退院後は時おりの確認強迫は残っているものの，日常の家庭内や学校での生活も問題なく，友人との交流ももちながら安定して過ごしている。

脳波，血液検査など異常なし，WISC-R知能検査IQ100（言語性IQ106，動作性IQ94）。

本症例はADHDの子どもに小学校低学年から強迫症状が加わった症例で，強迫症状の出現には素因や生物学的原因が認められると考えられている。この症例のように過度の躾けや学習の強要などがなされるとその症状は強くなる傾向がある。こうした場合，強迫症状に対する抗うつ剤（例えば，クロミプラミン）などの治療，多動に対する薬物療法に加え，いかに本人の良いところを見つけて伸ばしていくかという，強迫症状とは別のことに周囲が目を向ける対応が必要となってくる。ADHDの子どもに抗うつ剤を処方すると高調子になったり，衝動性が増したりすることがあるので，このような場合には別の薬物に変更する。本症例の場合には入院治療が可能であったため，家族から一時期はなれた状況での治療が可能だったが，自宅での生活をつづけながら治療をする場合には家族が子どもに対する接し方を変えていく必要がある場合も少なくない。ADHDの家族への接し方の相談に力を入れるとともに強迫症状へ過度に注目せず日常生活上問題なく行動できている部分に目を向けそれを伸ばしていくという対応が大切であろう。

2．トゥレット症候群

トゥレット症候群は音声チックと運動チックの両者が同時に認められる病態である。チック症状とは不随意的，急速で反復的，非律動的な運動あるいは発声が繰り返し見られるものを言う。よく見られる運動チック症状としては首ふり，肩をすくめる，顔をしかめるがある。ADHDの子どもたちにはチック症状がよく経験され，多くは一過性だが，時にトゥレット症候群を併発することがある。先の37例中2例がトゥレット症候群で，1例をここに示す。

症例4．初診時11歳（5年生）男

父母弟妹の5人家族。保育園のときより多動集中困難あり，ちょっとしたことで他児をたたいたりすることがあった。このようなことを聞いた両親は本人を強く叱責したという。4歳時に瞬目（まばたき）チックが出現し，以降，チック症状が続き，それが強い時期と弱い時期とがみられた。小学校へ入学後も落ち着きのなさはつづいていた。小学校3年生になると学習が追いつかなくなり，登校をしぶったり，母に対してベランダから飛び降りてやると脅したりもみられた。4年生になると学校を欠席がちになり突然「エッ」，「ウッ」などの発声がみられる音声チックが出現した。首ふりと瞬目のチックも増強した。ゲームのカセットの購入を際限なく母へ要求したり，幼い弟や妹の行動への過度の干渉が見られるようになり，梅ケ丘病院を紹介され受診，入院となった。入院後，薬物療法，病棟での生活指導，院内学級登校をへて，徐々に症状安定した。外泊時の金品要求や弟妹へのちょっかいだしも徐々に減少し，発声チックの回数もまれとなった。首ふりのチックと瞬目のチックは残ったものの，生活上困難はなくなり，地域の情緒障害児学級へ通うこととなり退院となった。

脳波，血液検査など異常なし，WISC-R知能検査IQ82（言語性IQ82，動作性IQ86）。

チック症状に対しては家族への病状の説明と対応法の説明，原因的背景と考えられる心理的ストレスの軽減，必要な場合には本人への支持的な精神療法がおもな対応法となる。家族へは一過性であることが多く見られること，本人が他児にからかわれたりしている場合を除いては本人自身が苦痛でない場合が多いこと，過度に本人への注意や注目をつづけると本人が気にするようになりチックの固定を促進してしまうことを伝える。また，トゥレット症候群の場合にはハロペリドール，ピモジド，カルバマゼピンなどの薬物療法が効果が見られることを説明する。

夜尿や指しゃぶりなどの習癖も比較的よく合併する症状だが，本人の苦痛となっていない場合にはADHDの対応をメインに考えていく。

3．気分障害と精神分裂病

本章の最後に気分障害（躁うつ病）と精神分裂病に触れたい。ADHDの症例には気分障害の診断を満たすものをよく経験するが，おおむね他児とのトラブルや自己評価の低下，両親の何ら効果もない過度の躾けをきっかけとした，「ぼくなんかいないほうがいいんだ」という気持ちや，「死んでしまいたい」などの訴えが中心である。衝動性の高い子どもの中にはベランダから飛び降りようとしたり，自分を傷つけたりする症例も経験される。支持的な精神療法に加え抗うつ剤を併用することがあるが，一貫してADHDへの対応法をとっていると抑うつ症状は改善される場合が多く，小中学校年齢では純粋に気分障害が合併してきていると考えられる症例はまれと考えられる。

ADHDの経過を見ていくと治療経過中に精神分裂病を発症する例を経験することある。

小学校2年生の時から治療を行ってきた男子の症例では小学校6年生になって「友だちにいじめられる」，「あいつににらまれる」という訴えがつづき友人を蹴ったりすることがみられ，しばらくして幻聴が出現してきた。前記の37例からは精神分裂病を発症した例は除かれているが，同時期に治療した症例中2例が精神分裂病を発症した。ADHDでの精神分裂病の発症の頻度が，一般集団より高いかどうかの調査も今後期待される。いじめられとの訴えなどが見られる場合には被害的な訴えの内容を確認していく必要もあろう。治療には抗精神病薬を中心とした薬物療法，精神療法，生活指導が必要で，注意集中困難などが残存する場合も多いので，もとからあるADHDに対する指導上の対応も参考になる。

V　おわりに

ADHDに見られる反抗挑戦性障害や行為障害などの行動の問題，境界知能や精神遅滞，学習障害などの発達の問題，合併してくる強迫性障害やトゥレット症候群などについて述べた。より年長になってから出現してくるさまざまな反社会性人格障害などの問題は経過や成長したあとのADHDについては第1部第3章に述べられた。合併してくる精神科的問題はさまざまだが，その子どもがADHDであるということを念頭に，自己評価の低下を招かないように対応し，本人が安定して成長するような家庭，学校環境をこころがけることが大切であろう。

文　献

1）American Psychiatric Association: Diagnostic and Statistical Manual of Mental Disorders, 4th ed (DSM-IV). Washington; American Psychiatric Association, 1994.（高橋三郎，大野裕，染矢俊幸訳：DSM-Ⅳ精神疾患の分類と診断の手引．医学書院，1995.）

2）Barkley, R.A.: Attention-Deficit Hyperactivity Disorder: A Handbook for Diagnosis and Treatment, 1st ed. New York; The Guilford Press, 1990.

3）Selikowitz, M.: All About ADD: Understanding Atention Deficit Disorder. Oxford University press, 1995.（中根晃，山田佐登留訳：ADHD の子どもたち．金剛出版，2000.）

4）Spencer, T., Biederman, J., Wilens, T.: Attention-Deficit/Hyperactivity Disorder and comorbidity. Pediatric Clinics of North America, 46; 915-927, 1999.

5）World Health Organization (WHO): The ICD-10 Classification of Mental and Behavioural Disorders: Clinical Descriptions and Diagnostic Guideline.（融道男，中根允文，小見山実監訳：ICD-10 精神および行動の障害—臨床記述と診断ガイドライン．医学書院，1993.）

I.6.

ADHDの治療

中島洋子
旭川荘療育センター児童院

i ADHDへの包括的視点と治療

ADHDは生理的基盤を背景に心理・社会的要因が加わって,「不注意」「多動性」「衝動性」を基本症状として発展した行動症候群である。

ADHD児のみせる多彩な行動症状は,ADHDの基本症状を発現させる生理学的因子の重症度に加えて,生育歴,対人関係,生活環境など個人と関係する心理的・環境的要因のなかで形成されたものである。

さらに症状の成り立ちや経過をみると,環境要因のなかには症状を促進させる因子がある一方,ADHD症状を補償する因子もあり,それらの相互作用の結果として現在の状態像が生じていることが理解できる。

たとえばよほどの重症例でないかぎり,年少期からADHDを意識した適切な対応をすれば,このような取り組みが発達的に生理学的要因の補償因子として機能し,その結果症状はいくらか軽症化していくであろう。周囲を困らせる,活溌で腕白なADHD児であっても,のびのびとした中にも愛情豊かで一貫したしつけをもって関われば,薬物療法を用いなくても,症状はそれなりに乗り越えられ,子どもの良い側面が自然に引きだされるのはよく経験するところである。昔からADHDを意識していなくても上手な子育てのなかには治療教育的な視点や智恵が織り込まれていたのである。

しかしADHDが軽症であっても，問題を認識されないまま，不適切な対応が重なっていくと，ADHD症状による不適応状態が脹らんでいく危険性もまた高い。ADHDの基本症状が克服されないと，対人関係でも破綻することになり，心理的屈折や自信欠如の結果，内在化した情緒問題や不安関連の心身症状が併発する。行動面でも周囲に対して反発するなどの反抗挑戦性障害（ODD）や，非行，触法行為などの行為障害（CD）へと進行[7]していくことになりやすい。このような周囲を巻き込む一連の破壊的行動問題への発展は崩壊性行動障害マーチ（DBDマーチ）[10]として認識されるようになったが，ADHDの治療とは，ADHDの基本症状を抑えるのみにとどまらず，ADHDを出発点として派生していく内在的情緒問題やDBDマーチなどの二次的な行動問題の予防[4]を視野にいれておく必要がある。治療の目的はADHD症状をコントロールし自己制御能力を高めることにより，不必要な失敗体験を避け，制限や不利益を受けるかもしれない発達過程での「内面的な育ち」を確保し，本来の個性での社会参加や自己実現を支援することである。このための，ひとつの有効な手段が薬物療法である。治療者には二次的問題への予防を考慮しながら必要な時を見極めて薬物療法へ導入する臨床的な判断力と，関係者と連携しながら戦略をたて治療をすすめていくケースワーク能力が必要であろう。

このような視点からいうと，幼児期早期から育児相談や発達健診の場で，ADHDハイリスク児として認識し介入を始めるところから治療はすでに始まっているともいえる。本人の特徴，両親の対応や家庭環境，地域特性などADHD児を取り巻く背景因子すべてが治療的アプローチの対象として考慮され，地域の発達支援システムのなかで，ADHDをもった子どもへの一貫性のある取り組みや計画的なケースワークが継続され，そのなかで，必要な場面で薬物療法の適用が検討されることが望ましい。

ii　ADHDの治療教育と薬物療法

1．ADHD児への包括的治療教育

ADHDの多くは幼児期から気づかれる。症状が強い場合，多動，癇癪や育てにくさ，幼児集団での不適応行動を主訴として相談に持ち込まれるが，言語発達の遅れを主訴とした相談のなかにも実は落ち着きのなさなどADHDの症

表１　ADHD の治療法
1．薬物療法
2．心理・社会的アプローチ
1）刺激の統制，環境の構造化
2）治療教育的プログラム
①専門職による療育（言語療法，感覚統合療法）
②学校教育（チームティーチング，特殊教育など［身体運動，ムーブメント，認知・学習指導］
3）行動療法（常識的なしつけから，意識的な SST，積極的な行動改善プログラムまでを含む）
4）心理療法（カウンセリング，遊戯療法）

状が問題として隠れていることも少なくない。このようなケースでは言語面への治療とともに，この時点から ADHD の治療を開始するのが望ましい。ADHD の行動問題や不適応症状が直接の主訴となった相談はもうすこし年長になってからが多い。どの時点での相談でも ADHD の経過や起こりうるさまざまな併発症状を考慮にいれて当面の問題に対応しながら，同時にその年齢としての発達的・教育的課題をクリアしていくことが治療教育の課題となる。

ADHD 児を対象とした治療教育法を大別すると，薬物療法と心理・社会的アプローチの二方向がある（表１）。後者には，刺激の統制，療育や学校教育などの治療教育プログラム，行動療法，心理療法などが含まれる。最近の考え方では，ADHD 児の問題はひとつの治療法で解決するわけではないので，ADHD の症状，子どもの年齢，性，性格，発達状況，ADHD 症状の経過，併発症状，さらに環境的要因などを考慮しつつ，各自がもっているさまざまな問題に対応しうるような包括的な視点での治療の重要性が認識されるようになってきた。

刺激の統制とは，刺激を整理し場面の意味や指示を明確にわかりやすくするなど，構造化した環境を用意することである。ADHD 症状を持った子どもでも重要な刺激に注意が向きやすくなれば，周囲の要求や期待をきちんと受けとめ，目的を意識した行動を制御しやすくなる。環境刺激の統制は幼児期や重症例の初期治療教育には欠かせない視点である。

子どもによっては，早期療育機関や学校で個別的な設定場面をもうけて，運動，認知・言語などの課題学習を受ける場合もある。個別的設定場面であれば，課題への取り組みを通して，指示や自分に要求されていることに気づきやすく，適応的スキルや自己統制能力も身についていきやすい。課題学習をもちいる治療教育は，専門職種による早期療育（リハビリテーション）や特殊教育のなかで，行動療法と組み合わされてよく実施されている。また統合教育のなかでも，優秀な教師であれば，配慮を要する児童に対してそれぞれ個別的計画を持ちながら治療教育的な指導をおこなっているであろう。

行動療法では，行動の前後の状況に注目する。行動に先行する刺激と行動の結果とを一連のものと把握する行動理論にもとづき，行動変容を行う。特定の行動を生起させ維持させている因子を分析し，ご褒美や誉めることによる良い行動の強化（正の強化）や，罰やタイムアウトなどによる不適応行動の消去（負の強化）などが行動療法の基本である。行動療法のなかには常識的なしつけから，社会スキルトレーニング（SST），計画的で組織的な手続きを踏んだ行動改善プログラムまでを含んでいる。良い行動に注目し誉めたりご褒美を使う正の強化は，行き過ぎに注意すれば年少児から思春期あたりまで，一般的に適用しやすい治療教育的視点である。

ADHD児への心理療法は年齢により目的が若干異なっている。年長期になれば，抱えている心理的問題への気づきや解決を目的とした本来的な精神療法が必要となるケースも増えてくる。しかし，幼児期には心理療法というよりも，ルールのなかで遊ぶ，遊びを通じて自分と他者との関係を意識したり社会的枠組みを学習するなど，他のアプローチとも連動した治療教育に主眼が置かれるべきであろう。

中枢刺激剤による薬物療法の効果についてはアメリカを中心に早くからその効果が実証されてきた。しかし，発達期の子どもへの薬物療法の安全性について危惧する指摘もあり，行動療法や教育のみに力点がおかれた時期もあった。最近アメリカでは，複数様式の治療的アプローチ（multimodal treatment approach; MTA）[9]の効果を調査するための大規模な研究が実施された。薬物療法，行動療法，両者の併用などに同意のうえで参加する初めての比較研究（MTA study）であり，どの治療法がADHDのどの症状に対して有効なのか分析されているところである。それによると，中枢刺激剤による薬物療法は単独でもADHDの中核症状に効果があり，さらに攻撃性や対人関係にも改善効果が実証されたという。さらに中枢刺激剤の投与量は，心理・社会的治療と併用した場合の方が，低用量でも効果を維持できるという[16]。また，長期経過についての結論はまだ今後の研究成果を待たなければならないが，行動療法については単独では，薬物療法と組み合わされた時よりも，その効果は限定されている[17]という。適切な診断と症状の評価，家族や関係者の理解，適切な学校教育，薬物療法などが，ADHDの治療の骨格であり，これに適切な心理社会的アプローチが組み合わされた時，治療的相乗効果が生じるということであろう。

アメリカではADHDの治療に対して，小児科，精神科など関係学会[3]から公式な治療指針がいくつか出されている。1997年の児童青年期精神医学会による臨床実践の指針[4]（AACAP Practice Parameter）には，幼児期，学童期，思春期，成人の年齢別に，診断・評価の留意点とともに，包括的な治療の重要性が述べられている。

2．治療のステップと薬物療法

ADHD児自身はその症状に振り回されているので，かなり年長になり自覚が進むまでは，自分の行動を認識したりコントロールしたりすることがほとんどできない。当然ADHDの症状に困惑した家族や周囲の人の要請から治療が始まる。まず家族，教育，医療などの関係者によるサポート体制が作られる。そのなかで問題の共通認識がされ，初めはADHD症状を外部からうまくコントロールする方法を考え対処する。しかし，最終的には本人がADHDを自分の問題として受け止め，症状を自己制御できるように治療を進めていくことが大切である。治療のステップと薬物療法の関係をまとめると，初期から順におよそ表2のように考えられるであろう。

iii ADHDの薬物療法

1．薬物療法の目標

ADHDの生理学的背景はまだ充分に解明されているわけではない。しかし，

表2　治療のステップと薬物療法
1）周囲が ADHD 症状を認識し，その促進因子を把握する。
2）一貫性のある対応をするために関係者のサポート体制を組織する。 家族，幼稚園，学校，相談・医療機関が連絡・連携する。
3）ADHD 症状をまずは外部からコントロールし軽症化する。 環境刺激を統制する。 行動療法で望ましい行動を強化する。
4）必要であれば薬物治療で行動症状や合併症状を軽減する。
5）年齢に応じた集団活動や発達的課題を促す中で，自分の問題に気づかせる。 ADHD 症状をもつこと。 ADHD 症状が抑えられると，うまくやれること。 自己評価（セルフエスティーム）の回復
6）どうすると自分自身でうまく，ADHD 症状をコントロールできるか，その方法を教える。
7）自己コントロールの能力を拡大するなかで，薬物治療の終了や継続について検討する。

1937 年に Bradley が中枢刺激剤が多動症状を改善させることを報告して以来，いまや行動療法とならんで薬物療法が最も効果のある治療法として位置づけられている。

ADHD の薬物治療の目標は，第 1 に ADHD 特有の脳機能障害の改善である。中枢刺激剤はこれに該当する薬剤の代表である。第 2 には環境不適応やストレスで生じた心身症や不安関連症状などの反応性病態への対症療法としての薬物療法であり，第 3 にはてんかんや脳波異常，気分障害，強迫症状，チック障害などの合併症状の治療である。

2．標的症状と効果の判定

不注意，多動性，衝動性の中核症状から発展した多彩な行動症候群として捉えられる ADHD への薬物療法は，どの症状の改善を目的にするのかを明確にして始める必要がある。治療の対象となる標的症状を絞り込み，その重症度を治療前のベースラインとして評価すること，標的症状により適切な薬剤を選択すること，効果判定の方法などを決めておかねばならない。行動問題への薬物療法では，目的を明確にしておくことで，効果の判定がやりやすくなり，また関係者の合意も得やすくなる。

効果の判定には，診察場面での観察以外に，家庭や学校など複数場面での情報をもとに判断する。行動評価表として，医師用には CBCL，ICD-10 研究用評価表など，家族や教師用にはConners症状評価表などがある。

3．ADHDによく使用される薬剤

ADHDの治療薬の中心は中枢刺激剤[3-5, 13-14, 16]である。アメリカではADHDと診断された子どもの9割が中枢刺激剤を投与されると報告[5]されている。中枢刺激剤の効果や副作用に関する多数の研究も蓄積されている。

また最近では，新しいタイプの抗うつ剤SSRIや降圧剤（clonidine）などの有効性も報告[3, 13]されており，今後中枢刺激剤に無効例についての薬物療法は新しい局面が期待できそうである。その他には，抗うつ剤や抗てんかん剤の有用性や，抗精神病薬も衝動性関連症状に対しての有効性が報告[13]されてきた。

iv　中枢刺激剤のよる治療

精神刺激剤ともいわれる。日本ではmethylphenidate（リタリン），pemoline（ベタナミン）の2種類があるが，圧倒的にmethylphenidateがよく使用されている。

1．作用機序とADHDへの効果

ADHDに対する中枢刺激剤の作用機序は，正確にはわかっていないが，脳内のdopamineとnorepinephrineの濃度を上昇させることにより，低下している前頭部脳機能を活性化させるためとも推定[1,6]されている。

不注意，多動性，衝動性のすべての症状に効果が認められるとされている。中核症状以外に攻撃性や行為障害などの症状の改善にも効果ありという報告[8]もあるが，一般的には不注意の症状の改善を標的として投与されることが多い。

methylphenidateでは，服用例の70～80％に効果ありとする報告が多いが，残り20～30％程度は中枢刺激剤に反応しないという。最近，持続的処理課題（continuous performance test; CPT）など注意の持続を評価する方法が臨床に導入され，中枢刺激剤の服用前後で注意の機能の変化を測定できるようになった。ADHD児へのmethylphenidateの効果をCPTの評価と比較研究した報告

表3　報告された中枢刺激剤のADHD児への効果[4)]	
運動面の効果	
同年齢児の水準にまで活動性を下げる	喋りすぎ，教室で騒ぐことの減少
書字技能の改善	微細運動の調節能力の改善
社会的側面の効果	
教室での自由時間の行動問題の減少	ひとりで遊んだり作業する能力の改善
怒りの軽減	強い行動問題の減少
野球などへの参加状況の改善	仲間の中で強がりを示すことの減少
仲間に対しての暴言や暴力の減少	仲間との社会的立場の改善（正常化）
衝動的な盗みや物壊しの減少	投げやり，反抗，挑戦的な行動の減少
母子関係，家族関係の改善	教師や親による規制の減少
認知面への効果	
注意持続の改善（煩わしい仕事で）	注意の転導性の改善
短期記憶の改善	衝動性の改善
獲得している認知戦略の活用が強化される	学業課題の達成度の増加
学業課題遂行の正確さ	

によると，臨床的に中枢刺激剤反応例はたしかにCPTでも注意持続の改善がみられているが，少数ながら結果が矛盾する例もあるという。

中枢刺激剤の効果は，評価の仕方によっては96％にもおよぶという報告もある。また中枢刺激剤の効果はADHD児のみに特異的ということではなく，普通の子どもでも同様な行動と認知への効果がみられることも確認されている。したがって中枢刺激剤への反応から，ADHDの診断をすることはできない。

AACAPのPractice Parameterでは，ADHD児への中枢刺激剤の効果として，注意の機能の改善だけでなく，多動性などの運動面，攻撃性や対人関係などの社会的側面，短期記憶や作業成績など認知面におよぶ，今までに研究報告された幅ひろい効果を指摘している（表3）。

2．投与量，服薬方法

methylphenidateは体内からの排泄が4～5時間と早く血中半減期が短い短期作用型薬剤なので，学習や集団活動で集中力を要する時間帯に十分な有効血中濃度を維持し効果を期待できるように服薬方法を設定する。

methylphenidateの初期投与量は5～10 mg。朝1回投与より開始。2～4

週ごとに増量する。体重 1 kg あたり通常 0.3 ～ 0.5 mg（～ 0.8 mg），最大 1.0 mg ／ 1 kg までの範囲で，効果をみながら増量する。年少例や学童では 1 日量 5 ～ 20 mg ときに 30 mg 位の維持量を朝 1 回または朝昼の 2 回にわけて投与する。

3．副作用

副作用は服用量に作用される。頻度の高い副作用は吐き気，食欲不振など胃腸症状である [2] が，その他頭痛，興奮，不眠の症状を認めることもある。いずれも減量すれば消失する。

チック症状や脳波異常を持つ場合，チックを増強したりけいれんを誘発する可能性がないわけではないので慎重な投与を要する。中枢刺激剤投与中は，脳波の管理やチックの有無に留意すべきである。

また長期服薬による成長障害を指摘する報告もあるが，問題になるほどではないという報告もある [12]。

副作用への予防や，少量の服薬量で最大の効果を維持するために，家庭での問題がなければ，学校のない日を休薬日「drug holiday」とするのが望ましいとする臨床医も多い。

4．服薬開始と終結について

薬物療法の開始の時期であるが，幼児期の多動性などの症状は成長とともに軽減し就学年齢になる目立たなくなることが多い。一部には幼児でもどうしても薬物療法が必要なほど症状が重症な場合もあり，幼児への methylphenidate の有用性も報告されているが，まずは教育的対応を優先させるのが良いと考えられる。methylphenidate の使用開始は原則 6 歳頃からとする。集団への適応や学習への集中が課題として一段と厳しく要求されるようになる学齢期前半が，不注意や衝動性の問題に対して効果もあり，薬物療法による介入が最も受け入れられやすくまた効果の判定もしやすい時期でもある。

中枢刺激剤の終結についても見解は分かれるところである。一方では見通しのない長期服薬や副作用への懸念から早期の終結をめざす立場であり，また他方では ADHD は成人期まで症状が持続するので治療を継続すべきという指摘である。ADHD 児の他者を巻き込む症状自体は，学童期に治療すれば思春期には軽症化すること，また早期に治療教育を始めればそれなりに症状の自己管理が早くにできるようになりやすい。このような理由から筆者らは，methylphenidateによる治療は就学前後に開始し原則として学童期までに終結するように心がけている。また現実的には，年長児とくに思春期以降に問題となりやすい衝動性関連障害は，methylphenidateのみでは対処できない場合が多い。このような場合には早めに抗精神病薬に切り替えるようにしている。

しかし，よい効果が確認されかつ適切に管理された中枢刺激剤の服用であれば，成人のADHDに対しても安全性は問題ないとする立場もある。

5．その他の留意点

注意すべきは服薬管理のずさんな家族，非行歴のあるケースである。中枢刺激剤は乱用や不正売買に流用されることがある。

pemolineの投与量は，methylphenidateの3～4倍を必要とするが，半減期が6～8時間と長いので，投与回数が1回ですむという利点がある。効果や副作用はmethylphenidateとほぼ同様である。

なお，日本の保険診療制度では，methylphenidateの適応病名にADHDが含まれていない。有効性が確認されており，実際の使用頻度が高いにもかかわらず，診療上の制約があることについて早急な解決が望まれているところである。

v　その他の薬物療法

1．抗うつ剤

抗うつ剤は子どもでは，うつ状態のほか，夜尿症，不安状態，強迫症状に用いられる。ADHDに対しては，中枢刺激剤で反応がなかった場合に第2選択薬として使用されることが多い。イライラ感，不安，抑うつを伴う落ち着きのなさ，衝動性などに対して有効であるとされている。作用機序は，脳内のdopamineとnorepinephrineの濃度に関与し行動を変化させるためと理解されている。抗うつ剤の場合，効果発現に時間がかかり，数日から3週間程度の期間を必要とする場合がある。体内からの排泄が遅く，一度有効血中濃度に達すると，中枢刺激剤と異なり効果の持続は長い。服用量は，体重1kgあたり1

～3 mg，通常10 mgまたは25 mgより開始し，1日1～3回に分けて増量する。

副作用は，服用量によるが，口渇，便秘，かすみ目などがみられやすい。用量が増えれば，排尿困難，心拍数低下，QT延長などの症状が発現することがある。心電図検査などの管理が必要である。また併用禁忌の薬がある。抗うつ剤は，体内からの排泄が遅いという性質から，自殺目的などの大量服薬の事故をさけるため，薬の管理に慎重を要する。

2．選択的セロトニン再取り込み阻害薬（SSRI）

抗うつ剤のうち副作用の少ない新しいタイプのSSRIは，海外ではADHDに対しても効果があるという報告がある。SSRIは，脳内セロトニン活性を高めることにより，抗うつ効果を発揮するが，衝動性や強迫性の改善作用を合わせ持つタイプのものもある。日本では現時点でfluvoxamine（ルボックス，デプロメール）と，paroxetine（パキシル）の2種類のSSRIが発売されているのみである。海外で子どもの情緒行動問題に対する研究報告の多いfluoxetine（プロザック）も間もなく日本でも使用可能となるので，今後のADHDへの臨床使用に期待がもたれている。

また感情調整作用のある炭酸Lithium（リーマス）は，周期性の気分障害や衝動性亢進に効果がある場合がある。血中濃度の管理に気をつけて用いる。

3．抗てんかん薬

抗てんかん薬のなかでは，ADHDに対して，carbamazepine（テグレトール）についでsodium valproate（バルプロ酸ナトリウム，デパケンなど）がよく用いられる。衝動性や気分の安定性に問題を持つ場合や，脳波異常がありそれが多動や集中困難に関与していると考えられる場合などに，行動の改善を目的に使用される。行動問題に対して薬物治療を開始する場合には，事前に脳波検査を行い脳波所見と行動問題との関連を一度検討しておくことが重要である。

4．抗精神病薬

抗精神病薬は，ADHD症状のうち主として衝動性関連症状の改善を目的に用いられる。

幼児や年少例であれば抗精神病薬のなかでも神経遮断作用の穏やかなpimozideなどがよく使用される。pimozide 0.5 mgより開始し，1～3 mgを夕1回または朝夕の2回に分割服用する。場合によっては6 mgまで増量する。なおpimozideは自閉症の精神症状の治療薬として唯一保険適用のある薬剤である。

興奮や攻撃衝動が強い場合には，haroperidol（セレネース）など神経遮断作用の強いタイプのものを用いる。初回量0.5 mg～1 mgより開始し漸増するが，通常3 mg位までのを維持量で行動の改善が得られることが多い。重症例では中等量までの増量を必要とする場合もある。さらに易興奮性が強く活動性過多の症状が著しい場合もあり，levomepromazine（ヒルナミン）など鎮静効果の高い抗精神病薬との併用でかろうじて衝動性や興奮が落ち着くようなこともある。また合併症状として気分障害などがあれば，感情調整剤との併用が有効な例もある。

抗精神病薬の副作用のひとつは，過度の鎮静による眠気や，精神抑制による脱力であるが，初期量を少量にし，夕または眠前投与から始めしだいに増量するとこれらの副作用が回避しやすい。用量が増加すると錘体外路症状であるパーキンソニスムが出やすくなるので,抗パーキンソン剤の併用が必要である。塩酸ビペリデン1～3 mgを併用する。

その他の副作用としては，便秘，口渇，肥満のほか，重症副作用としては悪性症候群にも注意を払う必要がある。

5．その他の薬物：clonidine（クロニジン）

clonidine（クロニジン）は，高血圧の治療薬であるが，衝動性や情動面に変化を与えることが知られている。子どもの領域ではすでにチック障害や強迫性障害の治療薬としても使用されているが，ADHDにも効果があると報告されている。頻度の高い副作用は眠気と倦怠感である。夕または夜少量からはじめ，1日量0.15～0.3 mgぐらいに設定する。事前に心電図検査，血圧測定を行い，服薬中も定期的なチェックが必要である。

vi　実際の薬物療法：事例を通してみた薬物療法

事例 1．小学 5 年生男児，多動ー衝動型：methylphenidate が奏功し，周囲のサポートもあった症例

幼児期から活発な子であった。就学後も立ち歩くことが多く，乱暴で知られていた。ちょっとしたことでカッとなり，ケンカになる。友だちにケガをさせたり，物をこわす。注意されたことでパニックになる。ふてくされる。授業中も私語が多く，ちょっかいを出す。しかし，一方でいろいろなことによく気がつき，役割を任されればはりきってやる面もあった。家庭では学習に集中できないが，乱暴はなく，むしろ依存的で幼いところがあるものの家族はあまり困っていなかった。学校に強くすすめられ受診した。

WISC では正常 IQ。(結果の説明で「とても頭がいい子で，学習はやればできるはず」と言われたことは本人にとって自信になったらしい)。脳波はてんかん性異常なし。診察場面では無口で，自分からはしゃべらない。姿勢がくずれやすく，すぐ服を頭からかぶったり，いすの上で膝をかかえたりする。

ADHD の診断を家族に告知し，methylphenidate 10 mg 開始。学校にも協力を依頼した。

担任は熱心で，一緒に来院して説明を聞いたり，連絡ノートを作って様子を知らせてくれた。毎日の本人の行動をノートに書いて，できるだけよい評価を与えるようにしてくれた。慎重に行動したり，人の気持ちを思いやって行動できた時にはその部分に派手なマークをつけてくれた。methylphenidate は奏功して，授業態度はよくなった。昼以降や休憩時間などは完全に衝動性が抑制できたわけではなく，当初は乱暴な言動もあったが，徐々に回数が減った。毎回，受診時には主治医もノートを見てできるだけほめるようにしていたが，本人は相変わらず無口で反応が乏しいように見えた。しかし，一度給食時に牛乳びんで相手をなぐる事件の報告があり，主治医が笑って「びんはまずかったね」というと，非常に恥じ入ったようすだった。このころから，ほとんど乱暴な行動が報告されなくなった。

学年が代わり，担任が転勤になったが，校長の配慮で経過をよく知る教師が担任になり，申し送りがなされた。この担任はもはや連絡ノートは必要ないだ

ろうとの判断だったが，対応は同じ方針でしてくれ，本人も大きな動揺はなかった。地域の自然観察の活動に参加し，リーダーの男性に目をかけてもらったことも励みになってきた。算数が苦手だったが，たまたま学校全体で算数教育に力を入れることになり，チームティーチングや学力別指導があって，自分だけが苦手なのではないことがわかり意欲が出てきた。

内服を忘れた日があってもさほど変化がわからないようになり，本人も「のまなくても大丈夫」と言い出した。初診後，1年弱で一応，治療終結。

まとめ

methylphenidateが有効で薬物治療を契機に治療が成功した例である。経過が良かった要件をまとめてみる。このケースは行動のコントロールができており，学習の遅れも軽く，ADHDとしては軽症である。受診により学校と家庭のサポート体制が整った。担任は協力的でADHDについて理解していて，配慮もあり学校での人間関係も広がった。本人の長所が認められており，セルフエスティーム（自尊心）を高める働きかけがうまくなされた。

治療の導入にも，学校との連携は重要である。学校のすすめで受診する場合，学校での状態の報告がないと，親や本人に対して処方の目的を説明するのがむずかしい場合がある。

事例2．小学校3年生，混合型：methylphenidateとcarbamazepineの両方を試みた例

幼児期より多動が目立った上に不器用だった。感情のコントロールもむずかしく，不安が強く，すぐパニックになってしまう。就学しても立ち歩き，物の管理ができない。ノートがとれない，すぐパニックになり，乱暴する。近医の勧めで受診。

脳波のてんかん性異常なし。WISCではおそらくIQ 90程度，言語性優位と思われるが，拒否して完全には実施できず。試されることに非常に敏感で，受診にも拒否的，けいこごとも続いたためしがない。診察場面ではすわってはいるが，姿勢がくずれやすい。

授業中の注意集中とトラブル防止のためにまず，methylphenidateを処方した（この時点でいろいろな処方があることは説明していた）。

methylphenidate 10 mgで効果はあり，学校での午前中の立ち歩きは減った

が，午後はもとに戻る。昼の服薬は本人が管理できず，むずかしい。帰宅後はパニックがあり，激しい兄弟げんかをする，何かというとぐずぐずと不機嫌になる，母につきまとうという状態で，母の疲労感が強かった。数カ月 methylphenidate のみで経過をみたが，長期休暇を契機に carbamazepine に変更，100 mg から開始して 200 mg より効果が明確になる。学習への集中は methylphenidate のときの方がよいが，carbamazepine では感情が安定し，パニックや不機嫌が改善された。

その後，疲れたりストレス状況が重なると，夕方以降イライラしてパニックになる時期があったので，夕食時に haroperidol 1 mg を追加した。現在は学校ではトラブルはない。家庭では学習面，生活習慣の面では問題はあるが，以前よりは感情が安定している。自分の感情の乱れについては若干意識しているようで，内服は忘れずにしている。自分にあったけいこごとに継続して通えている。

事例 3．反抗挑戦性障害（ODD）合併例

別の ODD を伴う小 6 のケースでは，methylphenidate が効果を示したが，本人が内服を拒否。主治医としては「学校での乱暴や暴言が自分で押さえられるのなら，のまなくてよい」と条件つきで認めるしかなかった。その由を担任に連絡したところ，「乱暴や暴言は確かに本人の努力でなくなっている。しかし，些細な対人関係のルールの無視，人の感情の見落としがクラスメイトから嫌われる要素になっている。こうしたことはいちいち指摘しにくい。methylphenidate をのむとこの点が改善されるようであったので，のまないのは残念」ということであった。注意集中を改善する結果としてこうした効果もあるようである。

まとめ

薬の効果の判断には学校の協力が必須である。とくに methylphenidate の効果は学校にいる間なので，担任の観察が決め手になる場合も多い。事例 2 や 3 でも担任のきめ細かい観察が治療に反映されて良い結果につながった。学校から処方前後の状態について連絡ノートなどでの報告があると，家庭での状態と合わせて，薬の効果をつかみやすい。

高学年になると ODD 合併例が多く，内服を本人が承諾するのがむずかしい。

一方，本人の自覚があれば，最小限の量で，セルフエスティームを高め，「おちつきがないけれど，得意なこともある自分」の受け入れを促すことができる。

事例4．中学生：行為障害（CD）発展例

万引き，金品の持ち出しが何度かあり，学校での火遊びや暴力事件をきっかけに，児童相談所経由で紹介されて受診したケース。友だち同士でもめたとき，カッとして相手を棒で強く殴りケガをさせてしまった。それ以来，学校では友だちはごく限られている。持ち出した金で友だちに振る舞い，いい顔をする。父親は力で抑えようとする。殴られるので父親のまえではおとなしい。父親に強く叱られると反省している素振りを示すのに，その場かぎりでまた同じことを繰り返す。母親が注意すると無視，しまいには睨み付け暴力で口を封じようとする。もう家族の対応の範囲をこえているという相談であった。

発達歴では幼児期に多動で，小学校入学後はキレやすく，集中力や根気のなさも気になっていた。親は，男の子はこんなものかとあきらめていたが，中学生になって目だって行動が荒れてきた。

幼児期からのADHDを基盤に，環境の変化を契機とした不適応症状と，反抗的な行動が増悪し一部行為障害への発展が認められると診断し，両親に説明した。

本人は初回面接では素っ気なくふてくされている。よく話をきいてみると暴力事件について，事の次第をよく覚えていない，連れが悪い，今度からは失敗しないように顔を合わせないようにすれば済むことだ，などと表面的な反省を口にする。

自分自身で困っていることに話しを向けると，カッとなりキレやすいこと，これが失敗の原因であるかもしれないという認識がいくらかある。自己コントロールの安全弁として，当面薬を上手く使うことを奨め，本人も納得したので薬物療法を開始した。年齢や交友環境を考慮してあえてmethylphenidateは処方せず，衝動性の抑制を目的にharoperidol（0.75 mg）1錠を夕方1回より開始した。2回目受診時には継続して服薬した努力を評価し，大事にならずにうまく過ごせたことを意識させた。母親からは，入眠時間がすこし早くなったと報告があった。生活リズムの立て直しなど薬による些細な変化であっても，望

表 4 外来 ADHD 統計（併発症状）

児童精神科外来受診の ADHD 児の合併障害（小学生以上の 63 人中）		
1）言語発達遅滞の既応		28 人 （44.4 %）
2）学習障害		34 人 （54.0 %）
書字障害	10 人	
算数障害	4 人	
読字障害	5 人	
3）行為障害または反抗挑戦性障害		9 人 （14.3 %）
4）てんかん	3 人	17 人 （27.0 %）
脳波異常	14 人	
熱性けいれんの既応	8 人	
5）心身症		7 人 （11.1 %）
6）自閉症圏の症状を疑うケース		10 人 （15.9 %）

ましい効果として本人と家族にフィードバックし，同量の服薬を指示した。このケースの場合約 1 年の治療で問題が少なくなり，治療が中断された。しかし，半年後やはり同様の問題をおこし，治療の再開を求められ，haroperidol（0.75 mg）2 錠（朝夕，各 1 錠）の継続中である。

まとめ

薬物療法の初期には，たとえ計画した維持量より少量であっても，服薬が継続されること自体が最も必要なことである。服薬によりわずかながらでも衝動性が抑制されれば，ポジティブな対人関係や活動への参加を強化することができ，これが本人の達成感や自信の回復につながるので，良い循環への転換となるからである。もちろん不適応な症状が強ければ，さらなる抑制効果を期待して，服用量を漸増していく。この際にも本人や家族の服薬への不安や抵抗をできるだけ少なくするため，少量から漸増し副作用が出現しないよう細心の注意を払うことや，服薬による効果を些細なことであっても見逃さず，治療意欲に反映させることも大切なことである。

中学校も後半に入ると，進路や将来の展望に好ましいイメージを持てるようになるか否かが，本人の治療意欲とも深くつながってくる。担任や家族とも相談しながらの心理面への支援が重要となる年齢である。

表5　ADHD児への薬物療法：外来ADHD統計

	薬物治療適用例	36／63人（57.1％）
1．中枢刺激剤：	metylphenidate（5～15mg）	27人　（42.9％）
	うち有効例	21人　（77.8％）
	無効中断例	6人　（22.2％）
2．抗精神病薬：	haroperidol	10人
：	sulpiride	3人
：	pimozide	6人
3．抗うつ剤：	clomipramine	6人
感情調整剤：	lithium	5人
4．抗てんかん剤：	carbamazepine	11人
：	valprpate sod.	5人
5．その他：眠剤など		

vii　児童精神科外来での薬物療法：発達障害療育センターでのADHDの統計より

児童精神科外来でのADHD児への薬物療法の実態を紹介してみたい。まず表4に発達障害児を対象としている旭川荘療育センター児童院外来受診の小学生以上のADHD児63人についての調査[15]からその合併障害の状況を示した。この調査の対象となった63人は，調査時点で小学生以上の病院受診児である。初診時年齢3歳8カ月から17歳0カ月であった。病院受診例であるので，ADHDとしてはやや重症例を含む医療的対応を必要をする集団というバイアスのなかでのデータであるが，海外で指摘されているほどにはDBDマーチ[10]の頻度は高くない。またADHDを主症状とするケースのなかに，軽症であるが自閉症の合併を疑わせるような症例が一定数認められている。

このうち，薬物療法を適用したのは36人（57.1％）であり，27人に中枢刺激剤methylphenidateを投与した（表5）。methylphenidateの有効例は21人（77.8％）であった。次いで多い順に，抗精神病薬19人（30.2％），抗てんかん剤16人（25.4％），抗うつ剤・感情調整剤11人（17.5％）の順であった。児童相談所などから行動的破綻を示しているケースの紹介が多い児童精神科外来という特徴をしめした数値でもあるが，作田ら[11]も指摘するように小児科外来のADHD児への薬物療法と比べて，抗精神病薬の投与順位が高く3割に使用されていた。投与最低年齢は中枢刺激剤では5歳9カ月，また抗精神病薬では4歳3カ月であった。

また，表には示していないが，ADHD児への薬物療法以外の治療的対応としては，全例に発達状況の評価と家族カウンセリング・ケースワークを行い，22人（35％）に心理職による個別指導，OTによる感覚統合療法，STによる言語療法など外来リハビリテーションを合わせて行っている。家族の希望があるケースや主治医が必要と判断したケースについては，保護者の同意のうえ学校への情報提供など関係機関との連携をとりサポート体制を組織すると共に，薬物療法の効果判定を教師にも依頼している。

viii　おわりに

ADHDの治療は，薬物治療などなにかひとつの治療法だけで完結するわけではない。子どもの特性や年齢，併発障害，生活環境など，多様な状況に応じた対応や治療法など包括的な視点が常に必要である。

とくに薬物療法は，それにより問題が解決してしまうものではない。服薬により脳機能の活性化がはかられる結果，他の発達的な働きかけや，教育的・心理的アプローチがより有効に機能するようになるという相乗効果が重要なのである。その意味では，薬の効果とは，単なる薬理作用だけでなく，働きかけの適切さが伴わないと発揮されないともいえるのである。

また，服薬の意味について，「悪い子どもだから薬を飲む」のではなく，薬の作用を使ってうまく自分をコントロールできるようになるために当面服薬するのだと，子どもに理解できるように説明し，納得させることも，ADHDを克服していくうえで大切である。

文　献

1）Barkley, R.A.: Attention-Deficit Hyperactivity Disorder. Scientific American, September, 1998.（石浦章一訳：集中できない子供たち—注意欠陥多動性障害．日経サイエンス，1月号; 18-25, 1999.）

2）Barkley, R.A., McMurray, M.B., Edelbrock, C.S., Robbins, K.: Side effects of

methylphenidate in children with attention deficit hyperactivity disorder: A systemic, placebo-controlled evaluation. The Journal of Pediatrics, 86 (2); 184-192, 1990.
3) Committee on children with disabilities and committee on drugs: Medication for children with attentional disorders. The Journal of Pediatrics, 98 (2 Pt 1); 301-304, 1996.
4) Dulcan, M.: Practice parameters for the assessment and treatment of children, adolescents, and adults with attention-deficit/hyperactivity disorder. Journal of the American Academy of Child and Adolescent Psychiatry, 36 (10 Suppl); 85S-121S, 1997.
5) Goldman, L.S., Genel, M., Bezman, R.J., Slanetz, P.J.: Diagnosis and treatment of attention-deficit/hyperactivity disorder in children and adolescents. JAMA (The Journal of the American Medical Association), 279 (14); 1100-1107, 1998.
6) 市川宏伸：多動性障害（注意欠陥多動性障害）の臨床と生物学的背景．精神医学, 42 (7); 676-687, 2000.
7) 上林靖子：行為障害―注意欠陥／多動性障害の併存症として．精神科治療学, 14 (2); 135-140, 1999.
8) Klein, R.G., Abikoff, H., Klass, E., Ganeles, D., Seese, L.M., Pollack, S.: Clinical efficacy of methylphenidate in conduct disorder with and without attention deficit hyperactivity disorder. Archives of General Psychiatry, 54 (12); 1073-1080, 1997.
9) Richters, J.E., Arnold, L.E., Jensen, P.S., Abikoff, H., Conners, C.K., Greenhill, L.L., Hechtman, L., Hinshaw, S.P., Pelham, W.E., Swanson, J.M.: NIMH collaborative multisite multimodal treatment study of children with ADHD: I. Background and Rationale. Journal of the American Academy of Child and Adolescent Psychiatry, 34 (8); 987-1000. 1995.
10) 齊藤万比古：注意欠陥／多動性障害（ADHD）とその併存障害―人格発達上のリスク・ファクターとしてのADHD．小児の精神と神経, 40 (4); 243-254, 2000.
11) 作田勉，作田明：注意欠陥／多動性障害（ADHD）臨床の日本の現状―概念，病因，頻度，治療，他．小児の精神と神経, 38 (3); 175-185, 1998.
12) Spencer, T.J., Biederman, J., Harding, M., O'Donnell, D., Faraone, S.V., Wilens, T.E.: Growth deficits in ADHD children revisited: Evidence for disorder-associated growth delays? Journal of the American Academy of Child and Adolescent Psychiatry, 35 (11); 1460-1469, 1996.
13) Spencer, T.J., Biederman, J., Wilens, T., Harding, M., O'Donnell, D., Griffin, S.: Pharmacotherapy of attention-deficit hyperactivity disorder across the life cycle. Journal of the American Academy of Child and Adolescent Psychiatry, 35 (4); 409-432, 1996.
14) Swanson, J.M., Mcburnett, K., Wigal, T. et.al.: Effect of stimulant medication on

children with attention deficit disorder: A "Review of Reviews". Exceptional Children, 60 (2); 154-162, 1993.

15）館農幸恵，安田奈津子，笹野京子，中島洋子：旭川荘療育センター児童院における注意欠陥・多動性障害（ADHD）の外来診療の現状について．旭川荘研究年報, 31 (1); 56-59, 2000.

16）Vitiello, B., Severe, J.B., Greenhill, L.L., Arnold, L.E., Abikoff, H.B., Bukstein, O.G., Elliott, G.R., Hechtman, L., Jensen, P.S., Hinshaw, S.P., March, J.S., Newcorn, J.H., Swanson, J.M., Cantwell, D.P.: Methylphenidate dosage for children with ADHD over time under controlled conditions: Lessons from the MTA. Journal of the American Academy of Child and Adolescent Psychiatry, 40 (2); 188-196, 2001.

17）Wells, K.C., Pelham, W.E., Kotkin, R.A., Hoza, B., Abikoff, H.B., Abramowitz, A., Arnold, L.E., Cantwell, D.P. , Conners, C.K., Del Carmen, R., Elliott, G., Greenhill, L.L., Hechtman, L., Hibbs, E., Hinshaw, S.P., Jensen, P.S., March, J.S., Swanson, J.M., Schiller, E.: Psychosocial treatment strategies in the MTA study: rationale, methods, and critical issues in design and implementation. Journal of Abnormal Child Psychology, 28 (6); 483-505, 2000.

I.7. アメリカにおけるADHD治療

松浦理英子

司馬クリニック

i　総合的治療の重要性

ADHDの治療においては，薬物療法と行動療法を組み合わせた，総合的な治療がもっとも効果があることが知られている。

NIMH（National Institute of Mental Health）が行った大規模なMultimodal Approachesに関する研究からも，これが立証されている。アメリカ合衆国とカナダにおいて，579人の7.0～9.9歳のADHDの子どもを対象として，次の①～④のいずれかの治療プログラムを14カ月にわたり実施し，効果が比較検討された。

①綿密な薬物治療：最初の一カ月間はリタリン（methylphenidate）の量を少しずつ増やしながら投与し，薬の効果と副作用を観察する。至適量に達した後は，毎月30分間の子どもと親の診察を行う。子どもの教師からも月1回，学校での様子についての報告を受ける。毎月の診察では，ADHDについての全般的な疑問に答えたり，子どもや家族が現在かかえる問題点について話し合い解決方法を検討する。状況に合わせて，薬物の量の調整も行う。

②行動療法：子どもの行動観察を行い，トークン・システムなどで報酬を与えるとともに，一貫した罰則（体罰を含まない）を組み合わせ，より望ましい

適切な行動を誘導する。親訓練，教師へのコンサルテーションも行う。子ども自身へではなく，子どもをとりまく環境にいる大人を対象とする。学校や家庭での行動プログラムを作成する。家庭と学校が連携する。

③総合的な治療：①における薬物治療と②の行動療法のくみあわせ。

④一般的な薬物治療：地域で一般的に行われている薬物治療。医師が実際に子どもの診察をするのは年に1～2回で，通常は診察時間も短い。教師との連携がない。

14カ月後の治療を終えて，4つのグループを評価したところ，ADHDの症状が十分に改善されたのは，③の総合的治療では3分の2，①の綿密な薬物治療では2分の1，②の行動療法単独では3分の1，④の一般的な薬物治療では4分の1であった。綿密な薬物治療と行動療法の組み合わせは，行動療法単独あるいは一般的な薬物療法に比べてはるかに効果的であった。

ii　薬物治療

ADHDの第一選択薬はリタリンをはじめとする中枢刺激剤で，最も多く使われている。

1．投与量の決定

リタリンの投与は，それぞれの子どもに対し，副作用がなく効果が最も認められる最少量を，慎重に見つける方法が勧められる。

1）シングルドース法

最初に1回量として5 mg（幼稚園児の場合2.5 mg）を，朝，昼2回，3日間投与する。この時点で効果と副作用を検討する。その後5 mgを追加し（幼稚園児の場合2.5 mg）3日間投与する。午後遅くから夜の早い時間にかけても効果が求められる場合には，この段階で3回目を投与する。この量を1週間投与する。その後効果と副作用を検討し，さらに細かく量の調整を行う。

2）シングルドース法（思春期の場合）

まず5 mgから開始し，副作用がなければ10 mgを追加する。3回目の投与が必要な場合は，この段階で投与を開始する。3～5日間投与した後，効果を判定する。

3）リタリンのインシュリンモデル法

前述の方法では1日の流れの中で十分な薬効を維持しにくい場合（リタリンの夕方の投与が困難な時など）には，通常のリタリンと徐放性リタリンのくみあわせを用いることも有益である。例えば朝リタリン10 mgを投与し，昼には徐放性リタリン20 mgを投与することで，より長時間の効果を得られる。

2．効果の判定

効果の判定にあたっては，5 mg，10 mg，プラシボを10日以上の期間にわたってランダムに投与し，毎日評価尺度を用いて効果を判定する。その後，統計処理を行い，リタリンの効果があるのか，どの量で一番効果が見られるかを検討する。必要であれば，さらに量をふやし同様の検討を行い，至適量を決定する。

3．長期投与

リタリンの服用は長期にわたるケースが多いので，副作用のリスクを考慮しつつ，定期的に薬効についての再評価が必要となる。再評価は，薬の効果がなくても学校生活への影響が少ない時期を選ぶ。いずれの方法でも評価尺度を用い，ADHDの症状を期間中毎日チェックする。

1）再評価法1

①問題となる症状の評価を，1週間毎日行う。

②リタリンの服用を中止する。毎日症状について評価を行う。

③リタリンの服用を再開する。その期間の症状を評価する。

以上の過程が終了した後，リタリンの効果があるかどうかを検討する。

この方法はただ「薬を止めて様子を見ましょう」というよりも，薬をまだ必要としているのか，薬が有効に効いているのかを実証でき，なおかつ簡便な方法である。

2）再評価法2

①毎日症状についての評価をする。

②薬を服用する日としない日をランダムに設ける。症状についての評価を毎

日行う。

③薬を服用した日と，服用していない日での症状を比較する。

3）再評価法3

①3～4週間にわたり毎日症状を評価する。

②リタリンとプラシボをランダムに投与するスケジュールを組む。

③薬とプラシボをA，B2つの容器に入れる。Aを服用させる日，Bを服用させる日のリストを親に渡し，8時，12時，16時に服用させる。スケジュールに従い，それぞれ少なくとも10日間服用し，毎日症状を評価する。

④毎日の評価尺度の点数を，統計処理する（t検定など)。

⑤リタリン服用時とリタリン服用以前とを比較する。

この方法は薬効についての評価はもっとも厳密に行えるが煩雑である。

いずれかの方法を用いて，リタリンによる治療がその時点でも有用かどうかを検討し，必要に応じて服用量の調整を行う。体の成長に伴って，十分な治療効果を得るために服用量を増加させる必要もあるだろう。これは薬への耐性が生じたと言うよりは，体の成長したためにより多くの量を必要とすると考えてよい。この場合は薬の総量は増えても，体重あたりの薬の量は以前と変わらないだろう。

リタリンの治療においては9～12カ月に1度は，このような再評価をすべきである。

4．リタリンの乱用の危険について

適正に処方され服用した場合，青少年においてリタリンが乱用されるという根拠はない。リタリンの治療を受けている子どもでは，むしろ将来薬物乱用にいたる可能性を減らせると考える研究者もいる。

しかし，これまでに薬物乱用の既往がある子ども（あるいは家族に薬物依存の既往がある場合）においては，刺激剤以外の薬物療法が望ましい。

5．合併症を持つ場合の薬物治療

1）気分障害

うつ状態： ADHDの子どもの10～30％，大人の50％近くがうつ状態を合

併している。はじめはADHDの症状が見られるが，次第に理由もなく毎日憂うつであったりイライラしたりというう つ状態の症状がはっきりしてくることが多い。ADHDの症状の結果としてうつ状態を呈すこともあるし，環境因，遺伝的素因としてのうつ状態もある。抗うつ剤の投与により，ADHDの症状がよくなる場合もあるし，刺激剤との併用が必要な場合もある。

躁状態：子どもの双極性障害は，症状がADHDとまぎらわしいこともあり，両者の鑑別の必要性が認識されつつある。子どもでは症状の現れ方は大人と異なり，周期も非常に短い場合が多い。さしたる理由もなく気分が激しく変化したり，非常にいらいらしたり，攻撃的であったり，幻覚の生じることもある。はじめはADHD様の症状を呈するが，通常それぞれの症状はADHDよりも激しく出現する。ADHDと診断して中枢刺激剤を投与すると，症状がかえって悪化する。

治療に際しては，リチウム，バルプロ酸，カルバマゼピンにより気分の安定を図ることが第一となる。気分の安定した後，ADHDの症状に対しては刺激剤や抗うつ剤の併用も可能である。

2）不安障害

ADHDの子どもの30％，大人の25～40％は不安障害の合併がある。不安障害の合併のある場合，中枢刺激剤が効果があるのは30％にすぎず，副作用が出やすいという報告もある。抗うつ剤，抗不安薬が有効である。

iii　心理療法

ADHDの心理療法では，子どもへの直接的な行動療法，親訓練を含む行動療法や，学校との連携が有効とされている。プレイセラピーや精神分析的手法，感覚統合療法などは，ADHDそのものへの有効性は確立されていない。精神療法においても，通常とは異なり，セラピストからの指示的な問題解決への提案などが有効とされる。ADHDでは二次的に自尊心の低下やうつ状態を呈することも多く，それらに対しての心理療法も必要となる場合がある。

1．子どもへの直接的な行動療法

適切な行動にはポジティブな結果（ほうび）を，不適切な行動に対してはネガティブな結果（罰）を直接子どもにもたらすことによって，子どもの行動を条件付けていく方法で，特殊教育の学級や入所施設，サマーキャンプなどで用いられる。教師や心理学者，カウンセラーがセラピストの役割を担う。破壊的行動障害にはとくに有効である。一つ一つの行動の結果として何が起こるかを明確に提示し，それを運用する。高度に構造化された環境の中で，望ましい行動とそうでない行動を子どもに直接的に教えることが可能である。

この方法の課題は，日常の生活にいかにつなげ，継続して効果をおよぼし続けることができるかにある。通常はサマーキャンプなどの期間中は有効であっても，家庭にもどってしばらくすると，効果が薄れていく。

2．臨床的行動療法

親訓練，教師へのADHDの説明と対応方法を提示することなどが含まれる。子どもへの直接的な働きかけではなく，むしろ家庭や学校などの子どもを取り巻く環境にいる大人が対象となる。親や教師に対して，行動観察の方法を教え，トークン・システムなどを導入し適切な行動を誘導し，不適切な行動に対してはマイナスの強化を行わないようにする。一貫した罰則（体罰を含まない）と報酬システムを，学校と家庭の連携のもとに行うと効果が上がる。

親訓練プログラム

Barkleyらは薬物治療に先立ち，親訓練プログラムを導入することの大切さを説いている。

親訓練（Parent Training）はADHDの治療において極めて重要とされる。親が家庭で子どもに対して否定的な態度で接することをやめ，ADHDの子どもには効果的でない懲罰的なしつけ方を減少させることが，親の子どもへの接し方の改善にとって必要な基本条件である。家庭において子どものよい行いをほめ，感情的な叱責や厳しい罰をやめられれば，子どもの 学校での行動は劇的に改善する。

ADHDは神経生理学的な障害であるが，子どもの特性を理解した上での子どもの環境の調整は，子どもの社会適応や行動の改善において大きく関与する。

親訓練はグループを構成して行うと有効である。ADHDの子どもを持つ親の多くは，友人や家族から理解や支持を得られず，子どもの問題行動の責任を負わされ，孤立感と無力感を味わっている。治療者への信頼感やグループの他のメンバーとの交流も，治療を良い方向へ向かわせる大切な原動力となる。共通の問題に直面する他の人々の存在を知り，ともに学び共感することで，「これまですべてを試したがうまくいかなかった」という思いに囚われることなく，「将来うまくいく」という確信を持つことも可能となる。子どもや自分の親としての資質に否定的な感情を修正し，前向きな気持ちを親に抱かせることが，全体の治療計画には欠かせない。

以下は親訓練の概略であるが，対象となる子どもの年齢は2～10歳で，言語発達は正常で，反抗性が激しくない子どもに有効である。

各ステップを1週間毎に進んでいく。毎週新しい課題が出され，それを家庭で実践し，次週には家庭でどのような成果があったか，実施する上での問題点はなかったかについて，治療者と親は自由な会話を進めながら検討していく。

ステップ1：プログラムの紹介とADHDについての概説　親訓練のプログラムについて理解させる。ADHDに見られる症状は，規則に従って行動する能力の低さ，不注意，落ち着きのなさ，衝動性など生物学的な素因にもとづくものであるという見方を強調する。

ステップ2：親子関係と行動マネジメントの理解　ADHDの子どもをめぐる問題には，全般的な活動水準，不注意，衝動のコントロール，情緒，社会性，刺激に対する反応性など子どもの生来の特性とともに，親の特性の多様さも影響を及ぼすこと。さらに親の子どもへの反応の仕方や家族内の軋轢などが，複雑に関わり合って生じることを説明する。家庭内で起こりやすい問題の発生のメカニズムについての理解を深める。

ステップ3：親が子どもにプラスの関心を向けるスキルの獲得　ADHDの子どもの親は次々に起こる子どもの問題行動にふりまわされ，子どもに対して禁止，叱責，体罰などのマイナスの関心を向け，それがさらに子どもの問題行動を助長している場合が多い。このステップでは，毎日20分のスペシャルタイムを導入する。子どもが1人で楽しく遊んでいるときに，親が遊びに加わる。この時間は親が遊びの主導権を取ったり，命令や質問をせず，子どもの遊ぶ様子を観察し，関心を示すためにときおりほめたり感心するなど，言葉でプラスのフィードバックを与える。抱きしめる，なでる，ほほえむなどもよい。

子どもが不適切なふるまいをはじめたら違う方向を向き，そのふるまいには関心を示さない。そのふるまいが続いたらスペシャルタイムを終わりにすると言い，部屋を出る。父親も母親もそれぞれスペシャルタイムを実行するのがよい。最初の週はできるだけ毎日，次の週以降は週に3～4回をめどにする。

ステップ4：素直さへ積極的な関心を向ける　ADHDの子どもは親の言うことを聞かないことが多いが，時に素直に応じたときにも，親は無意識にこのよい行動を無視してしまう傾向がある。子どもがよい行いをしたときはいつでも積極的に関心を向け，望ましくない行動は無視することが大切である。

このステップでは，子どもが素直に応じそうな簡単なお手伝いをさせる。お手伝いの指示は短く明確に出し，はじめは1回に1つに限る。できたときは，「お手伝いをしてありがとう」などと言う。

この訓練を日に数回設ける。ここでの目的は指示に従わせることではなく，言うことをきいたときに，親が積極的に子どもに関心を向けることにある。

ステップ5：家庭でのトークン・システム　積極的に子どもに関心を向けながら好ましくない行動を無視するだけでは，ADHDの子どもには十分な効果がないので，このステップではトークン・システムやポイント制を導入する。親は子どもと話し合ってやるべきことのリストを作り，それに見合ったプラスティックのポーカーチップをほうびとして与えることにする。決めたことができれば，あらかじめ決めておいた数のチップがもらえる。特にうまくできたとき，適切に行動したときには，ボーナスチップをもらえるようにする。チップは貯めておく。チップでもらえる特典（ほうび）のリストも作る。テレビを見る，テレビゲームをする，友だちの家に行くなども特典に含める。子どもは獲得したポイントから，特典を得ることができる。

決めたことができなくても，この段階ではチップを取り上げない。

ステップ6：効果的な罰の与え方　このステップは子どもの挑戦的な行為，不服従，好ましくない行動を減らすために重要である。この段階では，指示に従わなかったらペナルティを課すこともあると子どもに告げておく。指示に従わないときには，チップを減らす。

ペナルティが頻繁になりすぎたり，残高が急激に減ると子どもは興味を失い，このシステムは維持できない。ほうび3に対し，ペナルティが1となるくらいの比率を目指す。

タイムアウト　はじめは1つか2つの項目を選ぶ。指示を出し，5つ数える。それで従わないときには，「言ったようにしないとあのイスにすわらせるよ」と告げる。再度カウントしても従わないときには，子どもを部屋の隅のイスに連れていき座らせる。

ステップ7：タイムアウトの拡大　はじめに決めた目標がタイムアウトによって減ってきているなら（週2～3回），次の目標に移る。

ステップ8：公共の場で子どもの行動をコントロールする　公共の場へ出かけるときには，あらかじめ子どもに規則を伝えておく。家庭でうまく成功している方法を公共の場で試みる。外出中の約束に従っている時にはチップを与え，従わないときには取りあげる。少し離れた静かな場所で，タイムアウトを取ることも可能である。

ステップ9：将来の問題行動の解決　このステップではこれまでのステップを振り返るとともに，今後どのようなタイプの問題行動が起こりうるかについてディスカッションする。将来問題が起こった時にどのように対処するか，今後どのようにこれまでに学習したプログラムを継続させていくかなどを話し合う。

ステップ10：ブースターセッション　ステップ9を終了して約1カ月後にセッションを持ち，これまでの方法を再検討する。

3．ソーシャルスキルトレーニング

小グループで，「協力」や「共感」などのテーマについて話し合い，どのような対応がそれぞれの場面で望ましいかを考えさせ，その技術を繰り返し練習させる。ロール・プレイングなども交え，実際に予行演習をしてみる。構造化されたカリキュラムに基づき実施する。

4．認知行動療法

よりよい行動を導くために，「声に出して考える」などのテクニックを教える。また問題解決能力を高めるための議論をする。この方法はADHDの程度が軽い場合や，衝動的なより年齢の高い子どもにはある程度有効であるが，幼い子どもにはうまくいかない。明確な報酬システムとの併用でなければ，うまく活用できない。

5．コーチング

思春期以降の子どもや大人においては，コーチングという方法が有効である。カウンセラーやADHDへの理解のある友人がコーチ役となり，本人があらか

じめ決めた目標やその日，その週の予定をうまくこなせているか，感情的に落ち着いて良い自己評価を保っているかなどを，定期的に話し合う（毎日10～15分が望ましい）。

薬物治療を受け，自分の目標が明確に分かっていて，感情面の課題も整理がついている場合であっても，ADHDの人はしばしば自信を失い，脇道にそれがちである。本来の目標に向かって，時々舵取りをし，励ましてくれる人の存在が大きな安心につながり日常生活をうまく進める動機付けにもなる。

ADHDのために起きたさまざまな失敗の体験から自己評価が低くなり，将来の展望を悲観的に考えている場合も多く，認知療法も組み合わせる必要がある。面接方式でなく，電話あるいはeメールでのやりとりも十分な効果をあげうる。

これらのアプローチが学校でも行われれば，学習場面でも治療効果が期待できる。子どもをとりまく大人が積極的に関わる姿勢を持っているときに効果は大きい。

薬物療法同様，心理療法もそれを実施している間しか効果は続かない。報酬システムは次第に効果が薄れるのが常なので，子どもの興味が薄れないよう注意をはらいながら継続する必要がある。薬物療法同様，時々再評価をする必要がある。

iv 学校での工夫

1．子どもの学校での権利と義務の確認

各学年のはじめに，学校での学ぶ権利についての説明とともに，学校での規則に従うという誓約書への署名が求められる。学校での問題行動については，適宜校長に報告され，校長との話し合い，放課後学校に残る，親が呼ばれる，数日の停学処分も小学校のうちから実施される。

2．宿題の確認

多くの教師はあらかじめその週の宿題を表にして子どもに渡しており，それを用いて学習計画をたてたり，授業の進行状況を親が把握することもできる。

宿題がつねにわかるように，毎日の宿題を学校の各担任の内線番号に録音しておくサービスも活用されている。ホームページも利用される。

学校での各学期の評価の方法は子どもにあらかじめ伝えられる。小学校でも日々の宿題の提出状況とその評価点が各学期に数回親に渡され，親のサインをもらうことにより評価点をつけるなど細かいフィードバックが行われている。この時点で出されていない宿題があれば，改めて指定された期限までに提出すれば成績に加算される。

3．毎日の行動チェック

ADHDの子どもには毎日の行動のチェックも重要である。毎時間の授業態度，課題への取り組み，クラスメイトとの関係などを教師が観察し，評価を家庭に連絡する。これは薬物治療の効果の判定の際にも重要である。

4．親のボランティア

親がボランティアと学校へ行き，答案の採点や個別の読書指導，グループ学習でも活躍する。教師はその分教えることに専念できる。社会科見学や遠足への親の参加も一般的にみられる。習熟度別の課題も用意されており，子どもは自分の力に合わせた課題を選択できる場合もある。

5．クラス補助員

University of California-Irvine Child Development CenterではIrvine Paraprofessional Programとよばれる制度を活用している。このプログラムは通常学級における斬新な効果的なシステムで，北米の200の学校で活用されている。

クラスの補助員（paraprofessional classroom aide）はUCIの学生から募り，ADHDの子どものための学級での有効な援助のしかたについてのトレーニングコースを受講させる。補助員はクラスで不適応を起こしたり問題行動を起こしている子どもに役立つような，10～12週間の行動プログラムを作成し，実行に移す。この方法は経済的であり，ADHDの子どものみならず，他の子どもにとっても良い影響を与える。

担任の補佐的な仕事をする補助員や，休み時間に子どものようすを監視する職員なども配備されている。

6．スクールナース

学校での薬の服用はスクールナースが受け持つ。あらかじめ親が必要量を明記した薬の容器をスクールナースにあずけ，子どもは決められた時間に保健室へ行き，1回分の薬を手渡され，その場で服用する。保健室へ来ない子どもは呼び出され，確実に服用するよう見届けられる。

v　まとめ

アメリカでは ADHD についての関心はきわめて高い。一部では過剰診断の弊害について議論され，他方ではまだ治療の恩恵を受けることのできない人々についても憂慮されている。

ADHD についての認識の深まりは，ADHD を持つ子どもの親，ADHD を持つ人，教育関係者や医療関係者，心理関係者などから構成されるサポート団体である CHADD（Children & Adults with Attention-Deficit / Hyperactivity Disorder）の活動によるところが大きい。CHADD は全国に支部を持ち，各支部は月例会や講演活動，アドボカシー（advocacy；支援）活動など活発な活動を行っている。政府へのロビー活動なども積極的に行っている。

ADHD は ADA（アメリカ障害者法）における障害の1つとされ，SAT（日本のセンター入試にあたる全国統一テスト）でも時間の延長や試験会場への配慮などを申請すれば認められる。ADHD 児がしばしば合併する学習障害についても，IEP（個別教育計画）によりきめ細かい対策が立てられ，軽度発達障害児へのサポート体制はかなり整っている。

大人の ADHD についても，積極的な治療が行われている。遺伝が発症に関与すること，また子どもを取り巻く環境が ADHD の症状の程度に大きく関わることを考えると，大人への治療はひいては彼らの子どもの治療にも有益であると考えられる。女児に多いといわれる不注意優勢型も注目を浴びている。

文　献

1）Barkley, R.A.: Attention-Deficit Hyperactivity Disorder: A Handbook for

Diagnosisis and Treatment. New York; The Guilford Press, 1998.
2）Hallowel, E.W., Ratey, J.J.: Driven to Distraction: Recognizing and Coping with Attention Deficit Disorder from Childhood through Adulthood. New York; Simon & Schuster, 1994.（司馬理英子訳：へんてこな贈り物．インターメディカル，1998.）
3）Kutcher, S.P.: Child & Adolescent Psychopharmacology. Sanders, 1997.
4）MTA Cooperative Group: Fourteen-month randomized clinical trial of treatment strategies for attention-deficit hyperactivity disorder. Archives of General Psychiatry, 56; 1073-1086, 1999.
5）Schaefer, C.E., Briesmeister, J.M.: Handbook of Parent Training: Parents as Co-therapists for Children's Behavior Problems. John Wiley & Sons, 1989.（山上敏子ほか訳：共同治療者としての親訓練ハンドブック．二瓶社，1996.）

Ⅱ　ADHD 教育の実際

――臨床との情報交換を求めて――

II.1.

小学校でのADHD

齋藤眞理子
杉並区立杉並第七小学校

i　小学校でのADHD

ADHDについては，マスメディアで取り上げられたり海外の文献が紹介されたりし始め，言葉としては耳にする機会が増えてきている。しかし，ADHDの教育についての情報や研究は，まだまだ不足している。多くの場合，保護者も学校も手探りの状態で，日々，対応に苦慮している状況と言わざるをえない。そんな周囲の混乱の中にあって，子どもたちは，もともとの適応の困難さに本人も困惑している状態で，失敗や叱責の経験をいやと言うほど重ねることになってしまう。適切な取り組みが開始されたとしても，早急な成果を期待することは難しく，年単位での取り組みになることも珍しくない。

この数年，医療機関がADHDの診断を下す割合が急増し戸惑うほどである。本学級も平成12年度の通級児童のうち，ADHDの診断を受けていたり，疑いを指摘されたことのある児童の数は7割近くに上る。ひとくちにADHDといっても，さまざまな様態を示すが，在籍学級や保護者から顕著な多動や逸脱行動など目立った問題行動が報告されるケースも多い。

1．情緒障害通級指導学級への入級まで

通級による教育とは，子どもが学区域の小学校に在籍しながら，時々，情緒

障害学級に通って個人のニーズに応じた教育を受けるシステムであり，教育の内容や指導時間数も個々に異なる。本学級では，大半の児童が週１回，朝から登校し給食終了後あるいは午後の学習をしてから下校している。

１）対象となる児童

通級児童の半数以上が発達の偏りが大きく，対人関係や社会性の教育も必要としている。本来，積極的で意欲にあふれた子どもたちであるにもかかわらず通常の学級での適応が悪く，失敗経験から自信や意欲を失い，学習の効果が上がりにくい状況で入級してくる。ADHD 以外の診断でも何らかの問題行動が見られることが多い。また，当初は言葉の遅れや環境が注目されていたケースが，医療機関で ADHD の診断を受けたことで情緒障害学級入級を考えるようになった例も増えてきている。いわゆる「落ち着きがなく，不適切な行動が多い」現状のみでなく，背景にある発達のアンバランスにも焦点を当てて，成長して行く過程の中で個々の児童をどう支援していくかが求められるものであり，通級指導にあたっての児童理解の取り組みが大切になる。

２）入級検討会議の組織と児童理解のための取り組み

杉並区では就学委員会に情緒障害部会を設けて，入級の適否検討の会議を行っている。会議に先立って児童理解のために関係機関により以下の取り組みがされる。

・在籍校での指導経過と学習や生活行動の現状報告
・保護者との面談や生育歴，治療歴，養育に対する考えの聞き取り
・児童の観察や心理検査（田中ビネー，WISC，ITPA，K-ABC 等）
・嘱託精神科医師の面接，および主治医等の医療機関の意見書，診断書他

就学委員会情緒障害部会の構成は以下の通りである。

・在籍校担任，嘱託精神科医師，区立教育研究所相談員，学務課相談員，心身障害学級および養護学校担任，通常の学級担任，情緒障害学級担任，当該設置校長他

３）入級時の児童の在籍校での様子

入級時に，在籍校や保護者から報告された問題点の主なものを多い順に上げると以下のようになる。１人について複数が報告されていることが多い。

①低学年時に入級したケースの場合，

・授業中に席を立ち動き回る。教室から出て行く
・怒りっぽい。思う通りにならないと，すぐ癇癪を起こす
・ちょっとしたことで非難したり相手にやり返す等，周囲とのトラブルが多い
・非常に多動。じっとしていられない
・集中時間が短く，落ち着きがない。自分勝手な発言が多い
・嫌なことや苦手な学習に取り組まない
・一斉指導にほとんど応じない
・失敗を必要以上に深刻に受け止め，極端に臆病になる
・物に八つ当たりして蹴ったり投げたりする
・仲間遊びをしない。または，ルールを守らずトラブルを繰り返す

その他「集団内の位置関係や靴箱の位置などで混乱しやすい」「図形や空間認知に遅れがある」「身の回りの始末が苦手。持ち物を整理できない」「言葉でのコミュニケーションに遅れがある」等も，数例ずつ報告されている。また，体調により落ち着かないときもあるが「服薬時には，授業中の極端な問題行動が軽減している」という報告もされている。

②中高学年での入級

低学年時入級の様子に比べて，授業中の離席等や生活行動の問題が減少している。友だちとの目立ったトラブルの訴えの件数が減少しているのは，加齢による本人の成長や指導の効果と同時に，周囲の理解と調整によるところも大きいと思われる。

・学業が不振である
・言葉でのコミュニケーションに遅れがある
・自信を喪失し自分を低く評価している
・学習に参加しなかったり，特定の授業等から逃げ出したりする
・授業中に落ち着かない。ふざけたり大声を上げたりする
・登校を渋る
・生活や学習のルールを守らない
・仲間遊びができない。孤立している
・図形や空間の認知に遅れがある

その他に「興奮しやすい」「状況の理解が苦手で自己中心」等も，数例ずつ

報告されている。また，低学年時と同様「服薬時には，授業中の極端な問題行動が軽減している」という報告もされている。

③通級後の様子

多くの場合は，在籍の学校でも「生活行動の面で落ち着いてきた」「表情が明るくなった」「問題行動が一部，減少してきた」「授業に参加するようになってきた」という報告がされている。行動が落ち着くことで学習面や友人関係でも改善する場合もあるが，LD を合併していたり，基礎的な社会性の習得を取り上げる必要のあるケースがたいへん多く，通級学級での教育の柱となっている。

家庭や通級学級で成長を見せるようになっても，大きな集団の在籍校では目に見えた変化がすぐに得られないことも多い。加齢による成長を待ちながら，きめ細かく対応を検討し，粘り強く指導していかなければならない。相手の立場や場面によって，同じ子どもと思えないような正反対の評価がされることもあり，そういったケースでは担任の教師や保護者が孤立しがちである。ADHD が知られていない時期には，学級担任が変わるたびに対応が大きく変化したことから，子どもの適応が悪化し深刻な事態に至ったケースもあり，在籍校学校内での共通理解の重要性が痛感される。

児童によっては，知的障害学級でのきめ細やかな教育に期待する事例もある。

2．情緒障害通級指導学級の教育の実際

1）時間割と主な内容（表1）

保護者にとって「躾が難しい」子どもたちは，周囲の働きかけからうまく学んだり，学んだことを適切に実行したりすることが苦手であり，幼い時期から多くの失敗を積んできている。その過程で不適切なやり方でものごとに対処することを学んでしまっていたり，そこから抜け出すことができず混乱していたりする。一見すると思うまま好き勝手にしているようでも，低学年のうちから「どうせ僕は」が口癖で将来を悲観していたり，学習と生活の両面で投げやりになっていたりする。学年が進むにつれ，弱みを見せないために，わざとよくないことを繰り返したり，反抗的になる子どももいる。

小学校の通級指導学級の教育は，子どもが自分に価値を見い出して，自分で

表1　週時程・指導内容（杉並区立杉並第七小学校通級指導学級）

	登校	小集団授業	・あいさつ，持ち物整理，遊びの指導他
9：00	学級朝会		・学級朝の会・行事予定・生活指導・テーマを決めてフリートーキング・SST（ソーシャル・スキル・トレーニング，社会技能訓練）
9：20	音楽		・歌・歌遊び・童歌・替え歌作り・器楽・合奏／メロディベル他・リズム遊び
	みんなの時間		・ゲームやロールプレイ他による SST／集団参加技能，感情表現，友だち作り，身体意識，遊びに参加する，困難への対処他・話し合い活動・劇遊び・生活単元学習／宿泊学習の事前指導
	図工		・図画工作（2学期）
	調理実習		・調理実習（2学期末）
	書写		・書き初め／毛筆（2学期末～3学期始）
9：45	勉強	個別	・個人別計画による
10：20	休み時間		・自由遊び，遊びの指導
10：40	勉強	個別	・個人別計画による
11：40	体 育	小集団	・SST／集団行動・感覚統合・体力測定・身体意識・姿勢保持と制御・全身の協応・リズム・調整力・筋力と柔軟性・バランス・真っ向法体操・ボール運動，ボールゲーム・チームプレイの基礎・縄跳び・器械マット運動・水泳・その他
12：20	給食掃除		・協力，配膳，片付け，食事のマナー，栄養指導，掃除機清掃，机並べ（土：下校）
	休憩		・自由遊び
13：10	帰りの会		・安全指導，あいさつ，持ち物整理，次回の通級について
13：15	勉強	個別	・個人別指導計画による
14：00	帰りの会	集団	・高学年／安全指導，あいさつ，持ち物整理
	下校指導		・安全指導，下校順路，地下鉄や電車の利用，マナー，楽しいおしゃべり
	その他		月：クラブ活動　放課後の時間通級
＊各学期末：学習発表を兼ねたお楽しみ会			

歩んでいく具体的な力をつけるための支援にはじまり，それに終わると言える。主な指導内容として「運動や感覚機能，認知機能の改善」や「コミュニケーション能力の向上」「対人関係の改善や社会技能の習得」「生活習慣の形成」「計画し適切に実行する力や社会的な判断力の育成」を扱っている。

2）指導態勢と授業の形態

個別的な対応が必要な子どもたちではあるが，指導の効果を上げるためや，社会的技能や集団参加の向上のために個別学習と小集団授業を併用している。

①チームティーチング

通級している子どもたちは役割や状況理解が困難な子が多い。リーダー以外の教師は必要に応じて活動を推進するモデル役になる。授業中の問題行動への対応を工夫し，授業の流れが大きく損なわれないようにする。「体育は～先生」のように時間割によって教室やリーダー役，授業の形態を変化させる。

いろいろな場面で，子どもにリーダー役を経験させる。また，教師が児童の一人としてあえて問題提起し，子ども同士での解決を実習する場面を提供する。

②小集団授業

全体のテーマを設定し，個人差が大きい子どもたちの発達段階に即した個別の目標を立て必要に応じて個別に補助する。子ども6名前後に補助を兼ねた教師が入り，10名前後の小集団を作っている。小集団授業の長所として，

・通常の学級形態に近く制約度が低い
・同年齢の子どもたちが複数の相手と関わり多様な人間関係を展開できる
・子どもたち同士がモデルとなり，学習が促進される
・他児の幅広い反応サンプルを見ることによって，概念形成が促進される
・集団に参加し相手と比較して自分の行動を知るようになり，行動の見通しを持てるようになる
・子ども同士が褒め合うことによって，自信や自尊心を高めることができる
・心理的不適応問題を年齢の近い児童のいる社会的場面を使って改善できる

③個別学習

通級児1，2名に対し教師1名で「心理的適応の改善」や「認知機能の向上」「コミュニケーション能力」「教科の補充」「感覚・運動」の課題を指導している。指導の初期や集団参加が困難な児童，あるいは問題が限られているケースでは個別対応の時間を多めに取っている。個別指導の長所として，

・個別教育ニーズに応じることができる
・個々の発達を丁寧に援助できる
・子どもたちの注意転導を減らし，集中させられる

3．指導の基本方針と配慮

指導の組み立てや具体的な対応については，応用行動分析の指導技法に学ぶものが多い。それを基盤にして，通級している ADHD 児童の実態を考慮した指導を試みている。

1）安心して活動できる環境作りと工夫

子どもたちは日ごろ失敗経験が多く，行動を自発する意欲を失っていて，技能を獲得していても実行しない場合が多い。補助してでも適切な行動を取らせ，できたことを褒めるなど，子どもが失敗を恐れず安心して活動できるように工夫する。

事前の話し合いや課題の選択肢を用意することにより，目的を明確にし見通しや安心感を持たせる。ステップを細分化し到達しやすくする。やり方を具体的に教える。あらかじめ教師が見本を見せ少しずつ児童を参加させたり，部分練習をしたりして課題の構造を分かりやすくする。また有効な台詞をキーワードとして提示したり，ポイントになる動作を取り出して指導したりして，獲得課題を明確にするようにする。「いつでも助けてあげる」「できなくてもいい」などの応援や励まし，あるいは「全部やってはいけない」「これは難しいよ」などの言葉を掛け，競争心をかき立てることで意欲を引き出す。

①活動に間に合う・やり直しができる

不適切な行動はその場で注意し，補助されてでもやり直せば良しとする。失敗しがちな子どもたちが，いつでもやり直しや取り返しのできる雰囲気と場面を作っておく。苦手意識や失敗を恐れて活動に参加しないときは「できそうだと思ったらやってみよう」「次回は少しでもやってみよう」と声を掛け，活動内容をしっかり見学させる。その間の子どもの反応をよく見て，補助してでも一部参加させたり，あるいは授業終了後，ポイントになる部分を個別に練習させ部分的に学習に参加したとして評価する。

②言葉掛けの工夫

指示や説明，あるいは注意する時などの言葉は，簡潔でできるだけ分かりやすいものにすることが基本である。しかし，自分が言われたのでなくても禁止や否定的な言葉に過剰に反応し，不安定になる子どもたちも多いため，言葉掛けを工夫している。「～したらだめ」のような否定の文はできるだけ避け「～した方がいいんだよ」のように同じ内容でも，できるだけ肯定的な言葉や言い方をして，子どもを正しい反応に導くように心掛ける。周囲の子どもたちにとっても「～すれば良いのだ」と理解できるように配慮する。子ども同士の会話でも，同様に正しい行動を示すような言い方を奨励する。「～しなさい」と言うよりも「～してくれない？」「～してちょうだい」「協力しようよ」など，子どもが決定できる余地を残した言葉掛けの方が，多くの場合に有効である。

子どもが自分の問題に気づくようになっても「衝動性」や「気の散りやすさ(転導性)」はなかなか改善しにくい。カッとしてしまった時に，自分を自力でコントロールすることが困難なケースもある。「顔が赤くなってきたよ」などの言葉を掛け，気づかせて悪化しないように予防したり，落ち着いているときに「大人になれば治るからね」と励ましたりする。

2）問題を整理する

不適切な言動はできるだけ予防し，望ましい活動を豊富に経験させたいが，起こしてしまった不適切な行動も，見方を変えれば指導のきっかけになると言える。

①感情と表現の区別

問題となる言動と，そのきっかけになる負の感情を区別する。行動は止め，感情を「心配だ」「悔しい」といった言葉に表現させ，認知する。その上でより適した解決の方法や状況理解の指導をする。

②よい部分を取り上げる

日頃,肯定的な環境の中で積極的に子どものよい面を取り上げて評価したり，集団の中で認めたりする。また，場面場面の個々の不適切な言動にあまり取り合わず，子どもの反応の中の適切な部分を抽出したり，補助してやり直しさせそれを評価することで，相対的によくない行動を減少させる。力試しとして大人の出方を試しているときは，その度合いに合わせて対応の仕方を変える。分かりやすい褒め方が基本であるが，意外性のある対応をしたり，全体の中でさりげなく褒めたり，他からの伝聞として褒めたりする等，子どもの不適応の度合いや成長に合わせて工夫する。特に問題を起こしていないときや授業に参加しているときも，当たり前とせず評価する。

ただし，弱い者いじめや暴力を奮ったとき，善悪を承知で妨害しているときは，非をはっきり指摘して厳しい態度で接する。

③設備や備品等の環境面の構造化

影響されやすい子ども同士の席の並べ方や離席しにくい配置の仕方をしたり，広めで動かしやすい椅子机を使うなど環境を整備する。活動ごとにコーナーを区切り，動線を配慮して備品を設置する。さらに時間割表や時間ごとの行動順序の表示など，時系列での行動も自分でコントロールしやすくする。

3）興味関心のあることを取り上げる

通級学級での短い学習の時間に意欲を持って課題に集中できるように，興味関心を生かしたテーマや教材を設定する。各課題を関連づけて，多面的な方向から指導課題の習得を目指す。特に指導の開始段階では，学習への意欲づけに有効であり，教師に親しみを持ってくれるようになる。同時に子どもの活動が活発になるため,個々の子どもの状況が把握しやすくなり指導の機会も増える。課題を発展させて苦手な領域を取り入れることもできる。また，野球好きな子どもであれば，野球のルールを例に挙げて話すことでお説教でも集中して聞いてくれる。

4）苦手な領域や教科の学習

①意欲を育て，少しずつ積み上げる

個別課題では教師が課題を提示するのみでなく，子どもの意見を聞き，話し合って計画を立てる。「担任の先生を驚かす」「今なら間に合う。大人になる前に少しずつやっておく」などと励まし，初期の段階から苦手な学習にも少しずつ取り組ませる。真剣にやればほんの少しでも力が付き，嫌々では力にならないことを知らせる。いくつかの教材を用意し選択させる。指導の初期の段階では「少しだけ，けれどもきちんとやる」とし，子どもの調子がよくてやる気を見せたとしても，欲張らずに予定通り切り上げ，継続して取り組むことを優先する。

②逆行的連鎖化（バックワード・チェーニング）による指導

目新しい技能をより早く正確に習得させたい時や，楽器合奏等で効果を上げた。一つ一つの動作や課題を，細かい無理のないステップに分けて終了（結果）の段階から逆に連鎖づけて教える。毎回，最後まで仕上げた形で終了でき，回を重ねるごとに最終部分が上達するため達成感や自信を持たせやすい。

③代替技能の習得

改善が難しいものは代替技能の習得に取り組む。書字の苦手な子はワープロを指導し書字と並行させて学習の効率を上げる。

④得意な部分をより伸ばす

4．社会性を育てるプログラムの指導例（小集団での授業）

1）適切な方法で自己主張する・他の人と調整する

①学級朝会での係活動（学級朝会）

希望を言って係を分担する。人の話をよく聞く。特定の係の希望者が多い時に調整する。子ども同士で話し合う。譲り合う。じゃんけんのルール。

子ども同士で朝会を運営する。

②「いろいろな係に挑戦しよう」（学級朝会）

全員がすべての係をやり終えることを目標にする。好きでない係もする。特定の係の希望者が多い時に調整する。話し合いで意見を言ったり人を説得したりする。多数決のルール。全員の現状を把握し見通しを立て，よい方法を判断する。

2）身体意識を育て，他者の存在を意識して行動する

①「くっつこうゲーム」（みんなの時間）

自分や相手の体の部位に触れる。身体意識を育てると同時に，単純な場面で相手と相互に働きかけあう。他者の存在を認識させる。

②「上手に通ろう」（みんなの時間）

他者の占める空間や相手との間隔を意識し，触れたり不快感を与えたりしないようにすれ違う。身体意識と運動企画。社会技能の習得。

3）友だち作りのためのいろいろなプログラム

ゲームやロールプレイの要素を取り入れ，学習への動機づけと日常場面への般化を高める。課題を通じて他人の言動に注目することや，実用的言語による応答の仕方を習得する。自尊心を育み，子ども同士の関係を友好的にする。

①自己紹介

自己紹介等を行い，感想を述べ合って相互理解を深める。友だちに関する個人的情報を増やす。自分との共通点を見つけるなどのスキルを学習する。原則として，自分の肯定的側面を発表する。通級児童にとり，自分の長所を口にする経験は自尊心の回復に有効であった。

②「インタビューごっこ」（みんなの時間）

多数の人に関心を持たれることや，肯定的な内容で頻繁に話題に上ることを

通して自尊心を育む。互いの共通点や相違点を見いだす。

③友だちについて気に入っていること（みんなの時間）

隣の友だちのどこが気に入っているかを，お互いに発表する。より多くの子や仲の悪い相手についても発表することを奨励する。同時に，友だちの発表を聞いてどんな気持ちがしたか，感想を述べる。人への肯定的な言動が，相手の肯定的な言動を引き出すことを経験させる。

5．在籍校における校内での連携の現状

12年度のADHDの児童のうち，15例についてそれぞれの在籍学校での校内の連携の状況について聞き取り調査を行った。

1）校内での連携の有無

15ケース中，当該学校内での連携を特に必要としないとあったのは1例のみであった。学習面での課題はいくつかあるが，日常場面で目立った問題行動が見られない事例である。

1校から，複数の児童が通級している学校もあり，地域や校内の諸般の事情のため取り組みの内容に違いはある。そこで報告された主なものは以下の通りである。

2）取り組みの組織と内容

①研修／研修会で専門家からの指導を受ける（ADHDの理解等）

②情報交換と共通理解

・年3回の全体会で児童についての情報交換や共通理解をする
・学期1回程度，校内教育相談事例研究会や生活指導全体会等で様子を報告し，職員で助言や意見を出し話し合う
・学芸会等の大きな行事の企画段階で対応に配慮する。学年行事等の大きな集団での活動に当たって，指導方針や手立てを話し合う
・月1回，教育相談部会で情報交換する
・週1回の生活指導朝会で報告，共通理解する
・毎週，学年での情報交換をする
・毎朝，職員の打ち合わせの会で，その日の全校の様子について情報交換し，共通理解しておく
・日常的に全職員や学年で情報交換する

③日常的な対応

・安全管理とその予防およびトラブルの処理には全職員が協力して当たる
・全校での集会や行事等への参加の補助も同様である
・学習の補助は，大半の学校で必要に応じて担任が個別に対応している

④校内の連携への評価と問題点

大半の学校では現状で妥当であると考えている。その理由として，これまでの指導や医療機関との連携により児童の適応が改善していることもあるが，「他にも連携を必要とするケースが多数ある」という現状も報告されている。

緊急度からも安全管理が中心となる現状であるが，学習の補助について数校から「補助を要する児童の人数が多く，担任１人では困難である」「学級でのTT（チームティーチング）が必要」という報告がされている。その他，「今後はカウンセリングも実施する必要を感じている」というものもあった。

文　献

１）堀之内学級，中野良顯：行動療法の最前線／情緒障害学級の発達支援プログラム．安田生命社会事業団, 1996.
２）上野一彦監修：LDのためのソーシャルスキルトレーニング．日本文化科学社, 1993.
３）山崎晃資：臨床児童青年精神医学入門．安田生命社会事業団, 1993.

II.2.

中学生時期の ADHD

月森久江
東京都杉並区立中瀬中学校

i はじめに

ADHD をもつ生徒は，幼児期から多彩な行動・精神面の問題をおこしてきている。その行動は，周囲を困らせることが多いことで，小さい頃から注意や叱責を受けてきた。ADHD をもっていると，行動面ばかりが注目されてしまうのが実情といえる。周囲から見える「落ち着きのなさ」も，本人は「落ち着かなければいけない」という意識はないので，自覚をしていない行動に対して叱責されることが重なると，反省の気持ちより反発心と不信感だけが育っていくことになる。また，不快な体験は尾を引き，長時間の強制はかえって不適応行動を増強させる要因（強化子）にもなる。特に，中学生時期の生徒たちの言動は，はたから見ても矛盾があったり，混乱していて周囲からは理解しにくい状態を示す。そのために中学生時期の ADHD をもつ子どもは，ますます「困った生徒」「指導が入りにくい生徒」のレッテルが貼られることになってしまうのである。

多くの小児科・精神科医の話では，ADHD で最終的に問題になるのは，落ち着きのなさとか，認知能力の問題（LD など）より，情緒面の問題だと言われている。家庭でも，学校でも，評価されたり，誉められたりすることが少なく，不適切な関わりのまま経過していくことによって，さまざまな問題行動や神経症的症状，反社会的行動が出現してくることにもなりかねない。また，知識や作業能力を持っていても，情緒的に安定せず混乱したままだと，思春期以降，生活状態や社会的行動が破綻することが少なくないということである。

学校教育の中での適切な対応により，子どもたちが自己の存在を認識し，自尊心を持ちながら生きていけるかどうか，その関わりの意味は大きい。

ii 教師としての基本的な姿勢

1．生きていくための基礎学力

学校は知的な能力を伸ばす所であるから，基礎学力（読み・書き・計算）を習得させていくのは教師の仕事である。特に ADHD のある子どもは，学習に集中できないために，本来もっている能力と，学習結果とに大きな差ができている。小学校高学年頃から自分の学習能力について周囲と比較することで，学習することをあきらめてしまっていたり，やる気を失っている子へ，「がんばれ」「やる気を出せ」の言葉かけだけでは学習への動機づけや，取り組み姿勢へのエネルギーは沸いてこない。

そこで，①どうやったらがんばれるか，②どうしたらやる気が出せるか，③何から取り組めばいいのか，などについて一緒に考え，方法を提示し，励ましながら確かめていく作業を根気強く継続していく。このように，一定期間指導し小さな秤で成長を計ると，どの子も驚くほど伸びていることがわかる。

2．対応を「あせらない」こと

「ADHD の生徒を，受け持ったことがない。何を，どのように対応したらよいかわからない」という声をよく聞く。命にかかわること，危険な行為，などに対してはすぐに対応する必要はあるが，そうでなければ，よく見て，観察した上でじっくり対応を考えていくことが重要である。観察する視点としては，

①**いつ：**不適切な行動をとる時は，どのような時におきるか。また，その行動の前には，どのような状況があったのか。

②**だれと：**だれと，どのような人と一緒の時か。特定な人か。教師か友人か。

③**どこで：**問題行動がおきる時は，どこでおきるか。その結果，どのような状況

になったのか。
④情報収集：他学年，他教科，養護教諭，部活顧問，などから情報を集める。

これらをヒントに，まず担任（教科担任）ができることから対応を変えてみる。また，子どもの望ましい行動に対して関心や注目を示すことは，それだけで問題が軽減（解消）することもある。大切なことは，表面的にはわがままで自己中心的な言動のように見えても「その子にとっては，その子なりの理由がある」ということを念頭におくことであり，個人的な感情でその行動をとらえないことである。

3．「できること」の発見

「あの生徒は，ADHDらしい」「あんなに落ち着きがないから，ADHDだ」というレッテルを貼るだけでは，対応策は見えてこない。その生徒に対して，教師として何がしてあげられるかを発見することが，重要である。そして，ADHDについて理解を深めることは，同時にさまざまな生徒への理解の幅を広げ，さまざまな生徒のニーズに応えることができるようになることである。特に，子どもの「できること，得意なこと，伸ばして行ける部分」を見つけて，指導の中に取り入れることは，教師が行う最良の対応である。

4．「自己評価を高めること」が，精神的に安定する近道

自分は劣っている，どうせできない，無気力で何も取り組めない，という投げやりの状態の悪循環から抜け出させるには，課題を小さく分けながら段階に応じて指導を積み上げていく。課題を達成するまでのプロセスを大切にして，その都度，努力を評価して認めていき，効果をあげたことについては，それが維持できるように支援する。誰でも誉められて嫌な気持ちはしないので，他の教師にも協力してもらい，小さなことでも一言誉めてもらう。子どもにとって教師からの誉め言葉は，最高の自己評価にもなる。

5．組織（校内リソース）として取り組む

担任が一人で問題を抱え込まないためや，担任を支えるうえでも学年として組織的に関わっていくことがよい。組織的な援助が必要な場合は，学校として

生活（生徒）指導部を中心に，教育相談係，スクールカウンセラー，心の相談員などの人材を活用していく。組織的な関わりは，子どもにとっても，自分を支え，理解しようとしてくれる教師や友人がいることになり，対人関係においても信頼感がもてるようになる。

6．温かな心を育む教育の実践

学級とは，当然のことながら，障害をもっている子どもも含めた成員で学級が成り立っている。（小社会として）子どもたちの相互に影響を与え合って成長していく姿から，担任として，全ての子どもへ「温かな心を育む教育」を実践していくよい機会になる。子どもが長期間にわたって，「先入観・偏見・差別・無視」の中で生活をしたか，あるいは「尊重され，温かい人間関係の中で援助を受けて育った」かは，人格形成上大変重要なことと言えるであろう。

iii 事　例

ここで全くタイプの違う，通常学級の生徒の事例を紹介する。

行動について，一方的な言葉だけの指導で解決しようとしたり，間違った対応で精神的に追いつめてしまいがちな事例である。

事例1．暴れて，悪態をつくA君（中学1年）

1）A君の様子

A君は，小学校からの申し送りでも「大変な暴れん坊で，指導がとおらない子」だった。中学校では，男の先生が担任することになり，A君の学級の生徒の編成も少ない情報の中で慎重に行った。保護者とは，春休み中に会って状況を聞き，情報を収集して対応できるようにした。

A君は長男で，父親は厳格な人だが母親はA君のことや他の兄弟の世話で，ほとほと疲れ果てているようだった。入学直後から，A君の乱暴と悪態は始まった。

2）A君の困ったところ

クラスの友だちに対してちょっとしたことでもすぐに怒りだし，口だけでなく手も出たり，物を投げたりするので，周囲の生徒が怖がっていた。クラスの保護者からは「なんとかしてほしい」という声が聞こえてきていた。

掃除当番も真面目にやらずに，ほうきを持っては振り回し，給食当番中もどこかへ行ってしまい，準備ができるまで戻らない。帰りの学級活動も，呼びに行くまで他のクラスに入り込んでいたりする。

授業中はあきっぽくて「先生，それなに？」「なに言ってんの？」「意味不明だ」と教師へ向かって言うので，先生方からはすぐに大目玉だった。また，教師の言うことの矛盾をすぐについたり，屁理屈を言ってはあの手この手と困らせ，教師が興奮してくると面白がって，ますます教師をからかったりしていた。

担任は，各教科の先生方からこれらの報告を聞くと，すぐにA君を呼んで注意をするが，A君は自分勝手な言い訳を言って，担任のことばをなかなか聞き入れなかった。

3）行動のエスカレート

A君の落ち着きのなさは，半端ではなかった。朝から午前中はなんとか座っているが，4時間目頃からは机の下で足ががくがくと揺れていて，目も落ち着かなくきょろきょろしだす。午後は，立ち歩きをしたりノートや消しゴムを丸めて投げたり，実技教科では，すぐに教室内を歩き回ったり，友だちの邪魔をしたり，物を隠したり，おしゃべりも絶え間なくしていた。

担任は，前日に指導しても翌日またいたずらをするといった調子なので，A君に何度も言い聞かせたり，話をして分からせようと必死だった。担任は，保護者にも学校でおきたことを全て話した。そして「なんとか，落ち着いて授業を受けてもらわないと，他の生徒も落ち着かなくて困っているのです」ということも付け加えた。翌日，A君は目を腫らして登校してきた。父親にお説教されて泣いたのだった。担任は，ちょっと可愛そうに思ったが，これでA君の態度も少し変わるかと思った。

しかし，A君の行動はますますエスカレートしてきた。給食を友だちに投げつける，トイレットペーパーをロールごとトイレに突っ込む，スイッチを蹴ってへこます，非常ベルを押すなど，思いつくとすぐに実行に移してしまうのだ。そして，担任や生活指導担当の先生に呼ばれて事情を聞かれる回数が増してくると，他の生徒のせいにしたり，知らないとごまかしてその場を逃れようとするようになった。

4）担任の苦悩

担任は，学級経営やA君の指導については，教師としての力量を問われることなので，A君の行動を正そうと禁止や制限を加え，次第に厳しい指導に変わっていった。しかし，毎日続くA君の問題行動は，変化も改善もされずエスカレートしていくばかりだった。担任は，次第にA君に対して否定的な感情になっている自分に気づき，「このままでは，いけない。専門家に相談して助言をもらおう」と考えた。以前から知り合いの「通級指導学級」の担任をしているB先生へ，苦しい胸の内を相談することにした。

5）通級指導学級担任（B先生）との相談――A君を理解するとは――

担任は，B先生へ「A君が自分の行動を反省して，静かに授業を受けるようにするにはどうしたらよいのだろうか」「話せば分かる子なのに，どうして次々といけないことをしてしまうのだろうか」という疑問を投げかけた。しかし，B先生から返ってきた言葉は「なぜ，A君はそのような行動をとらなければいけなかったと思いますか？」「先生はどうしてA君が，きちんと授業が受けられないと思いますか？」「A君が，落ち着いている時は，どんな時ですか？」「一日の何時なら，先生の言葉を素直に聞きますか？」と質問された。担任は，A君の困った行動は情報としてあるが，B先生に質問されたような角度からA君をとらえていないので，答えに詰まってしまった。担任は「どうしてきちんと授業が受けられないのだろうか？　一日の行動に特徴的なことがあるのだろうか？　好きな教科は何だったか，好きな先生はいるのか，落ち着いている時間はどのような時か」など必死で考えた。そこではじめて担任は，B先生からADHDの行動特徴や，心理的特徴を勉強することになった。

6）行動の理解とは

担任は，A君の行動は全てA君自身がおこしている問題行動のように思っていた。しかし，B先生から聞いたADHDについての行動特徴と，A君の行動を照らし合わせると，自分たち教師の行っていた「指導という名のもとの罰」が，マイナスに働いていたことに気づき唖然とした気持ちになった。善かれと思っておこなった罰が，かえって反抗的態度を強めるための強化因子になって，どんどん行動をエスカレートさせてしまっていたのだ。確かに最初は，軽い罰で一時的に効果があったが，次第に強い罰になってしまい，結果的には強い罰でも効果はなくなっていた。また，教師が日頃からA君が良い行動をとったときに誉めるというプラスの働きがなかったり，クラスの生徒の前でA君を叱って恥をかかせて，行動を止めようとしたことは，A君にとって，教師への反発と反感ばかりをいだかせることになってしまっていたのであった。

さらに問題が複雑になったのは，A君にとって誰からも見つけられずに悪いことをすること自体が，おもしろさやスリルを生んでいた。また，教師が何度となく叱ったり諭したりしても，関係のない生徒たちがA君の行動を面白がってはやしたてて，A君の悪い行動に関心を示してしまったことだった。このことでA君は，自分の行動を正当化するようになった。

さらに，家庭ではゆっくり休める環境がなく，ゆったりと落ち着いてエネルギーを補給することができないばかりか，父親からは「もっと考えて行動しろ」「親に恥をかかすな」と要求され，ますます荒れる要因が大きくなっていたのだった。

7）対応のヒント

担任は，通級指導学級のB先生と話をすることによって，A君の問題行動の背景や現状を，ようやく把握することができた。A君の不可解な行動や，反抗的な態度に対して，絡まった糸がほぐれ理解できるように感じた。

担任として最初にすることとしては，A君に対する自分のマイナスの感情を改善することであった。担任は，自分が悪態をつかれることで否定的な感情をいだいてしまう生徒に対して「実は，わざとやっているのではない」「自分に敵対心を持っているわけではないのだ」「A君自身も，悩んでいるのだ」と，冷静になって捉えられるかどうかを，じっくりと自問自答した。そして，「大人の自分が，言うことを聞かないA君に対して，心を閉ざしてしまっていた」ことに気づいた。

担任は，徐々に否定的な感情を改善し，対応を変えていくとA君との間にプラスの感情が流れ，相互に緊張していた空気が和らぎはじめた。A君も，自分を受け入れてくれる人を本能的に見分け，眼差しが変わってきた。また，担任もA君を見る目に余裕ができると，おのずとA君の集中している姿や，得意とするところが見えてきた。担任は，「A君が落ち着いた時に，ゆっくりと信頼関係を築いていこう」という見通しもでてきた。

B先生との話し合いの中から見えてきたことを，学年の先生方にも伝えた。さらに，今後，A君のさまざまな場面での自己コントロールの力をどのように養っていったらよいのか，どんな方法で導いていったらよいのか一緒に考えてもらうことにした。

この事例は，A君の存在が教育について再考する機会となり，教師に「貴重な体験」を与えてくれるものになっていった。

事例2．混乱して，不適応を起したCさん（中学2年）

1）Cさんの様子

Cさんは，中学2年生になってまもなく欠席ぎみになった。登校したり休んだりを繰り返すうち，数日間家にこもって，担任が訪ねても全く顔も見せないかと思うと，突然登校してきて何事もなかったように振る舞った。しかも，その行動は奇をてらってみたり，知らない人に突然神妙な表情でうち明け話をしてみたりと，周囲が理解できない行動があった。保護者は，以前からCさんの言動がおかしいと思っていたので，病院を受診させた。そこでの診断は，ADHD ということだった。両親は初めて聞く病名に戸惑った。どのように対応してよいか分からず「自分たちの責任なのか」「育て方で，どこかいけないことがあったのか」「姑とのいさかいが影響したのではないか」と，あれこれ悩んだ。

2）スクールカウンセラーとの相談

相談に来校した母親には，スクールカウンセラーが対応した。最初の頃は毎週，母親は学校へ来て苦しい胸の内を延々と話していった。話の内容は「我が子を救ってあげたい」「親として，この苦しさから解放されたい」「どうしたらいいのか，解決策が知りたい」「父親は厳しく言うだけで協力してくれない」と，家庭のことにまで及び，どうしたらよいのかと，矢継ぎ早に質問をしてきた。母親は「C子は，自分によく似ていて心境が分かるので不憫で仕方がないし，このまま不登校になってしまったらどうしようと，不安で一杯です」と言う。Cさんのしつけのことでは，母親と姑との意見が合わずいつもいさかいがあり，姑からは「あなたの育て方が悪いから，C子が落ち着きがない子になった。病院へ連れていくなんて，なんて母親なんでしょう。自分の責任を放棄している」と責められたという。この姑との精神的軋轢も，母親の精神状態を不安定にさせていたようだった。カウンセラーは，母親が自分の気持ちも整理できずにいることで，ますますCさんにも不安を与えていることが分かり，母親にも丁寧に支援していく必要を感じた。

3）Cさんの学校での様子

Cさんは，一見おとなしそうに見えるが，目は始終周囲を見回していて落ち着きがなかった。友人の言動に過敏に反応して，「いじめられた」と泣いて帰てしまうことがしばしばあった。その時担任は，Cさんの話を丁寧に聞くが，周囲から聞いた事実関係とCさんの話には食い違いがあり，実際には起きていないような非現実的な話をすることがあった。

学力は，なんとか学習についてこれる程度で，どちらかというと書きながら覚えるタイプだった。周囲の友だちの会話を小耳に挟むと，すぐ割り込んで話したがったり，妙に大人びた口調で話をすることも周囲から疎まれていた。文を読むことや，読解は苦手ですぐに飽きてしまうので，落ち着いて学習する姿勢が身につかず，学習はなかなか定着しなかった。

学校行事でも，Cさんは校外学習については不安があってなかなか参加できなかった。それは，すぐ迷子になってしまったり，見知らぬ場所に行くと頭の中がごちゃごちゃになって不安になるということなのだ。いつも誰かが一緒に行動しなければならず，ちょっとした隙にCさんはすぐ不安に駆られて「はぐれたらどうしよう」と必死の形相になってしまう。そんなCさんに対して，周囲は冷ややかな態度をとっていた。

部活は入学当初書道部に入っていたが，手や学生服が墨だらけになって，物や道具をすぐなくしてしまうので，長続きはしなかった。しかし，美術の先生はCさんの発想の豊かさや，ユニークな構図を認めてくれて美術部の入部を勧めてくれた。あれもこれもやりたがり，飽きっぽいCさんだが，完成した作品は個性的で生き生きとしたものだった。顧問は，Cさんが緊張しないで自由にできる雰囲気で活動させてくれた。

4）Cさんの混乱の意味

担任は，学級でみせる表情からは，Cさんの混乱が読みとれなかった。また，大泣きしていたかと思うとけろっとしているし，いじめられたと訴えてきたかと思うと，大笑いしている姿をどのように理解し，どう対応してよいかわからなかった。そこで，母親の面談をしているカウンセラーに援助を求めた。カウンセラーは，さまざまな情報からCさんの言動について次のような説明と，解釈をしてくれた。

CさんのADHDの症状は，不注意優勢型と思われる。そのため，注意の転動が激しく，周囲の言動に必要以上に反応してしまっているようで，例えば，学校生活でのちょっとした笑いが，冷笑に聞こえ，ちょっと身体が触っても「ぶつかってきた」と感じたり，たまたま足りなかったプリントも「私の分だけない」と，悲しくなってしまうのだ。わざと大人びた口調をするのも，周囲からばかにされないようにと思ったからだった。

Cさんは，教室の中で重要な課題について意識を集中させることも苦手なため，一つのことにじっくり取り組めない。また，すぐに思いつきで行動してしまうが，先の見通しがもてなくなるので，すぐに止めてしまう。注意を持続して課題を最後までやり通すことができないので，学習にも生活にも自信がないのだ。Cさん自身「しっかり勉強しなくちゃ，と思えば思うほど緊張してしまう」と言っている。

周囲から非難されるのも，言葉が達者なのに行動がともなわないからだった。友人からそのことを指摘されると，Cさんは混乱し自分を責め「こんな私は，中学生として失格だ」と，家に帰って部屋にこもりたくなる。しかし，家にいても「クラスの友人が休んだことで悪口を言っているのではないか」と思うとすぐに登校した。物真似をしたりするのも，誰か友だちになってほしくて，必死になって笑いをとろうとした。しかし，友だちは，お腹をかかえて笑ったり，かえってはやしたてる者もいて「ああ，やっぱり私は嫌われている」と，また落ち込む原因になり，ますます学校へ行けなくなったのだ。また，Cさんが家に引きこもる姿は，母親にも不安をあたえ親子ともども不安を増大させていた。

5）個別対応から，小集団へ

カウンセラーは，Cさんが登校できる時に，相談室で個別の対応をすることにした。そこでは，「なにもできない自分は，中学生として失格」と思っている気持ちを解きほぐすこととして，達成感を与える方策を考えた。

Cさんの注意が集中できるように環境を整え，その日の生活課題を明確化し，短い時間で指導を行った。Cさんは，学習に対して全く自信がなかったが，反面「勉強ができるようになりたい」という思いも持っていた。一対一の学習では，安心して取り組めた。課題の内容の7割は，Cさんが自力で解ける問題にして，自信を失わせないようにした。最後に少しだけ一緒に解く問題を行い，学習に対する動機づけを失わないように配慮した。様子を注意深く観察しながら，注意集中が途切れないように丁寧に行い「今日は，顔色もよく元気に登校できたね」とか「あきらめないで，長い時間よく取り組めたよ」と，なにげなく声をかけながら，励まして達成感を持たせるようにしていった。

Cさんは，学習に集中して取り組めるようになると，少し考えなければいけない応用問題にも，粘り強さをみせるようになった。

指導が軌道にのった頃に，1週間のうちで参加できそうな授業を選択させ，その時間のみ参加させた。事前にその授業の教科担任とは，丁寧に打ち合わせをおこなった。また，小集団での活動の場としては，放課後の部活動への参加だった。顧問の協力を得て，Cさんが参加しやすく，生き生きと活動できる部活動の体制を整えていった。

保護者に対してもカウンセラーが定期的に面談をおこなった。母親は，頭では理解できても，不安感はなかなか払拭できなかった。ゆっくり母親の話を聞くことを継続しながら，Cさんの学習や指導計画についても理解してもらえるように話し，どのように学校と家庭とが連携をとったらよいか見通しをもってもらった。

大切なこととして，2年生の間にCさんと保護者に進路についての事前学習をおこない，進路についても新たな不安を抱かないように，早めの準備と対応を行った。

6）担任の新たな試み

担任は，カウンセラーとの話し合いで，保護者からの情報を聞きながら，次第にCさんの混乱や不安の意味を理解していった。それと同時に重要なことに気がついた。担任は「クラスの生徒が落ち着かないと，Cさんをからかったり，はやし立てたりして，ますますCさんを混乱させていたことが分かった。Cさんの姿は，クラスの生徒たちの精神安定のバロメーターだったように思う。それをCさんは教えてくれていた。もう一度，生徒たちと一緒に学級を立て直していく必要があると気づきました」と語った。

iv　おわりに

ADHDをもつ生徒たちの中で，事例のように学校や家庭で適切な対応がなされないと，思春期になってさまざまな二次的な問題をかかえてくる。まだ，心も体も発達段階にある子どであるだけに，自力でその困難を乗り越えさせるにはあまりにも弱い存在である。当然，自己防衛をするし，学習意欲も持続できない。また，対人不信や自暴自棄になっている子どもに，追い打ちをかけるのは，周囲の非難である。「中学生ぐらいになれば自分のしている行動が，どのような結果になるか分かるはずだ。だから叱られたり，非難されたりするのは当然で，それで分かるものだ」というような誤った指導をすることが往々にしてある。表面的な行動や態度から受ける印象と，心理的な内面の大きなずれが不理解を生んでいるのであろう。反対に，ADHD という名前だけが一人歩きすることで，「ADHD の子には，無理矢理させてはいけない」や，「自分のしていることがわからないのだから，行動を無視すればいいのだ」ということだけが誇張されて，“配慮という名の放任”や“何も刺激しない配慮”になる危険性もはらんでいる。

大事なことは，大人の側が，いかに子どもの立場にたって考えられるか，いかにその子にあった支援をしていけるかである。また，最良のメッセージである「あなたは，大切な存在である」ことを伝えていく試みを，根気よく継続していくことではないだろうか。

最後に，アメリカで 25 年間にわたって ADHD をもつ人たちを追跡調査をしている Weiss，Hechtman 両博士は，「ADHD を抱えながらも成人後にもきちんとした生活を送っている人達が異口同音に，今の自分があるのはひとえに，子どもの時に自分を信じてくれて，周囲の攻撃からかばってくれて，一番助けが必要だったときに権利を主張してくれた人がいてくれたお陰です」と語っている。

ADHD の子どもたちの理解が一日も早くが広がり，このような子どもたちに対して温かく，大きな支援の体制ができることを切に願うものである。

文　献

1）Fowler, M.：Maybe You Know My Kid. Birch Lane Press, 1993.（沢木昇訳：手のつけられない子 それは ADHD のせいだった．扶桑社，1999.）

2）宮本信也：症状・疾病別児童・生徒理解の視点： ADHD（注意欠陥多動障害）児の場合．学研，実践障害児教育，25(10); 14-17, 1998.

3）Selikowitz, M.：All About ADD: Understanding Atention Deficit Disorder. Oxford University press, 1995.（中根晃，山田佐登留訳： ADHD の子どもたち．金剛出版，2000.）

4）武田建：カウンセラー入門．誠信書房，1984.

II.3. 学童期のグループ指導

丸山　隆

東京都立梅ケ丘病院

i　はじめに

本章は，筆者の勤務する東京都立梅ケ丘病院で行っている「水曜学童グループ」の臨床を紹介したものである。当院では外来治療部門の一部として２つの学童グループがある。そのうちの１つがADHDと深い関係があり，毎週水曜日の午後に活動している「水曜学童グループ」である。ここでは外来通院をしている学童年齢の児童を対象としたグループ活動だけでなく，その親たちも同じ時間帯に親のグループを開いてグループワークを行っている。以下においてはこのグループの紹介をしながら本グループのスタッフを構成している，心理職，保育士，PSWといったパラメディカルの立場より，日々の実践に対する考察を紹介していきたい。

ii　水曜学童グループの臨床より

1．グループメンバーの児童の構成

この水曜学童グループは今から14年ほど前に立ち上げられた。以来，対象とするのはいわゆる学習障害（Learning Disabilities，以下LDとする）と診断・判定された児童とその近縁の臨床像をもつ児童であり，集団療法を行って

いる。したがって通称を「LD グループ」としている。加えて本院が東京都の公立病院であるという立場もあり，東京都衛生局における行政の立場としての LD 児対策の一事業としての性格をももっている。しかしここ４，５年程の間に，グループのメンバーとなる子どもたちの状態像に変化が生じてきている。水曜学童グループは，患児達の抱える問題点の主に社会技能・社会適応という側面に焦点をあわせて活動を行ってきた。1999 年に文部省に最終報告された「学習障害及びこれに類似する学習上の困難を有する児童生徒の指導方法に関する調査研究協力者会議」における LD の定義においては，学習面以外に生じる困難な問題については直接には触れられていないが，社会性，運動能力などといった領域においても困難を有することが認められている。当院が医療施設であるという性格上，対人関係あるいはコミュニケーションスキルなどの領域で適応上の問題が出てきたことを主訴として来院する患者家族が多い傾向にあった[2)]。そこで LD グループにおいてはその活動の視点としては，「LD にともなう社会適応上の問題」，そして「LD に随伴するさまざまな医学的な合併症，並びに発達上の困難」といったことが基本となっていた。以前も医学的には ADHD との診断を受けていた児童は少なからずいたものの，ここ４年程前からは，患児の主たる問題それ自体が注意欠陥多動性障害（以下 ADHD とする）に起因するものである，とでもいえるような状況であり，ADHD の診断を受けているメンバーが多勢を占めるに至っている。その理由として考えられることは，LD グループが発足した当時は他に LD 児を対象とした社会資源がほとんどない状態であったが，近年においては LD 指導を行う機関が公私を問わず増えてきており，精神科を掲げる当院よりは足を運びやすくなってきているのではないか，ということがあげられる。そのような現状に合わせてグループ運営の視点も，「主に ADHD に起因する社会適応上の問題」，そして「ADHD に類似する医学的および発達上の諸問題を抱える患者家族への援助」とでもいえるような状態になってきているのだろう。しかしこのような変化に直面しつつも運営上の目的が一貫性をもっていられる理由の一つとしては，LD と ADHD を合わせもつケースというのが比較的高率にみられるからであろう。

LD グループの大枠の目標は，長期的な視野にたって困難を抱える児童の二次的障害が生じることを予防的に阻止していくこととしていた。このことによって我々が患児の困難さや障害とされる領域にのみ気を配るのではなく，「学童期の発達的課題を乗り越えていく援助を行う」ということを中心に据えることによって，狭義の障害の違い，あるいは臨床像の違いを越えてかなりの幅をもたせた活動を行うことを可能にしているといえる。最近はさまざまな指導，グループ活動が教育の領域において行われている。一見して活動内容は似ているところもあるようだが，当院のグループの特色は，あくまでも医学的な問題を踏まえた上での援助である。教育の分野と比較して，できることとできないこと，言い換えれば援助活動の限界というものをしっかりと認識しておくことも大切である。各々の専門家はそれぞれの現場における立場や役割は異なっているので，何がどこまで援助できるのか，ということを自覚することは，各々の事業を展開していく際には最も基本となることであろう。ここを見落としてしまうと専門家として，援助者として，あるいはボランティアとしての仕事をすすめる際に，世の中の状況の変化に翻弄されたり，仕事を抱え過ぎたりするなどのような本来的には直面しなくてもいいような困難に出会ってしまうかもしれない。

2．児童への対応に関するいくつかの視点

LDグループは2000年度現在において，3グループ体制をとっている。内訳は月に2回活動する「月2グループ」，月に1回活動する「月1Aグループ」と「月1Bグループ」と呼んでおり，それぞれが週を違えて実施している。またメンバーは診断としてはADHDの児童に限らず，いわゆる自閉傾向のある児童，中軽度の知的障害のある児童，適応障害そのものが前面に出ている児童などが集っており，運営上は発達障害を中心にしながらも幅をもたせた観察眼が必要とされる。おそらく発達上何らかの困難を抱える児童が，複数の診断・判定のカテゴリーに該当する場合は少なくはないだろう。さらに集団適応力や発達の軸といった要素がからんでくる。そこで具体的にどのようなことを意識しながら運営していけばよいか，ということを経験則として以下に記してみる[3)]。

・ADHDの児童への一般的な理解
・Autism（自閉症）の一般的な理解を踏まえたうえで，情緒面・行動面にお

ける病的症状発生の予防的観点をもつこと
・中・軽度の知的な発達の遅れのある児童の一般的な特徴の理解
・境界水準知能の児童に対しての発達的視点に立った対応
・LDというとらえ方や考え方について
・生活年齢と発達上のアンバランスとのギャップ，年齢に期待される交友関係や学習の習得度などについて
・本人は自分がおかれている状況下でできごとに対してどのような意味付けをして，自分史作りにどのような体験として位置付けているのか，ということについて想像すること。特に情緒面において，不安感やストレス状態について継続的に気を配っていくこと
・本人は自尊心を守るためにどんな行動をしがちか，また信頼している人はどんな人か，ということについて
・チックなどの医学的な問題をどの程度抱えているかということについての気遣いやそれらの症状が生じたときにはその意味を考えていくこと

これらのことはあくまでもそれぞれのテーマに関しての「一般的な見解について」といった意味合いであり，現場の経験の域を出ないものでもある。それゆえに今後，各現場で詳細に具体化し，実践レベルで使い勝手のいいものができるようになるならばさいわいである。

3．学童期の課題

児童たちがメンバーとして活動に参加するということは，このグループ活動が各々の児童にとって何らかの意味をもっているということが前提となっているはずである。地域，学校，学年，家族背景などを異にする児童たちに共通しているのは，家庭で過ごすことと学校に通うことだけでは，社会性が必要とされる共同体に参加するための姿勢や力が十分に育っていないということがあげられる。ADHDやそれに類似する児童は，特に集団でなされる教育場面においては適応的ではない場合が多く，またそのユニークな振る舞いの意味を理解しようとしてもなかなか困難である。それゆえに教育現場ではその児童への対応の在り方を模索している経過中に，しばしば大きな問題が生じてしまうことが少なからずある。それでも児童は，一般に発達課題とされるテーマを経験して自分の糧としていく必要性を抱えている。何が発達課題かということについては多くの見解があるが，ここでは学童期の発達的テーマとして主に，

Erikson, E.H.の精神分析的自我心理学[1]と Salivan, H.S.の力動精神医学の公式[5]を参考にしながら，やはり現場での経験から考えられることを記してみる。本来的には発達年齢上の区分についての理由についても詳細に論じるべきであるが，それは筆者の手にあまることでもあるのでそれは省略させて頂きたい。ここでは1年生から6年生までの年齢幅について「学年」という単位で区分してみる。

1，2年生：自分のやりたいことは周囲にとっても望まれるものであること，その結果として心おきなく自発的な力を発揮できるようになること
3，4年生：自分の存在が集団にとっても望ましくあり，同年代の人と共同した活動を楽しむことができるようになること
5年生：自分が「個」として力を発揮できたり，「個」として仲間に認めてもらえるようになること
6年生：自分にとって，ある特別に大切な意味を持つような友人がいると感じられるようになること，そしてそれまでの主だった居場所である学校と家庭という以外に自分だけの拠り所になるような世界をもてるようになること

実際のところはこれらのテーマが切実さをもってくる時期は，個々の児童によって差があるであろう。しかしグループのメンバーとつき合っていると，なにか漠然とではあるがこのような発達的な変化が生じてくる節目に突入していく時期を遅れて迎えているメンバーが多いような印象を抱くことがある。

4．家族援助としての親グループ

学童期の児童の主な生活領域は学校と家庭である。児童のケアをするに際しては特に家庭での保護者である親に対する配慮は欠かせない。LD グループのもう一つの重要な柱が「親グループ」である。これはニュアンス的には集団精神療法というよりもグループワークといった雰囲気が強く，進行および全体のとりまとめは PSW が担っている。活動内容は具体的には毎回異なるものの，基本的に親に対してこれまで担ってきた役割について筆者らスタッフは次のようにまとめた[5]。

①子どもの障害や気持ちをよりよく理解できるようになった

②両親が協力して治療にあたることへ気づくようになるきっかけとなった
③地域の学校への働きかけ方を学ぶことができた
④母親が子どもの問題に巻き込まれないで自身の精神的な健康さを保つことに貢献した

これらの役割を考えてみると,学童期というのは児童にとってだけではなく,親にとっても将来に向けての歩むために基礎力とでもいうものを獲得していってもらうために大切な時期であるといえるだろう。①においては子どもとのよき関係を築き,円滑に相互理解を深めるためには必要なことであろうし,②は狭い意味の治療に限らないで,つまずきやすく,脆い面をもった子どもたちがよりよい日常生活を送れるようになるためのスタートみたいなものだろう。③はなかなか周囲には理解されがたい子どもが地域生活をうまくいかせる他に親が講じる手だてとしては,まず学校生活から理解を求めるという点で重要な意味をもつし,④は①～③のようなことを具体化するためにまずは必要な条件といえるだろう。このようであるから,保護者が親グループへ参加する意義は十分にあるし,親のグループワークはLDグループの活動として欠かせない。

5．LDグループのタイムテーブル

児童のグループにおいて実際に用いているタイムテーブルは次の表1のようである。月1Aグループ,月1Bグループ,月2グループの3グループのどれも同じ時間帯で動いている。活動場所は院内にある体育館である。内容としては他に調理,製作,プール,遠足(年に1回)などがある。いずれの活動も基本的には,楽しんで参加してもらうことを大切にしている。「どのくらい上手にできるか」とか「もう少し頑張ろう」などのような評価を下すことは本来の目的ではない。「ほめる」ということ一つ取り上げても,自尊心を傷つけないようにすることは配慮のいることである。

6．よくある風景

早い人は14：00を過ぎた頃から来院しはじめる。受け付けを済ませると14：30までは外来の待合室で漫画を読んだり,ゲームをしたりして過ごしている。少しずつなじみの顔が集まってくる。親同士は談笑しながら14：30になるの

表1　タイムテーブル（「2000年度活動案内」より一部を抜粋）

時間	内容	ねらい・活動内容など
14：50	ミーティング	・挨拶をして，当日の遊びやテーマにそって話し合う ・グループの中で他児の話を聞いたり，自分の思いを他者に伝える力を育てる ・司会や書記を子どもたちにやってもらい（スタッフがサポート）役割を担う中で自信をつけたりコミュニケーション能力を改善することを目指す
15：15	活動	・ミーティングで決めた内容にそって活動を行う
	スポーツ 調理 工作など	・苦手な活動や経験不足の遊びを小集団で行うことにより，運動面，情緒面の発達に働きかけるとともに，技能などを評価しないような集団活動への参加を通して，自信をつけたりコミュニケーション能力を改善することを目指す
15：50	おやつ	・おやつの準備や片付けなどをスタッフと一緒にすることによって，生活面での社会性を促す ・リラックスした雰囲気の中で楽しみながら軽いおやつを食べる
	報告	・その日に子どもを担当したスタッフと短時間の話し合いをもつ。その間子ども達は入室の時と同じように遊ぶ
16：30	解散	・担当のスタッフと話が終わった方から解散

を待って，親子で体育館に向かう。そこには打ち合わせを済ませたスタッフが来ており，顔を会わせた順に「～君こんにちは」と声をかけあう。体育館の左横にアリーナという少し大きな部屋があり，来た順番にあらかじめ置いてあるカゴに一人ずつ自分の持ち物を入れていつも使っているカゴにネームプレートをはる。そして病院でいつも用意されているおなじみのサッカーゲームやボーリングなどに興じる。ミーティングが始まるまでに少しずつメンバーが集まり，3つか4つのグループができあがっていき，段々とにぎやかになっていく。

14：50になるとその月のリーダーの職員が声をかける。「さあ，みんな，そろそろ時間になったのでゲームを片付けて座って下さい」。なかなかゲームを中断できずに，座ろうとしないメンバーが大体いつも3人ほどいる。いつも同じ顔ぶれというわけではないが。ほとんどが落ち着いたあたりでリーダーのスタッフからあらためて声がかかる。「みなさん，こんにちは，それじゃあミーティングを始めたいと思います。まず最初に今日の司会と書記を決めます。それじゃあ，誰か司会やってくれる人は手をあげて下さい」。その日の遊びは毎回みんなで意見を出し合って，多数決で決める。その進行役はメンバーに募る。このときもいつもやりたがる人というのはいるが，たまに遠慮しながら勇気を発揮してみるメンバーもいる。司会も書記も立候補が複数いる時は公平にジャンケンで決める。いつのまにかそんなルールになっている。ジャンケンというのはメンバーにとって，不満の残らない決め方らしい。よそ見をすることが多い人もジャンケンのときはじっと注目している。その後はリーダーのスタッフが司会や書記を補佐しながらではあるものの，進行役はバトンタッチ。「今日は何をやりたいですか，意見のある人は手をあげて下さい」。すると元気のいいメンバーから，「ハイ，ハイ」と意見が出る。

一番人気があるのは，学校ではできないトランポリン，続いて逆に学校ではよくやるドッチボール，そして時々はキックベースなどというものが出てくる。他にもある。バトミントンも頑張ったし，鬼ごっこなんかもみんなで楽しんだ。熱中度が高いのはやっぱりチーム対抗戦となるゲームだ。普段は活躍できないメンバーも，難しいルールを破りがちなメンバーもここでは必ず活躍できる見せ場に登場する。1年生も4年生も，5年生だって一緒になって熱くなれる。「一緒にやっているスタッフは大人だ」なんていうことはあまり関係がなくなってしまうようだ。赤と青のチーム分けからはじまって，作戦会議に戦略の実行までメンバーは真剣である。時にはキャプテンをやりたいメンバーが同じチームに何人もいたりしてなかなかまとまらない時もあるが，お互いに思いきり主張をした後にはなんとなく決まっていく。「自分も参加できてる」ということが十分に感じられているのかもしれない。何回も参加して上達してきたりするとたどたどしくしている他のメンバーに教えてあげたりするような余裕も生まれてくる。ミーティングが終わってからのこのような40分間は，いつもあっという間に過ぎてしまう。

15:40になる頃には真冬でも汗を額ににじませてアリーナに戻ってくる。手を洗ったらおやつタイムである。あんなに活躍していたメンバーはおやつのときにはとても静かだ。アリーナの真ん中にテーブルと椅子をセッティングした後には，お皿に御菓子を分けたりコップに麦茶を入れたりすることはメンバーがお手伝いでやってくれることが多い。グループの時間の中で静かなひとときが過ぎていく。食べ終ったメンバーから立ち上がっていき，再びゲームにとりかかる。にぎやかさが戻っていく。スタッフはおやつの片付けをしながら，親グループから戻ってくる親との親面接のために椅子を何カ所かにセッティングしていく。ぽつぽつと戻って来た親と順番に各担当スタッフが話をして，終了次第にメンバーは帰っていく。一人一人近くにいる人たちと「さよなら」と声をかけ合っているのが聞こえてくる。そんなかけ声も少しずつ減っていき，16：15頃には残っているのはスタッフだけになる。

いつも円滑にいくわけではない。ときにはトラブルも生じる。ADHD児どうしのトラブルというのは大抵，相方の主張は対立しているというよりも，単なる我の張り合いであることが多いようである。ほっておいてもそこから何かを学んでもらうことを期待することはあまりできないように見受けられる。「喧嘩」ではなく「トラブル」が多い。だから時には当事者同士を引き離しておくことそのものが必要な事態が少なからずある。「主張のぶつかりあい」というようなときには当事者で事態を納めることを期待もできる。暴力は別にしても，そんなときはあまりスタッフは介入しないで，メンバーが自力で直面した事態を何とかしようとしているの見守るようにしている。

iii　まとめ

LDグループではなんら特別な治療プログラムで進められているわけではなく，さまざまなオーソドックスな視点を幾つも組み合わせている。例えば，児童精神医学，発達心理学，グループワーク，カウンセリング，コンサルテーション，行動療法などの幾つものキーワードが複雑に絡み合っている。どのような技法をどのような場面に用いているか，あるいは，どんな考え方が集まってグループ活動の理念を構成しているかというようなことについて明らかにしていくことは今後の課題であるだろう。

文　献

1）Erikson, E.H.: Psychological Issues Identity and the Life Cycle. International Universities Press, 1959.（小此木啓吾，小川捷之，岩男寿美子訳：自我同一性．誠信書房，1973）
2）丸山隆，高林健二，若林幸子，海老島宏：LD専門外来の役割．第97回東京都衛生局学会，172-173, 1996.
3）丸山隆，海老島宏，吉田友紀子，千田若菜：発達障害圏の学童グループの実践．第8回日本LD学会論文集，124-127, 1999.
4）丸山隆，塩谷佳代，海老島宏，国吉桂子，竹内美代子，上部浩子，川畑俊一，

鈴木朝子，大山綾子，庄司庸子，阿部亜紀子：LD グループの活動―第二報・親グループの展開についての考察―．第 104 回東京都衛生局学会論文集，412-413，2000.

5）Sullivan, H.S.: The Intepesonal Theory of Psychiatry. New York; W.W. Norton & Company, 1953.（中井久夫，宮崎隆吉，高木敬三，鑪幹八郎訳：精神医学は対人関係論である．みすず書房，1990.）

II.4.

教育と医療の連携

海老島宏

東京都立梅ケ丘病院

i　はじめに

学齢期のADHD児の治療にとって，医療と教育の連携は不可欠である。しかし学校に入る前にすでに，保育園や幼稚園からの連携が必要な場合が増えつつある。ある親御さんは，我が子の飛び出しや他児への乱暴のために園から呼び出しを受け，「どういうしつけをしているのか」と注意され，相手の親に謝罪しすぐに小児科や専門機関に相談に行くように言われる。そしてさらに「保育園や幼稚園を辞めて欲しい」と言われ，辞めざるを得なくなった例もある。親は困惑し子どもを厳しく叱るが，逆効果で子どもはますます荒れ，われわれの梅ケ丘病院を受診する頃には，親は完全に「育児ノイローゼ状態」となる。先生方の勧めに従って，親子が病院を受診しADHDと診断され，早期に治療が開始されることはむしろ稀である。なぜなら親が保育園や幼稚園に不信感を持ち，園の指導が悪いからいろいろな問題が起こるのだと考えるからで，そうすると治療の開始はますます遅れることになる。親が仕方なく少人数の受け入れを行っている園に我が子を転園させて，なんとか緊急事態を乗り切った例もある。多動で落ち着きのない子どもに対する園側の受け入れ体制は千差万別である。人手に余裕のある園では，若い先生が子どもにマンツーマンでついている所もあるが，一般的にはADHDの子どもには介助員はつかない。このように ADHD の子どもの治療では，子どもが保育園・幼稚園・小学校・中学校・高等学校と成長していくにつれて，医療と教育の密接な連携がますます必要となる。本章では病院と学校，治療現場と教育現場が，いかなる連携を図るべきかについて述べる。

ii　梅ケ丘病院における教育との連携

梅ケ丘病院が現在，ADHD に関して行っている医療ならびに医療－教育連携事業は，次のとおりである。

1．診断の確定と症状理解の援助

外来では，親から子どもの生育歴や現在の家庭や学校での状態を聞き，実際の子どもの状態を観察し，心理検査や脳波検査を実施し，得られた情報を多元的に総合して診断を確定する。診断はその後の治療や指導を進めていく上で有効なものでなければならず，診断のための診断であってはならない。そして親や教師に ADHD という障害の存在を知ってもらい，我が子が ADHD であることを受け入れ，子どもの示す症状や行動の意味を理解し，子どもの示す現実の問題に対して，われわれとともに立ち向かうように心を決めてもらう。

2．子どもに対する接し方の指導

ADHD の子どもには接し方のこつがある。ひとは誰でも怒られるよりも褒められるほうが好きで，褒められるとがんばろうという気になる。特に ADHD の子どもはそうである。彼らは注意されたり叱られたりすると，すぐやる気をなくしてしまう。だから叱るのはその場で簡単明瞭にすませ，褒める機会を増やすことが大切である。そのために本人と話し合って，成し遂げるべき課題や役割を決め，できたら褒め，できなかったことは責めないようにする。このように褒めることを通じて子どもの行動の改善を図るのが，ADHD の子どもへの接し方のポイントである。

3．薬物療法

アメリカでは薬物療法が主流で，わが国でも少しずつ行われるようになった。

通常は中枢刺激剤のメチルフェニデート（methylphenidate）が使われる。この薬は多動や注意・集中困難を示す子どもの過半数に効くと言われている。メチルフェニデートを服用すると稀に，食欲不振や入眠困難がみられるが，これらの副作用に十分注意しながら服用は午前中だけにし，学校のない日は休薬するなどのきまりを守れば，メチルフェニデートは決して危険な薬ではない。また興奮や乱暴が強い場合には鎮静剤や抗精神病薬が，脳波異常やひきつけがある場合には抗てんかん薬が使われることもある。

4．行動療法と心理療法

幼児期や学童期には，トークン・エコノミーあるいはロール・プレイなどの行動療法や社会技能訓練（ソーシャルスキルトレーニング）が有効である。10歳を過ぎて自我意識がめばえ始める前思春期以降には，これらの治療技法に加えて心理療法が効果的となる。心理療法には個別と集団がある。これらの治療技法については後で述べる。

5．学校における講演会や事例検討会への参加

梅ケ丘病院では地域の教育委員会から講師派遣依頼があった場合には，スタッフが学校に出向き，教師あるいは父母を対象とするADHDの講演会に参加し，ADHDに関する基礎知識を述べ質問に答えている。また事例検討会に参加し，教師や養護教諭と一緒に，具体的対応方法について話し合っている。運良く地域の学校や教育相談室で，親御さんや子どもにじかに会えれば，学校と医療との連携はかなり容易になる。

6．学校あるいは地域での研究会や親の会への参加

各種のADHDの研究会や親の会に参加し，新しい知見を収集したり医療情報を提供したりして，子どもに対する具体的接し方や関連する社会資源の利用方法について助言している。最近の親御さんたちの情報収集力やネットワーク作りは見事である。親の会の存在は，親が子どもに関する悩みを共有して相互に支え合い情報を交換する場として心強いかぎりである。

7．梅ケ丘セミナーの開催

梅ケ丘病院では平成3年度から，教師，養護教諭，心理士，ケースワーカー，保健婦などを対象とした公開講座「梅ケ丘セミナー」を，東京都庁都民ホールで年2回開催している。講師は梅ケ丘病院の医師，心理士，看護婦，ケースワーカーが務め，必要な場合には外部講師を招いている。最近開かれたADHDに関するセミナーは，参加希望者が多くて一部の方の参加をお断りせざるを得ないほどであった。病院スタッフと関係者が一同に会してADHDに関する理解を深め，具体的事例の処遇方法について話し合い連携を模索する場として，セミナーの存在は貴重なものとなっている。

8．梅ケ丘研究会の開催

梅ケ丘病院では平成9年度より，小学校・中学校・高等学校の養護教諭や教師たちと隔月，事例検討会を開いている。先生方が学校現場で対応に苦労している事例を毎回持ち寄ってもらい，医療スタッフと共同して子どもの理解，診断，考えられる原因，学校での対処方法などについて話し合っている。最近はADHDと思われる事例が多く，学校での先生方の対応の苦慮ぶりがじかにうかがわれ，われわれには大変参考になる。学校現場はプライバシー情報のはざまにあり，教師と親との間に信頼関係ができてはじめて適切な対応が可能になる。学校と医療の連携は親の了解なしには不可能であり，学校の体制作りも担任教師や校長の姿勢に左右される。梅ケ丘研究会では，教師の，親との信頼関係の作り方や医師との連携のとり方，そして学校における体制作りなどについて話し合っている。

9．入院治療について

ADHDの子どもに，行為障害，反抗挑戦性障害，ひきこもり，不登校，家庭内暴力などが合併し，家庭や地域での処遇が困難になった場合には，施設入所や入院が必要になることがある。特に不登校，家庭内暴力，ひきこもり，強迫症状，抑うつ状態などが見られる場合にはしばしば入院となる。

10．青鳥養護学校梅ケ丘分教室への通学

発達期の子どもにとっては入院中も教育は不可欠である。入院中の義務教育年齢の子どもは，希望すれば院内に併設されている青鳥養護学校梅ケ丘分教室

に通学することができる。しばしば地元校から進路変更の可否を含め，子どもに合った教育環境や指導方法を見つけるために，院内分教室通学が要請される。そして退院後に，通常学級から心障学級や養護学校に進路を変える事例もよくある。このように院内分教室に通学を開始したまさにその時点から，医療と教育の連携は始まる。そして退院が近づくと分教室と地元校の情報交換が必要となり，その際教師同士の方が連携はスムーズに行くことが多い。

iii　教育現場と医療の連携のあり方

1．幼稚園や保育園での ADHD の発見

ADHD の子どもたちの幼児期の早期サインとしては一般的に，始語の遅れ，始歩後の多動・飛び出し・迷子の多いこと，人見知りのないこと，一人遊び，夜泣き・夜驚・夢中遊行，夜尿・チック・吃音，基本的生活習慣の身につけにくさなどがある。また保育園や幼稚園などの集団場面ではしばしば，落ち着きがなくじっと座っていられずに，立ち歩きが多く，教室や園から飛び出すこと，最後まで先生の話を聞かず自分勝手な行動が多いこと，言葉によるコミュニケーションがうまくできずすぐに手が出ること，乱暴で喧嘩が多く弱い子をいじめること，奇声を発し勉強の邪魔をすることなどが見られる。このような子どもに出会うと先生方は，親との面談で園における子どもの状態を説明し，家庭における子どもの状態を聞き，今までどんなしつけをしてきたのかを尋ねる。その時先生方が，親の育児の苦労に共感の態度を示せば，親はこころを開き先生方の話に素直に耳を傾ける。しかし，親が先生方を信頼せずにこころを閉じ，育児の不安を相談できず，むしろ家では問題がないのに，園で問題が起こるのは，園の指導に問題があるからだと考えると話はこじれる。また先生方がそういう子どもに出会った時に ADHD について知らなければ，親の育児の苦労を多元的に理解することはできない。保育園は 8 時間保育が普通で統合保育がなされていると，多動で言葉が遅れていたり，自閉的だったり，身辺未自立であったり，集団生活が苦手だったりする子どももしばしば入園する。その時介助員をつけるためには専門医の診察と診断書が必要である。保育園は自由保育が中心で，幼稚園に比べると ADHD の子どもの問題が表面化することは少なく，それだけ園生活の許容度が高い。一方幼稚園では，椅子にちゃんと座って，

先生の話をきくことが必要である。他の園児や親の目は厳しく，トラブルメーカーは排除されがちである。先生方には，ただ園での出来事を親に伝え注意するだけではなく，親の訴えに共感し親の育児の悩みを受け止め，ともに問題の解決を図って行くという姿勢が是非とも必要である。そして ADHD が疑われる場合には，専門機関への相談を勧めて欲しいが，はじめは保健所や小児科がよい。先生方は日常の園での指導では，マンツーマンで子どもにはっきり指示を与え，絶えず視野に入れ安全に気を配り，できた課題ははっきりと褒め，叱ることは避け，どうしても叱らざるを得ないときには目を見て，子どもがどうして叱られているのかはっきり分かるように叱るべきである。ADHD の子どもは家庭でも叱られてばかりいることが多く，親にもなるたけ褒めるように指導するのがよい。

2．小学校における ADHD

通常 ADHD は小学校で発見される。彼らは授業中立ち歩いたり，よそ見をしたり，他児に嫌がらせをしたりし，先生が注意すると奇声を発して授業を妨害したりする。また授業に必要な教材の準備や提出物を忘れたり，遅刻が多く約束が守れず，すぐばれる嘘をついたり，ひとの物を取ったと言われ泥棒扱いされる。クラスメイトとの喧嘩が多く，物に八つ当たりして壊し先生に反抗する。それで彼らは低・中学年では「いじめっこ」と言われ，高学年ではむしろ「いじめ」や「しかと」の対象になりやすく，しばしば不登校となる。幼稚園や保育園でははっきり現れなかったこのような多彩な症状が，より自律度の高い小学校では出現しやすく，親は混乱しそれまでの漠然たる育児に対する不安は現実のものになる。入学前に言葉の遅れや多動のために，保健所や小児科の受診をしたことのある親はまだしも，普通の親は先生方から呼び出しを受けると，子どもをうまく指導できない教師に対する不満と，わが子に対する不満を感じる。親は自分の子どもこそむしろ被害者であるという意識を，当然のことながらしばしば持つ。実際，低・中学年では先生の対応一つで，ADHD の子どもの示す問題行動が消失することがあり，親の言い分にも一理ある場合がある。教師はこのような親の不満や不安を受け止め，一緒に問題の解決をめざしながら，検査や診断の確定のために子どもの専門機関への受診を，親に勧めていくことが大切である。親はわが子が家では落ち着いているのに学校で落ち着かないのは，学校の指導が悪いせいだとしばしば訴える。そのような場合には親とゆっくり話し合うことが大切である。家ではゲームをしたりビデオを見たりなど，自分一人ですごす生活パターンがすでにでき上がっていることが多く，生活は表面的には落ち着いている。しかし家での生活はあくまでも個人的なものである。一方学校生活は集団生活のルールを守ることや，複数の人間との協調性が要求される社会的場面であり，ADHDは個人的場面よりも，社会的場面でしばしばあきらかになる。ADHDの子どもの対応で大切なことは，原因探しを一時止め対症療法的な対応をまず行うことである。そして親と教師が相互に責任をなすり合うことを止め，子どもの示すさまざまな行動の意味を考え，対処の仕方を協同して工夫することが大切である。

3．親への説明と専門機関への紹介

教え子にADHDが疑われた場合，親への説明は慎重になされるべきである。その時先生方が毎日つけている生活記録が役にたつ。現在の子どもの状態が，いつからどんな場面で見られるかを客観的に話し，学校側の対応を説明する。そして学校だけの対応には限界があることを告げ，しかるべき専門機関への受診を勧める。すでに記したようにこれらの作業は，親の育児不安を十分受け止めながらなされるべきである。よく先生方の中には，「こういう子どもは何十年間の教師生活で初めてです」と親の前で言う教師がいるが，先生にとっては嘘偽りのない本心からなのであろうが，この一言が親のこころを閉ざしてしまう。また子どもがクラスの強い子の尻馬に乗って一緒になって，授業を妨害したりクラスメイトをいじめたりした時に，本人一人に責任があるかのように言われると親は反発する。そして子どもが小学校の高学年や中学生になって，逆にいじめられて不登校になったりした時に，親が担任に訴えると，「そういういじめの事実は知りません」とか「それは本人のせいでしょう」としばしば言われてしまう。その結果当然のことながら，親はこれ以上担任に言っても仕方がないと思い，そのまま学校に対する不信感をつのらせて黙ってしまうか，教頭や校長に直訴する。そうなると親－教師関係は最悪なものとなる。担任がいじめの事実を知らないのなら「すぐに調べてみます」とか，「今後注意します」と言うべきである。また子どもが「いじめられた原因」はどうあれ，「いじめること」はいけないことであって，いじめの責任を本人のせいにするのは本末

転倒である。子どもや親は被害者であるという認識に立った上で，子どもや親に対応しなければ，子どもや親は先生の指示には従わないであろう。

4．紹介時に注意すべきこと

専門機関への紹介は，親子の納得を得てなされるべきである。梅ケ丘病院への受診は，最近は色々なルートからなされている。その中でも学校の担任や養護教諭の紹介が一番多い。また情報化時代を反映して，テレビ，雑誌，インターネットなどを見て来院されるケースも増えている。紹介ケースでは初診時に，担任や養護教諭が生活記録を持って付き添ってくれると助かる。校長や教頭や教育委員会の職員が付き添って来院される場合は，親と学校の関係がこじれているケースが多く，入院依頼となる場合が時々ある。初診時に必要な学校での生活指導記録は，担任から親に持たせてもらうか，親の了解を得て担任に別途郵送してもらっている。通常，学校での生活指導記録には指導経過が記載されているが，記述が客観的過ぎて教師や学校が子どもや親にいかなる対応をしたのかが分からないことがよくある。親と教師のやりとりを，われわれは是非とも知りたい。親が直接来院されるケースの中には，親が担任や学校とうまくいかずに，学校に内緒で見える場合がよくある。診察が終了し親に，学校の対応の疑問点を教師と話し合うように勧めてはじめて，親と教師との間に強い相互不信があることが判明する場合がしばしばある。このような場合には親から教師に受診の事実を告げ，再度冷静になって教師と話し合いを持つように勧める。その際に親に医師の報告書を持たせたり，こちらから教師に電話をかけたり，反対に先生から電話をかけてもらったり，あるいは直接親と教師に一緒に来院してもらい三者で話し合いを持ったりする。そうするとこじれていた親と教師の関係も，間に医療が入ることにより改善しやすくなる。

iv　教育現場での具体的対応方法について

1．学習環境の整備について

授業中 ADHD の子どもが，教師の指示に従って課題を遂行するためには，子どもが今自分は何をしなければならないかを分かっている必要がある。そのためには学習環境を整備して，教師の指示が明確に子どもに理解できなければならない。子どもの注意を逸らすことなく教師の指示に集中させるには，物理的環境に工夫が必要である。座席はクラスの最前列で教師の机のすぐ横に取り，他のクラスメイトや窓の外の景色や壁の掲示物が子どもの目に入らないようにする。注意を逸らしやすい刺激はなるべく避ける。本人の隣には落ち着いた面倒見のよい子どもを座らせ，落ち着かない子ども同士は座席を離す。教師がクラス全員に向けて喋った後に，本人に指示をマンツーマンで与えるには，子どもを最前列に座らせるのが便利である。通級クラスでの個別の指導は，文字や数の学習に適している。文字や数などの教科学習では個別学習が，対人関係スキルや集団ルールの学習では集団学習が効果的である。

2．指示は分かりやすくする

指示を正しく子どもに伝えるにためは，教師が子どもと目と目を合わせ，表情や身振りを交えて分かりやすく簡単な言葉ではっきりと述べる。念のために復唱させたりメモをとらせたり，教科書を指でさしたり下線を引かせたりするのもよい。黒板に書いたり紙に書いて黒板に貼ったりするのもよく，実物や模型や写真やビデオや図表などの補助教材を使うのも効果的である。子どもたちが興味を持って課題に取り組むような教材の工夫が大切である。

3．叱ることは減らしてできるだけ褒める

褒め上手は育て上手と言われている。ひとは誰でも褒められるともっとがんばる気になるが，叱られ注意されてばかりいると，反発してすぐにやる気を失ってしまう。たまたま良い行いをした時に褒めるのも一つのやり方だが，行動療法ではあらかじめ子どもと話し合って達成すべき目標を決めておき，課題が達成できたら褒め，できなければ無視する。子どもを褒めるためには周到な準備が必要であり，あらかじめ子どもの得意な面と不得意な面をよく調べ，褒める課題を設定しなければならない。

4．なぜ叱られたか分かるように叱る

子どもはいけないことをして注意され，自分がいけないことをしたとわかれば普通は反省する。しかし人前で叱られてプライドを傷つけられ，あるいは感情のままに叱られると，かえって反発しか感じない。体罰も，殴られて痛かっ

たという恨みしか残さない。叱るのはその時その場で，できるだけ感情を交えずに簡単明瞭にすべきである。熱心な先生が子どもを叱り，そのことを連絡帳に書くと母親がそれを見て叱り，子どもが言うことを聞かないとさらに父親が叱り，その結果子どもは同じことで3回も叱られることになる。もちろん，問題の性質にもよるが，学校であったことは学校で済ませ，家にはなるべく持ち帰らせないのがよい。また叱って意味があるのは，叱る側と叱られる側に信頼関係がある時である。担任を差し置いて学年主任や教頭が叱っても余り効き目はない。子どもと信頼関係のある教師が叱るべきである。

5．自発性を養うことが大切

彼らはしばしばぼーっとしていて，いちいち指示しないと動かない。そして物事への取り組みが遅く，いわゆる「指示待ち」がよく見られる。そのくせいったん始めると切り上げが悪くなかなか止めない。10歳前の学童期の子どもたちは，発達的に言うと集団的自我の段階にあり，先生に褒められたくてゲーム感覚で課題に取り組む。しかし10歳以降の前思春期になると，自分は他人と違うという自我意識が芽生え，やってうまくいけばがんばるが，やってもうまくいかなければすぐ諦めてしまう。通常子どもたちは小5～小6になると，放課後クラブ活動に参加したり塾に行ったり友だちと遊んだりと，毎日なんらかの目的意識を持って生活を送り始める。しかしADHDの子どもは勉強もスポーツも苦手で親友もできにくく，自発的には何もせず嫌なことからは逃げ回るようになる。子どもの得意なことを褒めながら，苦手な課題も取り組むように仕向けていくことが大切である。特に前思春期以降の子どもに対しては，勉強ができる，スポーツがうまい，格好いいといった既成の価値にとらわれずに，思いやりがあって優しい，ボランティア活動をしている，負けても最後までがんばったなど，その子どもの良い面を認めて褒めてあげることが，自信をつけ自己評価を高めるのに役立つ。子どもたちは，自分が認められると自発的意欲が高まり，やる気を起こすからである。

6．行動療法的アプローチ

行動療法的アプローチは特に幼児や学童が，基本的生活習慣を確立し，集団生活のルールや対人関係のルールを獲得するためには極めて有効である。例えば忘れ物が多い子どもを，忘れ物がなければ褒め，忘れ物をしても無視し，何回か忘れ物がなかったら皆の前で褒めてやると，子どもの忘れ物はみるみるうちに減る。幼児や学童は自我が未発達で，気持ちや考えを言語化するのが苦手なので，子どもの意図にはかかわらずに，結果のみで評価を与える行動療法は，子どもには分かりやすい技法である。行動療法では，毎日勉強や宿題をする習慣を身につけることは，いい成績をとって有名校を卒業していい会社に入りたいという意図の有無にはかかわらずに，まずは良いことと考える。ガリ勉に賛成しているわけではないが，勉強しないよりはする方がよいと行動療法は考える。教師と子どもが課題の目的や意味を話し合い，課題達成後の報酬を決め，両者が合意すると治療は始まる。子どもの側にやる気がなければこの技法は成り立たない。課題が達成されない時は，原則的に教師は注意したり叱ったりはせずに，中立的態度を堅持しなければならない。褒めるというプラスの評価を与えることが，良い習慣の獲得には不可欠であり，注意したり叱ったりというマイナスの評価を与えることはむしろ有害であると，行動療法は考える。

7．トークン・エコノミー

行動療法の一つにトークン・エコノミーがある。トークンとは，ルーレットなどで使う模擬貨幣のことである。幼稚園児たちは毎日休まず登園すると，先生がシールをノートに貼ってくれるので，シールが欲しくて休まず行く。そしてひと月行くと大きなシールがもらえる。子どもたちは「どうして幼稚園に行くの」と聞かれると，「シールをくれるから」と答える。同様に小学生が宿題をして行くと先生が花マルをくれる。子どもたちは先生の花マルが欲しくて宿題をする。遅刻や忘れ物がなければ表にマルをつけ，マルが10個たまったら皆の前で褒めてやり，20個たまったら小さな表彰状をあげる。このようにシールが欲しい，花マルが欲しいという子どもの気持ちをうまく利用して，ゲーム感覚で子どもにやる気を起こさせるやりかたは，子どもにある課題を達成させるためには極めて有効である。

8．心理カウンセリング

10歳を過ぎ前思春期になると，心理カウンセリング的アプローチが必要になる。それまでに子どものこころにかたち作られたマイナスの自己評価を払拭し，プラスの自己評価を与えるには，教師は本人が気づいてない長所に気づかせ，自信をつけさせなければならない。彼らは勉強をしたのに良い点数が取れず，練習したのに試合に負けると，すぐやる気をなくしてしまう。結果だけで評価せずにプロセスを大事にし，まじめに試験勉強をしたことや試合の練習をしたこと，最後まで試験や試合をがんばったことを褒めてやるべきである。また自分は友だちに嫌われればかにされていると思い込み，集団から孤立ししばしば不登校やひきこもりが見られるが，その時なぜ友だちから嫌われるのかを一緒に考える必要がある。例えば身だしなみがだらしないこと，言動が粗野で，ひとの気持ちを考えずに傍若無人に振る舞うこと，後先を考えずに無鉄砲に行動することなどを，少しずつ気づかせて行くいとが大切である。対人関係のルールの学習や集団生活のルールの学習では，個別カウンセリングよりも集団カウンセリングが適している。ある子どもは友だちに，「ばか，お前なんか死んでしまえ」と言われ，同じ言葉を下級生や弟妹に浴びせ，八つ当たりして憂さをはらす。ひとのふり見てわがふり直せという言葉があるように，その子どもはグループ治療の場面で同世代の子どもから，「自分も悔しくて弱い子どもに八つ当たりして気を晴らしていたが，かえって後で嫌な思いがした。いじめの原因は自分にあり，自分が素直になったら友だちができた」と言われ，目からうろこが落ちる。かれはそれ以後自分の言動に気をつけ，素直になったら友だちができた。このように親や教師が百万言費やすよりも同世代の仲間の一言が効くことがある。グループ治療は，対人関係のスキルや社会のルールを学ぶのに最適である。

9．ロール・プレイ

子どもがクラスのルールを守れずに孤立した時に，教師が子どもに号令当番やプリント配りの役割（ロール）を与え，役割が果たせた時に褒めてあげると，クラスメイトも子どもを評価し，その存在を認めるようになる。そうすると子どもは自信をつけ，クラスという集団に対する帰属意識を持つようになり，学校という集団のルールを守るようになる。家庭でも親が，毎朝子どもがポストから新聞を取ってきたら褒めてやると，子どもは自分が家庭の一員として認められていると思い，親を尊敬し，親の言うことを聞くようになる。ロール・プレイという技法は，果たすべき役割を決め，役割が達成されたら褒めることにより，子どもの自尊心を高め，その結果として集団のルールを守る意識を高め，プラスの自己像を作るのに役立つ。

10. 社会生活技能訓練（SST ： social skills training）

社会生活技能訓練は子どもたちが，対人関係のスキルや集団のルールを学習するプログラムである。彼らは黙ってひとの物を使い，返すのを忘れて泥棒扱いされる。物をひとから借りるには一言いって承諾を得，済んだら必ず忘れずに返すのがルールである。また問い詰められると，ひとからもらった，あるいは落ちていたと，すぐばれる言い訳をするので，嘘つきと言われる。その場合には，話を作らずに素直にありのままを言うことが大切である。社会生活では挨拶や儀礼の言葉も大切である。「おはようございます」や「ありがとう」の挨拶に加えて，教師や職場の上司に注意された時に，ぶすっとしてふてくされているのはよくない。「済みません，今後気をつけます」の一言が大切である。ひとから疎まれ嫌われるのも，身だしなみのだらしなさや，ひとの話を聞かずに喋りまくり，ひとの気持ちを考えないからであることを，子どもに分からせる必要がある。これらのスキルやルールは子どもにとって，小集団場面で仲の良い友だちから指摘されると，効き目があり学習しやすい。社会生活技能訓練にはさまざまなやり方があるが，ADHD の子どもの場合におけるこの訓練の目的は，日常生活の具体的場面を想定して，どうしたら相手を傷つけずに自分自身の気持ちや考えを相手に伝え，より柔軟に現実の課題に対処できるかを学習することである。

11. 個別教育プログラム（IEP ： Individualized Education Program）

個別教育プログラムとは，個々の子どもの持つ障害の特徴に合わせて作られたプログラムのことである。プログラムを作るには，教師，医師，心理士，OT，ST，ケースワーカーなどの専門家によるそれぞれのアセスメント（評価）がなされた後に，治療方針についての協議がなされなければならない。しかしわが国では各専門家間の連携が悪く，担任の教師に全責任がかかってしまうことが多い。担任教師と，学外の児童精神科医や心理士や児童福祉司などとの連携が望まれる。また学内では校長を中心とした担任教師のバックアップ体制作りが大切で，担任を孤立させてはならない。

12. 学習障害について

彼らの過半数には学習障害が合併する。そして彼らは，国語や算数の遅れに加えて，手先の不器用さや協調運動性障害のために，体育，音楽，図工などの表現科目が苦手である。クラスメイトや教師が，子どもがうまくできなかった時に人前で子どもを笑うことは，登校渋りの原因になりやすい。教師は子どもの気持ちを理解して，むしろ笑った子どもを注意すべきである。そうすることで，子どもは教師を信頼するようになり，嫌なことでもがんばって取り組むようになる。文字や数の学習では，視覚的な手がかりや補助教材が使われており効果をあげている。

13. 就労援助について

彼らはひとに対する気働きや配慮を要する営業やサービス業には不向きで，からだを使う製造業・運輸・土木・園芸などに向いている。そして仕事を選ぶには，雇い主に本人の状態についての理解があること，仕事が本人の興味や関心に合っていること，本人が焦ることなく自分のペースで仕事をできること，肉体的負担や危険性がないことなどについての配慮がなされるべきである。また本人サイドにもすでに述たように，十分なソーシャル・スキルが育っていなければならない。

v おわりに

以上述べたようにADHDをもつ子どもの治療では，他の障害と同様に早期発見と早期治療が必要である。そして有効な治療を進めるためには，医療と教育の緊密な連携が不可欠である。医療と教育はお互いの専門性を生かしながら，協同して治療プログラムを作成し，子どもにセルフコントロールの仕方や，対人関係スキルや，社会のルールを守ることを教えていかなければならない。それは根気のいる息の長い仕事である。子どもたちが負けたり失敗したりしてへこたれそうになった時に，周囲のわれわれおとなや仲間のサポートが是非とも必要となる。彼らに多くの達成感を経験させ，成功体験を積み重ねさせることによって，彼らのこころの中に自尊心と，困難に立ち向かう前向きの意欲を育てていくことが，ADHDの治療には不可欠である。

Ⅲ　ADHDの研究

――臨床現場への架け橋――

III.1.

ADHDへの臨床研究総論

市川宏伸

東京都立梅ケ丘病院

i　はじめに

ADHDの本態についての研究は，原因が特定されていないため，「原因にいかに近づくか」の段階である。原因については，初期の報告に基づく器質的な説明，薬物の効果に基づく神経化学的説明，学習障害に関する神経心理学的あるいは神経生理学的説明，最近の画像診断に基づく脳内部位の探索など，多方面からの説明が試みられている。

ii　ADHDについての歴史的とらえ方[1,11]

「昔から似た子どもはいた」と言われるが，ADHDについての記述は日本では比較的新しい。外国での報告は多く，19世紀にはこれらの子どもを題材とした童話があったとされている。20世紀初頭には，英国で現在の3症状を含む症候群が報告され，器質的・体質的なものに起因すると指摘された。1920年代には，世界的に流行した脳炎の後遺症と考えられる，多動などの行動障害が報告され，1930年代には，これらの症状が器質的要因に基づくと考えられるようになった。1940年代になり，脳器質性障害が明らかである精神遅滞の行動特性が報告され，脳損傷症候群（Brain Damage Syndrome），微細脳損傷

(Minimal Brain Damage)，多動性衝動障害（Hyperkinetic Impulse Disorder）などの診断名が使われた。1950 年代になって，小児神経科を中心に，微細な神経学的異常（soft neurological sign），協調運動の拙劣さ，不器用さが注目された。この 3 症状に加えて学業の困難を伴う群を微細脳損傷（Minimal Cerebral Damage），微細脳機能不全（MBD; Minimal Brain Dysfunction）などとされた。1960 年代には神経心理学を中心に知的水準に比べて学業成績が悪く，なんらかの認知障害を伴う学習障害（LD; Learnig Disabilities）が注目を浴びてきた。LD の概念は，MBD の症状の説明として成立し，言語の理解，表出，読み，書きなどの言語性 LD と，空間，身体像，社会的知覚などに問題をもつ非言語性の LD に分けられた。これらの中で行動上の問題を呈する一群が ADHD の概念に近いと判断される。その後，1980 年代になり，精神科を中心に「あらかじめ用意された項目を満たすか否か」を論じる，操作的診断基準が使われるようになった。DSM（Diagnostic and Stastistical Manual，米国精神医学会）では注意欠如障害（DSM-Ⅲ: ADD = Attention Decifit Disorder），注意欠陥多動性障害（DSM-Ⅳ: ADHD=Attention Decifit/Hyperactovity Disorders）などが，ICD（International Classification of Diseases，世界保健機構）では多動性障害（ICD-10: Hyperkinetic Disorders）が診断名として使われている。これ以外にも，多動症候群，行動異常を伴う学習障害，微細脳機能障害などの診断がある。重なりあった状態を表わしていると考えられる。診断についての歴史的経過や，「合併する症状をどうとらえるか」などから「障害の本態をどう考えようとしていたか」が分かってくる。これらについて概観してみる。

iii　年齢と症状の経過[1, 10]

DSM-Ⅳによれば，ADHD の症状は大きく 2 つに分かれている。1 つは不注意であり，注意の方向や持続の困難を問題にしている。もう 1 つは多動性と衝動性であり，この中には移動性や非移動性の多動，順序を守れないことや他人の妨害などが含まれる。診断基準には，これ以外にも「7 歳までに症状が存在していること」「2 カ所以上の状況で確認できること」「社会的不適応をきたしていること」「他の精神障害によらないこと」などがある。

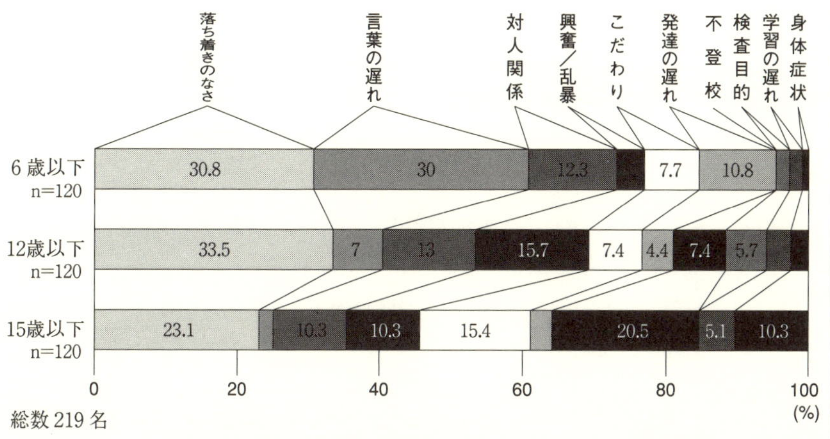

図 1　ADHD 学齢別来院主訴比率（外来新患 92 年 4 月～ 95 年 3 月）

これらの症状について，ADHD と診断される子どもの経過をみると，多くの場合に多動は成長とともに目立たなくなっている。衝動性については育つ環境により大きく異なっており，ともに周囲の影響を受けやすい部分と考えられる。不注意については，ほとんどの子どもたちが成長後も抱え続ける問題であり，その子どもなりに克服する方法を工夫していると推測される。

ADHD については 3 類型が知られており，①混合型（不注意と多動・衝動性がともにみられる），②不注意優勢型（不注意のみがみられる），③多動－衝動性優勢型（多動・衝動性のみがみられる）がある。①は ADHD の中核群と考えられる子どもたちで，不注意が著明で，学校では行動上の問題が目立ち，仲間関係をつくることが苦手で，ちょっとしたことでイライラしてカッとなるのが特徴である。環境によっては，他罰的な面が目立ち，思春期以降に行為障害や社会的問題を起こすこともある。②は多動を伴わないのが特徴で，ADD とされることもある。多動は目立たず，カッとなることも少ないが，気が散りやすく，一つのことを完成させるのが苦手で，物忘れが激しいのが通常である。引っ込み思案のため，仲間から無視されたり，いじめの対象になることも多く，自己評価の低下が認められ，不登校に陥りやすい。ADHD は圧倒的に男子に多いが，「女子の場合は②が多く，多動や衝動性が目立たないため，見逃されている」とする考え方もある。③については，年少時に多動・衝動性が目立つ型で，成長とともに不注意が出現して①に移行すると考えられている。これら

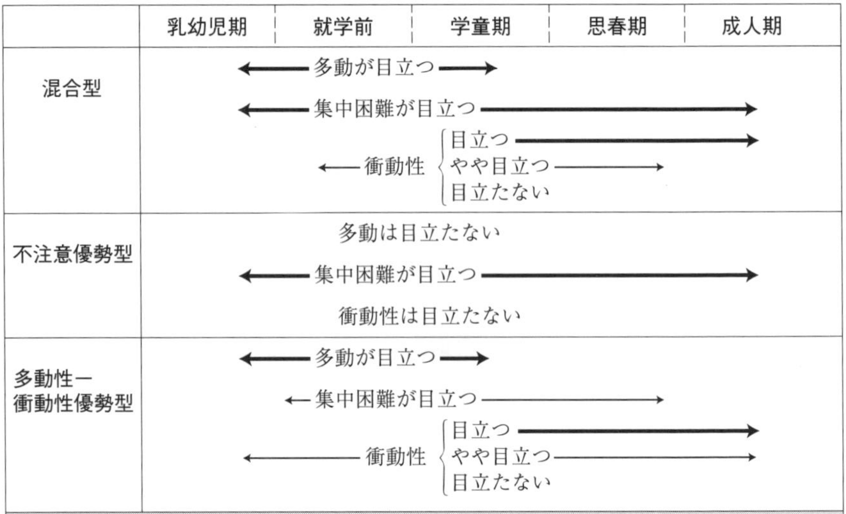

図2　ADHDの経過

の症状の変遷を考えると，多動性や衝動性は年齢や周囲の対応によって変わるが，程度の差はあれ，思春期以降も続く不注意をADHDの本態として考えることができるであろう。

iv　ADHDと合併する症状[5)]

1．学習障害

ADHDの子どもは知的水準に比べて，学業成績は低下している。不注意や集中力の欠如などのため，課題に取り組むことが困難であり，結果として成績が悪化していることもある。検査の結果として，読字，書字，算数，言葉を聞くことと話すことなど特定の障害が認められれば学習障害と考えられる。

2．チック障害，強迫性障害

チックとは身体の1種類以上の筋肉や器官が突発的，急速，非律動的に動くもので，一過性のことも多く，病歴を詳しく聴かないと見逃すこともある。中枢刺激剤を投与すると悪化することも知られている。強迫性障害も合併することがあり，特定の思考にとらわれ，何回も確認しつづける子どももいる。広汎性発達障害の強迫行動と比べると，執拗ではあるが，自分から別の強迫思考・行為に変更可能である。

3．反抗挑戦性障害，行為障害

比較的年少の子どもで，成人とくに保護者や教師など権威ある者への反抗が著明な場合，反抗挑戦性障害と呼ぶ。ちょっとしたことに腹をたて，規則を守らず，他罰的なため，周囲を混乱させるのが特徴である。さらに司法が関与する可能性のある反社会的問題を呈すのが行為障害である。故意の放火，脅迫，武器を使用した危害，詐欺などが挙げられる。特に15歳以前にこの診断を受けた者は，その後反社会性人格障害に移行することがある。

4．発達性協調運動障害

MBD以来の微細な神経学的異常に関係するものであり，他の身体的疾患や広汎性発達障害がないことが条件である。年少では縄跳びや補助輪なしの自転車に乗るのが苦手なことや，成長しても極端な手先の不器用さ，スポーツが下手などで示される。

5．不安・抑うつ

ADHDの子どもが行動障害を生じて，保護者や先生に叱られても，自分の抱えている問題がうまく理解できないため，自分の症状について悩むことがある。これらの結果として，「他人がどう自分を見ているか」など過剰に不安を感じたり，時には強迫的に物事を感じ始めることがある。また失敗と叱責を繰り返しているうちに，「自分は駄目な人間である」，「頑張っても仕方ない」と感じ，自己評価が低下する。その結果として悲哀感を感じて落ち込み，他の子どもとの交流を避けて，不登校に陥る子どももある。一方で慢性的ないらつきや易怒性が目立ち，一段と攻撃的にみられることもある。

v　薬物の効果

臨床場面では，多動，集中困難，衝動性の一部に中枢刺激剤が使用される。また衝動性の高さが目立つ場合は，感情安定薬や抗精神病薬が使われる。二次的と考えられる不安や抑うつが前景にある時は抗うつ剤や抗不安薬が，著明な脳波異常を認める場合には抗てんかん薬が選択される。ADHDでは一部の患者において，中枢刺激剤がきわめて効果的に有効である点は，広汎性発達障害など他の発達障害圏の障害と比べて，大きく異なる点である。

1．中枢刺激剤[3,57)]

中枢刺激剤は多動や集中困難が目立つ場合に適応となるが，衝動性が高い場合はかえって症状を悪化させる場合もある。欧州を中心に中枢刺戟薬の使用に積極的でない国もあり，世界的にみると，その使用は必ずしも一般的ではない。薬物の使用が多い米国，豪州，南アフリカの場合は，メチルフェニデート（methylphenidate，商品名：リタリン），ペモリン（pemoline，商品名：ベタナミン），デキストロアンフェタミン（dexytroamphethamine：国内販売なし）などを組み合せて使うことにより90％近くに有効とされている。米国食品医薬品局（FDA）はADHDに対する中枢刺激剤の効果を認めているが，日本の厚生省は認めていない。メチルフェニデートについて，保険適用を認めているのは，ナルコレプシーと難治性うつ病だけである。また就学前対象児への使用は，原則禁忌としたうえで，「止むを得ない場合にのみ使用」としている。厚生省にメチルフェニデートのADHDへの薬効申請も働きかけられているが，当分は「本人あるいは保護者に事情を説明して，了解が得られた場合にのみ使用する」心がけが必要である。ペモリンはメチルフェニデートと効果に本質的な違いはなく，効果がゆっくりで，多量服用の必要があり，長期的投与による肝機能障害の報告があるため，あまり使われていない。

メチルフェニデートは弱い覚醒作用をもつ薬物で，過鎮静や眠気を来さない点は抗精神病薬と比べて優れているが，多量使用には慎重を期するべきである。アンフェタミンなど覚醒作用のある薬物は，20世紀の初め頃まで，やせ薬として使用されていた経緯があり，成長への影響を考慮して幼少児には通常使われない。また年長者では幻覚や妄想の報告もあるため，通常6～12歳前後の学童期を対象に投与するべきである。一方で，米国では「リタリンの覚醒作用は弱く，使用量に配慮すれば長期間の経過観察からも，発育への影響は少ない」とする報告が出されている。

普通は，体重あたり0.3～0.5 mg / kgを登校前に服用するが，効果は3～

4時間であり，教師の観察報告から午前と午後で行動上の違いがあれば「効果がある」と判断する。効果が認められた場合は，昼食時にもう1回服用するが，入眠困難をきたす可能性があるので眠前の服用は普通は行わない。効果は評価表（コナーズなど）を使用し，家人や教師に記入してもらうが，服薬開始して数日すれば，効果は判明する。大雑把には，約3分の1の児童では著効，3分の1では無効，残りは軽度の有効と考えられる。継続使用すると，効果が減弱するが，安易に増量せず，学校が休みの日などに休薬日を設定し，効果の減弱を防ぐように努めるべきである。以前は脳波を悪化させ，てんかん発作を引き起こすことが心配されていたが，少量の使用では発作を引き起こす例は稀である。経験的には“精神遅滞による多動”や，“多動を伴う自閉症”にも有効例があり，中枢刺激剤の有効性とADHDの診断は並行していない。

服用する前に，薬物への反応性を判定することは困難であるが，「多動が目立つ」，「規則を守らない」，「集中力に欠ける」などの評価がある場合に有効例が多い。服用により，一部にチック症状が出現したり悪化することが知られており，この場合は抗うつ剤や抗精神病薬の使用が考慮される。メチルフェニデートに代表される中枢刺激剤は，軽度の有効例まで含めば70％近くに効果があるとされ，かなりADHDに特異的な薬物といえる。

2．その他の薬物[3,5]

衝動性が高い場合は，感情安定作用のあるカルバマゼピン（carbamazepine，商品名：テグレトール），バルプロ酸ナトリウム（sodium valproate，商品名：デパケン）などが使われる。これらの薬物は，抗てんかん薬でもあり，てんかん性の突発波や棘波などの脳波の異常を示す場合にも有効である。衝動性の昂進が著明な場合は，ハロペリドール（haroperidol，商品名：セレネース），レボメプロマジン（levomepromazine，商品名ヒルナミン，レボトミン）などの抗精神病薬が使用される。これらの薬物は速効性があるが，用量が多いと過鎮静，眠気，脱力などがあるため，慎重に適量を決める必要がある。二次的な抑うつや不安が強い場合は，抗うつ剤や抗不安薬も使われる。これらの薬物は，対症療法的に使用されるものであり，ADHDに特異的な作用を持つものではない。

vi 原因についての知見

1．初期の報告[5)]

初期に報告された例が脳炎後遺症であった以外にも，極端な栄養障害，頭部外傷の後遺症，一酸化炭素中毒，鉛の慢性中毒などが発症の原因と推測される例も報告されている。これらは乳幼児期以降に生じ，脳に機能的障害をもたらすことが知られている。また，低体重出生，新生児仮死，重症黄疸など周産期の異常がなんらかの関与をしていると考えられる場合も少なくない。これらは生物学的背景の存在を支持するものであるが，これらの原因は必ずしもADHDに特異的とは言えず，ADHDと診断される者の約半数では，生育歴を調べても特定のエピソードは発見されない。

2．脳波・画像上の知見[5,9)]

生物学的な要因の関与を示唆するとされるものに脳波異常がある。脳波については，35～95％に異常の報告がみられており，これらは基礎波の異常と発作波の異常に分けられる。安静時の基礎律動を中心に，覚醒水準の低さ，神経系の未熟さを示すと考えられる徐波の混入も報告されている。さらに，経過によってはてんかん波に移行する可能性のある異常波も30～50％に報告されている。ADHDに特異的な異常波は知られていないが，衝動性との関係を指摘されている異常波も多い。頻繁に衝動性が亢進したり，行動上の問題が極端なADHD児では，てんかん性発作波が出現しており，抗てんかん薬が症状の改善に有効なこともある。

脳血流の測定からは，線条体領域の流量の低下が報告され，この部位の機能低下が予測される。さらに中枢刺激剤の服用により，中脳や基底核への流量の増加がみられ，中脳から前頭葉に向かうドーパミン作動性神経系のADHDへの関与が示唆されている。

CT（Computed Tomography）やMRI（Magnetic Resonance Imaging）などによる報告では，ADHDでうまく働かない脳の領域として，前頭前皮質，小脳の一部，大脳基底核（特に尾状核や淡蒼球）などが指摘されており，対照群に比べて軽度縮小している。これらの脳内部位が“注意のまとまり”や“注意の持続”などに関係すると考えられており，これらを検討することによって，ADHDの本質を説明できる可能性がある。

3．家族的背景[5,8)]

ADHDは，男子に圧倒的に多く，筆者の経験では女子の約8倍である。「女子では男子に比べて多動や衝動性が症状が目立ちにくく，不注意優勢型をとりやすい」とする考え方や，胎生期の男性ホルモンの過剰，音韻認知の性差などが指摘されている。

ADHDの遺伝研究は米国を中心に進んでおり，「ADHDの兄弟姉妹では，対照群に比べて発症しやすい」，「ADHDの親から生まれる子どもでは発症率が高い」，「一卵性双生児が発症した場合，もう一人も高率でADHDを発症する」などの報告がある。

ADHDの子どもはなんらかの生物学的な脆弱性を抱えていると考えられるが，その発症や悪化については，家庭や学校など，周囲の環境が関係するとされる。特に就学前後では，正常の範囲の多動，広汎性発達障害の多動，社会的不適応をきたす環境因に基づく多動などとの判別が重要となる。ADHD児は家庭でも問題を起こすことが多く，両親は対応に追われて慢性的に疲れた状態にある。さらには学校から何度も呼び出しを受け，家人の対応の悪さを叱責されるなど，子どもの障害に振り回され，夫婦や兄弟の関係が悪化していることも考慮すべきである。子どもの行動上の問題を簡単に子育ての失敗に結びつけてはならないが，遺伝や薬物の効果だけに目を奪われて，ADHD児に適した周囲の対応や環境調整を疎かにしてはならない。

vii　臨床的研究

ADHDの発症メカニズムについては多くの検討が加えられてきたが，誰もが納得するような説明は難しいのが現状である。注意の欠如，衝動性，多動などの症状を，鋭敏な感覚，俊敏な行動，移動能力と解釈し，多動性障害を「狩猟民族としての能力にすぐれる」とする，文化人類学的な考え方もある。しかし臨床的な事実から幾つかの生物学的背景の存在が示唆されている。中枢刺激剤はADHDの症状のうち，多動，集中困難の多く，衝動性の一部に効果があり，この事実を説明するために，神経科学的研究が長らく行われてきた。多動・集中困難については生化学的検討が，ADHD の 60 ～ 90 %が抱えるとされる学習障害については神経心理学と神経生理学的検討が行われている。

1．生化学的報告

1）脳内の生理活性物質[3)]

多動性障害に関与する神経伝達物質としては，ドーパミン（dopamine），ノルアドレナリン（noradorenaline）などカテコールアミン類（catecholamines），セロトニン（serotonin）などのインドールアミン類（indoleamines）など促進系の神経伝達物質についての研究が以前より行われてきた。

中枢刺激剤は，カテコールアミン類が神経末端から湧出するのを促進するとされ，代表的なカテコールアミンであるドーパミンやノルアドレナリンが関係している可能性を示唆している。ところが，脳内でドーパミンやノルアドレナリンに変化する物質を服用した時の変化は中枢刺激剤を投与した時ほどではない。神経の作用を促進する方向に働く薬物を服用した時に，“一定時間多動が減少する”事実を説明するために，さまざまな研究が行われ，いくつかの仮説が立てられた。

2）臨床的報告[3)]

多くの生化学的な報告があるが，必ずしも一定の結果ではない。

ドーパミンとの関係を示唆する事実としては，ドーパミンを阻害する薬物を前以て服用してから中枢刺激剤を服用しても効果がないことがあげられる。しかし，脳内の生理的活性を反映していると考えられている髄液を調べても，ドーパミンの代謝産物であるホモバニリン酸（homovanilic acid）は対照群と統計的な差はないとされる。このことからも，ドーパミンが直接的に作用しているとは考えにくい。

中枢刺激剤を投与すると，尿に出るノルアドレナリンの代謝物であるMHPG（3-methoxy-4-hydroxy-phenylglycol）が減ることも知られている。このことは，神経の末端から放出されたノルアドレナリンがもとに戻る機構（再吸収）が亢進している可能性を示している。この事実は抗うつ剤が ADHD の一部に有効なことと関係あるかもしれない。しかし，不変とする報告もあり一定していない。

セロトニンが関与する可能性については，前駆物質である必須アミノ酸のトリプトファン（tryptophan）で効果がみられたとする報告があるが，一定していない。セロトニンの代謝産物である 5HIAA（5-hydroxy-indole-acetic acid）が血漿中で低下とする報告もあるが，不変とする報告もある。

2．神経心理学的報告[2,5)]

ADHD 児の多くは学習障害的要素をもっており，① WISC（知能検査）における言語性 IQ と動作性 IQ の乖離および下位項目のばらつき，② ITPA（言語学習能力診断検査）における視覚および聴覚情報処理特性の乖離，③ K-ABC（心理教育評価尺度）における認知・情報処理能力のばらつきなどが知られている。

ADHD 児の抱える，注意の維持の障害について，幾つかの研究が行われてきた。視覚性や聴覚性課題の提示実験より，「誤答数が多いのは，注意の維持に問題があるのではなく，情報処理過程における記憶容量（短期記憶）の減少によるものである」とされており，聴覚性と視覚性どちらの短期記憶が苦手かを判別して，対応を考える必要がある。物事を記憶に留めておく長期記憶では，意味記憶が苦手な場合が多くみられ，言葉の意味を理解できないこともある。臨床的には，これらの事実は言語の意味の理解や，文章の内容理解が苦手であることにつながる。

3．神経生理学的報告[4,6)]

CPT（持続的処理課題），誘発電位，事象関連電位などについての報告があり，特に中枢刺激剤の効果と事象関連電位の変化が注目されている。

1）CPT（持続的処理課題）

CPT（continuous performance test）を実施すると，複数の課題で，ADHD 児は，対照者に比べて見逃し数も，お手つき数も有意に多くみられた。視覚と聴覚の 2 刺激について実施すると，聴覚刺激の方が反応時間が長く，刺激を変換して処理している可能性が示唆され，心理学的検査の結果と矛盾していなかった。

2）誘発電位

聴覚誘発電位では，ADHD 児の結果は低年齢児に類似しており，中枢神経系の未熟さを表すと考えられるが，視覚誘発電位では一定の結果は得られていない。

3）事象関連電位

事象関連電位は，認知処理過程を電位変化として表し，各成分が認知処理過程の各段階を表していると考えられている。代表的成分であるP300については，潜時の延長と振幅の低下を認めているが，メチルフェニデートの服用により，P300陽性成分の振幅の増加や，P300bの潜時の短縮などが報告されている。漢字，ひらがな，読みを刺激課題とした際の，学習障害児のP300bについても調べられており，漢字，ひらがな課題では，読字障害と書字障害児においては有意に左半球において低振幅であった。メチルフェニデート（10 mg）の服用では，1時間後では差はなかったが，4時間後では振幅の正常化がみられた。

4．分子生物学的報告[2,12]

最近の分子生物学の進歩に並行して，受容体に関する遺伝学的な検討が多く行われている。ADHDの場合はドーパミン受容体や再取込に関係するドーパミン・トランスポーター（dopamine transporter）の異常が想定されている。トランスポーターに変異が起きれば，次のドーパミン受容体に作用する前に取り込まれてしまう可能性がある。少数のADHDの子どもによる研究では，トランスポーター遺伝子の変異が報告されており，メチルフェニデートなどの中枢刺激剤は，過剰に働くトランスポーターを阻害して，次のニューロンの受容体に作用する時間を延長させている可能性が示唆されている。

またドーパミン受容体の一つである「D_4受容体遺伝子の変異がADHDの子どもに多い」という報告もあり，D_4受容体の立体構造が変化しているため，放出されたドーパミンが結合できない可能性も指摘されている。この受容体は脳内の分布部位から，注意の持続やまとまりに関係すると考えられるため，この遺伝子上の変化による異常なD_4受容体がADHDと関連するとされる。

メンデル遺伝に代表される単一の遺伝子が関与する遺伝と異なり，ADHDの遺伝には，二つ以上の遺伝子が関与している（多遺伝子遺伝）と，多くの研究者達は推測しており，今後の遺伝学的な研究が待たれる。

viii　終わりに

ADHD 児のもつ脳の生物学的障害を中心とした研究が進められているが，生物学的側面が強調されることで，保護者の育て方に対する罪悪感を除いたり，子どもが“怠け者”，“反抗的”とされることを緩和することができる。一方で，あまりに強調されれば，子どもや親がちょっとした工夫や努力をあきらめてしまったり，遺伝的要素が強調されすぎれば，生まれたことへの罪悪感が強まってしまう可能性もある。ここでは取り上げなかったが，ADHD の疫学的調査も重要である。最近，マスコミを中心に行われている ADHD の社会的問題の提起には，米国の予後研究が主として使われている。犯罪，薬物使用，アルコール嗜癖との関連などについては，米国と日本の文化的背景の違いもあり，予後についての，日本国内の系統的調査が行われてから論じられるべきであろう。ADHD 児は，特定の分野には強い興味を持っており，社会的に適応できれば特定の分野で傑出した業績を残す可能性を有していることも忘れてはならない。

文　献

1）American Psychiatric Association: Diagnostic and Statistical Manual of Mental Disorders, 4th ed (DSM-IV). Washington; American Psychiatric Association, 1994.（高橋三郎，大野裕，染矢俊幸訳：DSM-Ⅳ精神疾患の分類と診断の手引．医学書院，1995.）

2）Barkley, R.A. (ed)：Attention-Deficit Hyperactivity Disorder. Scientific American, September, 1998.（石浦章一訳：集中できない子供たち―注意欠陥多動性障害障害．日経サイエンス，2月号; 18-25, 1999.）

3）市川宏伸：多動の生化学的背景―効果のある薬物を中心に―．in 多動と学習の障害．安田生命社会事業団, 1992; p.38-90.

4）市川宏伸，大倉勇史，白木沢史子ほか：客観的な評価基準を用いた発達障害の検討―探索眼球運動，集中力検査を用いて―．in 厚生省班研究「乳児期から思春期の行動・情緒及び心理的発達障害の病態と治療に関する研究」平成10年度研究報告書．1999; p.83-89.
5）市川宏伸：多動性障害（注意欠陥多動性障害）の臨床と生物学的背景．精神医学, 42; 676-687, 2000
6）宮尾益知（1999）学習障害の大脳生理学―病態解明と神経生理学的アプローチ．脳と発達, 31; 249-256, 1999.
7）Munden, A., and Arcelus, J.：The ADHD Handbook: A Guide for Parents and Professionals on Attention Decifit/Hyperactivity Disorder. London; Jessica Kingsley, 1999.（市川宏伸，佐藤泰三監訳：注意欠陥・多動性障害―親と専門家のためのガイドブック．東京書籍，2000.）
8）中根晃：LDの医学．LD（学習障害）―研究と実践―, 1; 3-21, 1993.
9）太田昌孝：多動症候群の神経心理学．発達の心理学と医学, 1; 161-176, 1990.
10）Pfiffner, L.J.：All about ADHD: The Complete Practical Guide For Classroom Teachers. Scholastic, 1996.（上林靖子，中田洋二郎，山崎透，水野薫監訳：こうすればうまくいくADHDをもつ子の学校生活．中央法規，2000.）
11）World Health Organization (WHO)：The ICD-10 Classification of Mental and Behavioural Disorders: Diagnostic Criteria for Research. 1993.（中根允文，岡崎祐士，藤原妙子訳：ICD-10精神および行動の障害：DCR研究用診断基準．医学書院，1994.）
12）山田佐登留，市川宏伸：自閉性障害，注意欠陥多動性障害「症候・病態の分子メカニズム」．Molecular Medicine, 35; 571-572, 1998.

III.2.

ADHDと脳科学

渥美義賢
国立特殊教育研究所

注意欠陥／多動性障害（ADHD）における症状の発現は，少なくとも一次的なものとしては脳機能の障害が関与していると一般的に考えられている。そして，その脳機能障害の原因としては主に遺伝的な要因が考えられており，その他に周産期や胎生期における何らかの脳への侵襲，感染症や自己免疫反応などの関与も推測されている。このため，ADHDの病因および病態生理の解明，より客観的な診断方法や薬物治療の効果判定，さらには新たな治療法の開発などを目指して多くの脳科学的な研究が行われてきている。しかしながら現在のところ同じような方法による研究においても報告される結果が必ずしも一致しておらず，また認知神経科学的なADHDの理論にも様々なものが提唱される[4,24,28]など，ADHDの脳科学的な解明には到っておらず，直ちに臨床的に応用可能な水準に達してはいない。ADHDの症状の理解や診断・治療において脳科学的な知見や方法を援用する場合には，現時点における脳科学の限界をわきまえることが必要である。十分に検証されていない理論を展開することは科学とはいえず，ましてそれを短絡的に臨床に用いるのは極めて危ういことである。

とはいえ，近年における脳機能を画像化する技術の著しい発達は脳科学にあらたな地平を拓きつつあり，その成果を踏まえ，また応用してADHDの脳科学的な研究は今後大きく進展する可能性がある。現在，ADHDに関する脳機能画像的な研究はまだ始まったばかりであり，その研究成果は多いとはいえないが急速に増えつつある。ここではこれらの最新の脳機能画像による研究を含め，これまでの ADHD に関する脳科学的な研究成果をまとめて述べるとともに，今後の AHDD の脳科学的な研究における問題点や課題，展望についても述べていきたい。

i 脳科学研究方法の発展

近年，脳科学は広く関心を集めており，その発展は著しいものがある。これには，コンピュータ技術・理論の発展と関連した認知科学と，ヒトの脳を少ない侵襲で調べることのできる神経画像学的な方法の開発・発展が大きく寄与している。これら神経画像学的な方法の発展と現状を中心に，ADHD の研究に用いられてきた種々の脳機能計測方法について，各々の特性と限界について以下に簡単に述べる。

1．脳の形態学的計測

ヒト脳の形態についての計測は 1973 年に CT スキャン（X-Ray Computed Tomography）が実用化されてから著しい進歩を遂げたが，X 線の被爆が避けられないため小児を対象とした研究には不向きであり，ADHD に関する研究は少なく，1980 年代後半以降は行われていない。1977 年になると MRI（Magnetic Resonance Imaging）が開発され，X 線の被爆という侵襲を受けることなく脳の形態を詳細に観察することが可能となった。小児においては無侵襲性がほとんど必須の条件であるため，ADHD など小児の精神神経学的な障害に関する脳の形態学的な研究は MRI が実用化されてから大きな進歩をとげた。

それでも脳回や脳溝など脳の構造にはかなりの個体差があり，多数例をまとめた群間での比較には様々な困難があった。脳の特定の部位をできるだけ正確に同定し，その体積を精密に計測するためには，コントラストの良い薄いスライスの MRI 画像の撮影や，比較的簡便に三次元的な計測を可能とするコンピュータを用いたデータ処理方法が欠かせない。また，群間比較のためには Tarailach らの標準脳に当てはめていくなどのデータ処理[19, 32]が必要である。このような脳の形態学的計測の精密化は，後述する脳機能画像学的研究の基盤としても極めて重要である。脳機能画像のデータは，その形態画像と正確な対比ができてこそ賦活部位などの的確な同定が可能となるからである。これらの機器やデータ処理方法の進歩は近年著しいが，本項で紹介するADHDに関する研究の多くは，これらの最新の方法論が開発される以前のものである。一方でこのことは，今後これらの最新の方法論を応用した研究が行われれば，ADHDについてもより正確で新たな知見が得られる可能性のあることを意味している。

2．脳機能計測

1929年に脳波が発見されてから10数年前まで，ヒトの脳機能の計測にとって脳波がほとんど唯一の方法であった。この間，脳波は視察的に特徴を把握し判定するばかりでなく，刺激に対する反応を加算平均する誘発電位／事象関連電位（ERP; Event Related Potential）が開発された。また脳波の波をスペクトル解析などによって周波数ごとの出現量として表して定量的に比較検討する定量的脳波（QEEG; Quantitative Electroencephalography）などが脳機能の計測に用いられるようになり，これらを頭皮上にマッピングすることも行われている。脳波は無侵襲でありADHD児に関する報告も多くなされている。また，脳内の電気活動によって惹起される非常に微弱な磁気の変化を記録する脳磁図（MEG; Magnetoencephalography）も開発されている。

1978年に現在使用されているものとほぼ同じ原理のSPECT（Single Photon Emission Computed Tomography）の実用機が開発され，1979年にはPET（Positron Emission Tomography）によるヒト脳の糖代謝の計測が報告された。PETについては，1981年に脳血流が，1982年には脳酸素代謝が計測されて実用化の段階に達した。PETの特徴として，脳内の糖代謝や酸素代謝などの絶対値が計測可能なこと，神経伝達物質や向精神薬などの分子構造の一部を放射性同位元素に置き換えることにより，それらの脳内分布を計測できる可能性があること，などの長所がある。ただし，PETは放射性同位元素を用いるため小児を対象とした研究は少なく，ADHDの脳機能に関する報告も思春期もしくは成人のADHDを対象としているものが多い。

1990年にはOgawaら[21)]がBOLD（Blood Oxygenation Level Dependent）によるMRI画像のコントラストを利用して脳機能を計測する方法を提唱し，これが急速な発展を遂げてfMRI（functional MRI）が実用化された。この方法の画期的なところは体内に普通に存在するヘモグロビンの酸化の程度を画像化することである。このため，全く無侵襲に継続的な計測が可能で，しかも

MRIの特性から高い時間分解能と空間分解能で脳機能画像を撮影可能なことである。fMRIは無侵襲であることから小児を対象とした研究に適しており，1997年以降ADHDの脳機能に関する報告がなされてきているが，現時点でのADHD関連の報告は少ない。現在までのところ，注意や遂行機能（executive function）などADHDの脳機能の解明に欠かせない基礎的な脳機能に関する研究が活発に行われている段階で，これらを基盤としてADHDの脳機能の詳細な解明が今後期待される。

このように，脳機能を画像化する様々に方法が開発され実用化されてきているが，それぞれの方法に特徴と得失があり，最近では複数の方法を併用するmulti-modalな研究が試みられるようになっている。表1に各々の方法の特徴をまとめた。

ii ADHDの脳および脳機能

表1 脳機能画像化の方法の比較

	脳波（ERP）	SPECT	PET	fMRI
空間分解能	悪い（不明確）	やや悪い（＞1 cm）＊	中等度（＞数 mm）	良好（＞0.5 mm）
時間分解能	良好（＞1 msec）	悪い（通常1回/1実験）	中等度（＞数分）	良好＊＊（＞1秒）
侵襲（静脈注射など）	無し	有り	有り	無し
侵襲（放射線）	無し	有り	有り	無し
測定しているもの／測定できるもの	神経細胞の電気活動の集合	局所脳血流量（rCBF）	局所脳血流量（rCBF） 局所脳糖代謝（$rCMRO_2$） 局所脳酸素代謝（rCMRglu）	BOLD（血流量を反映）
絶対値の計測可能性	ERPの潜時・振幅，QEEGのパワーなど絶対値として	相対値のみ	絶対値の計測が可能	相対値のみ

＊形態画像との対応や標準脳への展開などを含む最終的な分解能
＊＊これはBOLDの変化は血流の変化を反映しているので反応が遅いことを考慮した生物学的時間分解能。1スライスの撮影に要する機械的な時間分解能は数10 msec.

先に述べた各種の脳の形態および脳機能の計測方法により様々な方向からADHDの脳機能に関する報告がなされているが，それぞれの方法の特徴や制限から，明らかにしようとする目的にも特性がある。以下にそれぞれの方法によるADHDの脳科学的所見を述べていく。

1．脳の形態学的所見

CT-スキャンを用いた研究では，Shaywitzらが ADHD児と健常対照群の間に左右の脳や脳室の大きさなどに有意な差異は認めなかったと報告している[29]。

MRIを用いたADHDに関する脳の形態学的な所見は，それぞれの報告によって異なる点も少なくない。特に小児では脳の各部位の相対的な大きさが加齢とともに変化するので，対象とするADHD児の年齢層やその範囲などで所見が異なってくる可能性がある。しかしながら，複数の報告である程度一致した所見も得られてきている。そのようなADHDにみられる所見は前頭葉，基底核，脳梁に多い。大脳半球全体の大きさについては，Castellanosら[7]は一部にLDを含むADHD児群が健常対象群に比べて有意に小さいと報告しているが，Filipekら[13]はLDを含まないADHD児群でみて，やや小さい傾向があるものの統計学的に有意な差はなかったとしている。

前頭葉については，右前頭前野[7]，前頭前野では有意差はみられなかったが前頭前野を除いた右前頭葉領域[13]がADHD児で小さかったと報告されている。

基底核についてみると，淡蒼球（特に右側）[3,8]がADHDでは健常対象群に比べて小さいと報告されているが，左右に分けてみると，左がより小さいとする報告[3]と右がより小さいとする報告[8]とに所見が分かれている。尾状核については健常児と有意な差がないとする報告[3]，右側の尾状核が小さいとする報告[7,8]，左側の尾状核が小さいとする報告[13]があり，健常対象児より小さいとの報告が多いものの，その所見には一致していない部分が多い。

脳梁については，その大きさを調べたほとんどの報告でADHD児において小さいと報告されている[14,26]。ただ脳梁の中のどの部位が小さいかについての所見は必ずしも一致していない。Overmeyerら[22]はADHD児とADHDの症状のない同胞の脳梁を比較・検討し，対象群の数や均一性が十分ではないとしながらも，両者の脳梁に差の認められなかったことからADHDの脳梁にみられる所見には遺伝的な影響があることを示唆している。

小脳についてみると，Castellanosら[8]の報告ではADHDでは小脳が小さかったとしているが，Mostofskyら[20]は小脳全体の大きさに違いはないが虫部後部なかでもLobules VII-Xが小さかったと報告している。

行動学的な所見との関連では，Caseyら[6]は抑制的制御機能の検査結果との関係をみており，前頭前野，尾状核，淡蒼球における所見が抑制的制御機能の検査結果と相関がある可能性を指摘している。一方，Semrud-Clikemanらは尾状核で健常児にみられる右側が左側より小さいという左右差がADHD児では左側が右側より小さく左右差が逆転しているが，この左右差の逆転の程度と抑制および外向性行動とが相関し，右側大脳半球の白質の体積が小さいと注意の持続が不良になる傾向があると報告している[27]。また，Castellanosらは右前頭前野がWISC-Rの語彙評点と関連している他，ADHDにおける周産期や乳幼児期の障害のリスクが尾状核の左右差と関連していることを報告している[8]。

2．脳波でみたADHDの脳機能

臨床脳波的な視察での判定によるADHDの研究は，ADHDがMBDの概念に含まれていた頃から行われていたが，ここでは比較的最近の，脳波の基礎律動の定量的解析脳波（QEEG）による研究結果と事象関連電位（ERP）による研究結果について述べていきたい。

1）QEEG

QEEGによる検討では，1993年にMatsuuraら[17]が波形認識法による解析結果から，ADHD児はデルタ波の出現量と振幅とシータ波の出現量が多いこと，そしてアルファ波とベータ波の出現量が少ないことを報告している。ここで報告されているように脳波の徐波化がみられるとする報告は多く，Chabotら[10]もADHD児ではシータ波が多いことを報告している。ベータ波についてはChabotら[10]は多動・衝動性の目立つADHD群で多いと報告しており，Matsuuraらの報告とは異なった所見となっている。一方，記録条件が異なった場合でみると，Ackermanら[1]はSlow learnerおよびDyslexiaと比べてADHD児では開眼読字課題時のアルファ波と14～22Hzのベータ波が多かったと報告している。このようなADHD児の脳波所見からChabotらはQEEGをADHDの診断に用いることの可能性を検討しており，注意に問題のある子ども（特定不能の注意欠陥／多動性障害を含むADHD）と健常対照児とを

93.7％の感度と88％の特異度で鑑別できると報告している[10]。さらにLDを含めた検討をし，健常児を76.1％，ADD／ADHDを88.7％，LDを69％の感度で正しく同定できたとしている[9]。

薬物療法との関係では，Looら[16]はmethylphenidate（リタリン）の効果予測への応用を探った研究を行い，有効例では脳の中心部においてシータ波とアルファ波の振幅パワーが小さく，前頭部においてはベータ波が多いことを報告している。また，Chabotら[9]は75.6％の感度でmethylphenidateの，75.8％の感度でdextroamphetamineの有効例を同定できると報告している。

2）ERP

ADHDに関するERPによる研究では，潜時が300～500 msec.の陽性の成分であるP300（P3もしくはP3bとも呼ばれる）について最も多く報告され，それらの多くはADHD児で潜時の延長と振幅の低下がみられるとされている。P300は認知過程のうち刺激の評価に関連しているものと考えられ，Klorman[15]はADHD児ではこの過程により時間がかかっているものと考えている。また，遂行機能をみる神経心理学的検査法であるCPT（Continuous Performance Test）を行ってP300を記録すると，CPTの成績が悪い場合にP300の振幅が低いと報告されている。ただし，このようなP300における所見は自閉症，精神遅滞，学習障害や精神分裂病などでも報告されており，必ずしもADHDに特異的とはいえない[33]。

薬物療法によるERPの変化については，methylphenidateの投与によりP300の振幅が増加するが，潜時については変化がみられないと報告されている[35]。

3．SPECT，PETでみたADHDの脳機能

1）SPECT

SPECTは放射線被曝への懸念からADHD児についての報告は著者の知る限り2つと少ない。また，臨床検査の一環として行ったデータを用いているため，対照群はADHD以外の小児精神科外来患者を用いており，健常児ではないなどの限界はある。

Seigら[30]はI-123 IMAP SPECTを用い10例のADHD児と6例の対象群の左右差を比較検討している。対象群では側頭葉以外は右側に比べて左側で活性が高かったのに対し，ADHD児では左右差がより著明な傾向があり前頭葉と側頭葉で左側に比べて右側で活性が高く，左右での比（l／r）をとると前頭葉，

頭頂葉でADHD児において1/rが有意に低かったと報告している。

Amenら[2]はHMPAOを用いたSPECTの計測を，54例のADHDと18例の対象群を対照とし，安静開眼時とCPT（Continuous Performance Test）負荷時の2回計測を行って報告している。ADHD児ではCPT負荷時に前頭前野で活性の低下が35例（65％）でみられ，対象群における5％に比べて著明に多かったこと，この際に前頭前野の活性低下がみられなかった19例（34％）のADHD児のうち12例（63％）で安静開眼時における前頭前野の活性が低かったとしている。また右側頭葉で安静開眼時およびCPT負荷時ともに活性が高かったこと，安静開眼時に前頭葉背側部で活性が高かったことを報告している。そして，ADHD児では前頭前野の機能低下があり，前頭前野の機能である抑制が低下してADHD児の諸症状が発現すると考察している。

2）PET

PETにおいても放射性同位元素を用いるため，放射線被曝への懸念から対象はADHDの成人例もしくは思春期例となっている。1990年に初めてPETによるADHDの脳機能について調べたのはZametkinらで，小児期からADHDであった既往のあるADHD児の親を対象とし，前運動野，上前頭葉，線条体および視床において糖代謝が低いと報告している。その後の主な研究の結果を表2にまとめた[11, 12, 18, 25, 36]。これをみると，報告によって健常対象群と比べて有意な違いがみられる部位が異なっていることも少なくないが比較的共通した所見もみられている。

全大脳でみると，ADHDと健常対照群に糖代謝の有意な差がないが，男女を分けて検討したZametkinら[36]やErnstら[11,12]の結果から，女性のADHDで有意に糖代謝が低いことが分かる。彼らの報告によれば女性のADHDでは男性のADHD，健常な男女それぞれに比べ糖代謝が10数％低下している。このことはADHDの罹患率に男女差があることと併せ，ADHDの脳機能を検討する場合，性差を考慮する必要があることを示唆している。

脳のどの部位がADHDの病態生理に関与しているかについては，報告によって異なることが少なくない。これまでのPETの研究ではおおむね関心領域を60カ所設けて調べているが，この関心領域の取り方によっては変化がみにくい部位ができてしまうことに留意する必要がある。その上でこれまでの所見をまとめてみると，前頭葉では前頭葉後部，内側前頭葉や帯状回前部においてADHDで糖代謝が低い可能性がある。また側頭葉においても，特に女性のADHDで糖代謝が低下している可能性が考えられる。大脳基底核では線条体，なかでも被殻においてADHDにおける糖代謝の低下が示唆されている。

薬物投与による影響については，Matochik[18]がdextroamphetamineもしくはmethylphenidateの投与時における変化を調べているが，全大脳でみても，また局所に分けてみても糖代謝の変化はほとんどみられていない。

ADHDにおける脳機能と行動特性との関連性を検討したErnstら[12]の報告によれば，シルヴィウス領域における左右差および被核前部の左右差がADHDにおける多動性と相関があり，左シルヴィウス領域の糖代謝とは逆相関があるとされている。また，右被核前部の糖代謝が反抗的行動と相関があると報告している。

4．fMRIでみたADHDの脳機能

fMRIはきわめて新しい脳機能計測法であるため，ADHDに関する報告は少ないが，その中で比較的新しい主な報告を表3にまとめた[5, 23, 31, 34]。fMRIでは課題負荷などによる脳機能の相対的な変化しかみることができないので，特定の条件における脳機能を調べることになる。

近年，ADHDの基本障害理論としてBarkleyらが提唱している遂行機能が注目されているためか，課題としては遂行機能の検査に用いられるものが多く選ばれ，遂行機能と関連しているが抑制の機能を調べる課題も用いられている。そのような遂行機能の課題を実行している時に活性化がみられているのは主として前頭葉，特に帯状回や内側面，眼窩面である。その活性化の程度を健常対照群と比較した場合，前帯状回でADHDが活性化の程度が低くなっている。

薬物療法との関連では，Vaidyaら[34]がmethylphenidateの投与による変化をみている。methylphenidateの投与により，前頭葉では刺激制御課題時に活性化の程度が上がり，線条体ではADHDにおいて活性化の程度が上がるのに対して健常対照群では活性化の程度は低下すると報告されている。

iii　まとめ

以上述べてきたように，多くのADHDに関する脳科学的な研究が，脳の形

表 2 PET の所見

著者（年）	Zametkin, A.J., et al (1993)	Ernst, M (1994; 2)	Matochik, J.A. (1994; May)	Ernst, M., et al. (1997)	Schweitzer, et al. (2000)
対象 対象群（数）	10 ADHD 10 Normal C	10 ADHD (+10) 9 Normal C (+10)	18 ADHD (DEX) 19 ADHD (MPH)	10 fADHD 11 fNormal C	6 ADHD 6 Normal C
対象 年齢 ADHD Normal Control	m=14.5 m=14.3	m=14.8 m=14.4	m=35.6 (DEX) m=35.5 (MPH)	m=14.1 m=14.3	m=28.5 m=25.7
対象 合併障害 有無	有り	有り	有り？	有り	？
対象 合併障害 種類	Learning Disabilities と Conduct Disorder 以外は除く。ただし，LD を除外した検討もしている	learning disability 以外は除く（ただし，LD は 1 例）IQ ≧ 80	Schizo と Affective D.を評価，アルコールその他依存症を除外，行為障害・反社会性人格障害を除外	learning disorders 以外は除外	Learning Disbilities を除外
対象 その他の付記事項			d-amphetamine (DEX) および methylphenidate (MPH) の投与前と投与後を比較		Working Memory をしらべた
心理検査	DICA & DICA-P (DSM-III-R), Woodcock-Johnson Achievement Battery, WRAT, WISC-R, Conners Parent Rating scale, CBCL 他	DICA & DICA-P (DSM-III-R), Woodcock-Johnson Achievement Battery, WRAT, WISC-R Conners Parent Rating scale CBCL 他	WAIS WRAT	Woodcock-Johnson Achievement Battery, WRAT, WISC-R, CBCL, Conners parent rating scale, ACTeRS	WAIS-R, WRAT, Conners Abbreviated Symptom Questionaire
計測・判定方法	18-FDG による global CMRglu と rCMRglu（絶対値），聴覚 CPT (computerized auditory-performance attention test) 時	18-FDG による global CMRglu と rCMRglu（絶対値），聴覚 CPT 時	18-FDG による global CMRglu と rCMRglu（絶対値），聴覚 CPT 時の測定，薬物未投与時と薬物を最低 6 週間投与後での投与時と比較	18-FDG による global CMRglu と rCMRglu（絶対値），聴覚 CPT 時の測定	[15O]H2O による rCBF の計測 control 状態としての数字生成課題と Working Memory 状態としての加算（一桁）課題で比較
全大脳	有意差なし：有意差のある部位なし，性差；	全例 (f+m) でみると有意差なし。性差；fADHD ＜	薬物投与で有意差なし（DEX も MPH それぞれ	有意差なし	

所見		fADHD < NC の傾向，年齢；年齢と逆相関の傾向	fNC，fADHD < mNC，fADHD < mADHD。mADHD は mNC および fNC と有意差なし	でも，一緒にしても）。絶対値では全 ROI (60) で有意差なし		
	前頭葉	normalize した場合；左前頭葉前部で ADHD <NC，左前頭葉後部で ADHD > NC，性差；mADHD は左前頭葉前部で ADHD < NC，左前頭葉後部で ADHD >NC。左前頭葉前部での ADHD < NC は症状の行動評価の重症度と有意な相関あり	絶対値では，前運動野，前頭葉眼窩領域，前頭葉後部で fADHD < fNC。normalize されたデータでは左前前頭葉で mADHD < mNC	normalize すると，右前頭葉後部でリタリン投与時に増加（多重比較すると有意差なし）		NC で右外側前頭回で加算＞数字生成。NC の 4 回撮影の経過で，前帯状回 & 内側前頭葉領域（BA32/10）で時間経過と共に上昇し，左中前頭葉領域（BA9）で減少
	側頭葉	normalize した場合；右後部側頭葉と右側頭葉で ADHD < NC。性差；右後部側頭葉と右側頭葉で mADHD < NC	絶対値では両側側頭葉前部と右側頭葉中部で fADHD < fNC（39 例）		normalize すると；左シルヴィウス領域で fADHD < NC，Parent-Conners RS での多動性要因と行為要因が高いとシルヴィウス領域の左右差 (l/r) が大きいという傾向	NC で左上側頭葉で加算＞数字生成。NC の 4 回撮影の経過で，左中前頭葉領域（BA9）で時間経過と共に減少，ADHD の 4 回撮影の経過で，左中前頭葉領域（BA21）で時間経過と共に減少
	頭頂葉	性差；左頭頂葉で mADHD <NC。LD を除いた場合左頭頂葉で ADHD>NC	normalize した場合；全例（f+m）でみると右頭頂葉で ADHD>NC（19 例）		normalize すると；fADHD では l < r，NC では l > r	ADHD で下頭頂葉で加算＞数字生成
	基底核	normalize した場合；左視床で ADHD < NC	絶対値では左右被殻後部で fADHD < fNC（39 例）	normalize すると，右被殻前部でリタリン投与時に減少（多重比較すると有意差なし）	normalize すると；右被殻前部で fADHD > NC。左被殻前部で fADHD <NC の傾向，基底核では fADHD では l < r，NC では l > r。ACTeRS での多動性が高いと被殻前部の左右差（l<r）が大きいという有意な相関有り。右被殻前部の rCMRglu が DSM-III-R の診断基準の数，ACTeRS の反抗性要因と相関の傾向。左シルヴィウス領域の rCMRglu が P-Conners RS の行為要因と逆相関の傾向	ADHD の 4 回撮影の経過で，右レンズ核（BA21）& 海馬周辺領域（BA35/36）で時間経過と共に上昇
	帯状回		帯状回中部で fADHD < fNC		normalize すると；帯状回で fADHD > NC の傾向	
	その他の部位	normalize した場合；右海馬で ADHD < NC，これは CPT の結果と相関あり。性差；左後頭葉で mADHD > NC	性差；Normalize されたデータでは，右海馬で有意に fADHD < fNC；fADHD は脳全般に糖代謝が低下しているので，normalize すると有意差の部位がほとんどなくなる		normalize すると；左右海馬で fADHD > NC	ADHD で楔前部で加算＞数字生成。ADHD の 4 回撮影の経過で，両側小脳で時間経過と共に上昇

DEX: デキストロアンフェタミン，MPH: メチルフェニデート，DICA: 児童・青年期診断面接票，DICA-P: 児童・青年期診断用両親用面接票，WRAT: Wide Range Achievement Test，CBCL: Child Behavior Checklist，ACTeRS: ADHD Comprehensive Teacher's Rating Scale，CMRglu: 脳糖代謝率，rCBF: 局所脳血流量，fADHD: 女子 ADHD，mADHD: 男子 ADHD，fNC: 女子健常対照群，mNC: 男子健常対照群

表 3 脳機能画像所見 fMRI

著者（年）		Sunshine et al (1997)	Vaidya et al (1998)	Rubia et al (1999)	
対象	対象群（数）	10 ADHD*	10 ADHD 6 Normal C	7 ADHD 9 Normal C	
対象	年齢範囲（平均）	14-51ys	8-13ys	ADHD; 12-18ys (15.71) NC; 12-17ys (15.01)	
対象	合併障害	無し	無し	無し	
対象	IQ など	不明	>85 有為差無し m=120 (ADHD) m=124 (NC)	有為差無し ** m=36.1 (ADHD) m=47.7 (NC)	
対象	服薬など	無し	methyllphenidate (MPH) 服用の有無間で比較	無し (1 週間以上)	
診断 心理検査		DSM-IV	DSM-IV WISC-R	DSM-IV, Conners TRS Raven's SPM	
賦課課題		視覚的高注意水準維持課題	go/no-go 課題	Stop 課題	Delay 課題
所見	前頭葉	左右中前頭葉，左中前頭前野，左前中心回，左下頭頂葉に ADHD に特異的な賦活がみられた	刺激制御課題時；ADHD および Normal C の両者で MPH 服用時に前頭葉の活性化水準が↑。反応制御課題時；MPH (-) 時前頭葉の活性化，ADHD > Normal C。MPH 服用による有為な差はなし	右前頭皮質内側面(BA8/32) 右下 & 中下前頭葉（BA45& 9/45）で C> ADHD	前部帯状回 & 後部帯状回 (BA 32,31)，C> ADHD 右補足運動野の小さな一部 (BA6) C< ADHD
所見	基底核		刺激制御課題時；MPH (-) 時の線条体の活性化 ADHD < Normal C，MPH（+）時 ADHD ≧ Normal C，MPH 服用により ADHD で↑。Normal C で↓。反応制御課題時；MPH (?) 時，線条体の活性化，ADHD ≧ Normal C	左尾状核 C>ADHD	

* 対照群は別の報告を参照。**Raven's Standard Progressive Matrides による
Conners TRS: Conners 教師用尺度，Raven's SPM: Raven's Standard Progressive Matrices，WAIS-R: Wechsler Adult Intelligence Scale-Revised，WISC-R: Wechsler Intelligence Scale for Children-Revised，WRAT-3: Wide Range Achievement Test-3

態学的側面や機能的側面からなされてきている。しかし，その結果については報告によって異なることも少なくない。ADHD の症状は少なくとも一次的には脳機能の障害に起因すると想定されているが，その脳機能障害について現時点では十分明らかになっていないといえよう。また，健常対照群との差が明らかにされてきている ADHD 児・者の所見についても，同様の，もしくは類似

Bush et al (1999)
8 ADHD 8 Normal C
22-47ys
無し
>80
無し (48 時間以上)
DSM-IV，WAIS-R WRAT-3
語数え stroop 課題
ROI を前帯状回認知部に限定。stroop 課題時 Normal C>ADHD。中立的課題時　Normal C＝ADHD

した所見が他の障害，例えば自閉症や学習障害，チック障害などでも報告されていることが少なくない。ADHD の基本障害の理論として近年注目されている抑制と遂行機能の欠陥についても，神経心理学的検査所見のレベルでは他の様々な障害，それも小児に限らず分裂病やうつ病，さらにはパーキンソン症候群や痴呆においても報告されているものが多い。

現時点では十分明らかにされていない ADHD の脳機能障害の実態ではあるが，近年の脳機能研究の急速な発展により，ADHD の障害に関連すると思われる注意，抑制，遂行機能などに関する基礎的な知識がこれまでにない早さで集積されつつある。それらを基盤とし，現在可能となった様々な研究方法を統合的に用いることにより，遠くない将来に ADHD の脳機能がかなり明らかにされることが期待される。

文　献

1）Ackerman, P.T., Dykman, R.A., Oglesby, D.M., Newton, J.E.: EEG power spectra of children with dyslexia, slow learners, and normally reading children with ADD during verbal processing. J Learn Disabil, 27; 619-630, 1994.

2）Amen, D.G., Carmichael, B.D.: High-resolution brain SPECT imaging in ADHD. Ann Clin Psychiatry, 9(2); 81-86, 1997.

3）Aylward, E.H., Reiss, A.L., Reader, M.J., Singer, H.S., Brown, J.E., Denckla, M.B.: Basal ganglia volumes in children with attention-deficit hyperactivity disorder, J Child Neurol, 11; 112-115, 1996.

4）Barkley, R.A.: Attention-deficit Hyperactivity Disorder (second edition). New York; The Guilford Press, 1998.

5）Bush, G., Frazier, J.A., Rauch, S.L., Seidman, L.J., Whalen, P.J., Jenike, M.A., Rosen, B.R., Biederman, J.: Anterior cingulate cortex dysfunction in attention-deficit/hyperactivity disorder revealed by fMRI and the Counting Stroop. Biol Psychiatry, 45(12); 1542-1552, 1999.

6）Casey, B.J., Castellanos, F.X., Giedd, J.N., Marsh, W.L., Hamburger, S.D., Schubert, A.B., Vauss, Y.C., Vaituzis, A.C., Dickstein, D.P., Sarfatti, S.E., Rapoport, J.L.: Implication of right frontostriatal circuitry in response inhibition and attention-deficit/hyperactivity disorder. J Am

Acad Child Adolesc Psychiatry, 36; 374-83, 1997.

7) Castellanos, F.X., Giedd, J.N., Eckburg, P., Marsh, W.L., Vaituzis, A.C., Kaysen, D., Hamburger, S.D., Rapoport, J.L.: Quantitative morphology of the caudate nucleus in attention deficit hyperactivity disorder. Am J Psychiatry, 151; 1791-1796, 1994.

8) Castellanos, F.X., Giedd, J.N., Marsh, W.L., Hamburger, S.D., Vaituzis, A.C., Dickstein, D.P., Sarfatti, S.E., Vauss, Y.C., Snell, J.W., Lange, N., Kaysen, D., Krain, A.L., Ritchie, G.F., Rajapakse, J.C., Rapoport, J.L.: Quantitative brain magnetic resonance imaging in attention-deficit hyperactivity disorder. Arch Gen Psychiatry, 53; 607-616, 1996.

9) Chabot, R.J., Merkin, H., Wood, L.M., Davenport, T.L., Serfontein, G.: Sensitivity and specificity of QEEG in children with attention deficit or specific developmental learning disorders. Clin Electroencephalogr, 27; 26-34, 1996.

10) Chabot, R.J., Serfontein, G.: Quantitative electroencephalographic profiles of children with attention deficit disorder. Biol Psychiatry, 40; 951-963, 1996.

11) Ernst, M., Liebenauer, L.L., King, A.C., Fitzgerald, G.A., Cohen, R.M., Zametkin, A.J.: Reduced brain metabolism in hyperactive girls. J Am Acad Child Adolesc Psychiatry, 33(6); 858-868, 1994.

12) Ernst, M., Cohen, R.M., Liebenauer, L.L., Jons, P.H., Zametkin, A.J.: Cerebral glucose metabolism in adolescent girls with attention-deficit/hyperactivity disorder. J Am Acad Child Adolesc Psychiatry, 36: 1399-1406, 1997.

13) Filipek, P.A., Semrud-Clikeman, M., Steingard, R.J., Renshaw, P.F., Kennedy, D.N., Biederman, J.: Volumetric MRI analysis comparing subjects having attention-deficit hyperactivity disorder with normal controls. Neurology, 48; 589-601, 1997.

14) Giedd, J.N., Castellanos, F.X., Casey, B.J., Kozuch, P., King, A.C., Hamburger, S.D., Rapoport, J.L.: Quantitative morphology of the corpus callosum in attention deficit hyperactivity disorder. Am J Psychiatry, 151; 665-669, 1994.

15) Klorman, R.: Cognitive event-related potentials in attention deficit disorder. J Learn Disabil, 24(3); 130-140, 1991.

16) Loo, S.K., Teale, P.D., Reite, M.L.: EEG correlates of methylphenidate response among children with ADHD: A preliminary report. Biol Psychiatry, 45; 1657-1660, 1999.

17) Matsuura, M., Okubo, Y., Toru, M., Kojima, T., He, Y., Hou, Yi., Shen, Y., Lee, C.K.: A cross-national EEG study of children with emotional and behavioral problems: A WHO collaborative study in the western pacific region. Biol Psychiatry, 34; 59-65, 1993.

18) Matochik, J.A., Liebenauer, L.L., King, A.C., Szymanski, H.V., Cohen, R.M., Zametkin, A.J.: Cerebral glucose metabolism in adults with attention deficit hyperactivity disorder after chronic stimulant treatment. Am J Psychiatry, 151(5); 658-664, 1994.

19) Mazziota, J.C., Toga, A.W., Evans, A., Fox, P., Lancaster, J.: A probabilistic atlas of the human brain: Theory and rationale for its development. The International Consortium for Brain Mapping. Neuro Image, 2; 89-101, 1995.

20) Mostofsky, S.H., Reiss, A.L., Lockhart, P., Denkla, M.B.: Evaluation of cerebellar size in attention-deficit hyperactivity disorder. J Child Neurol, 13: 434-439, 1998.

21) Ogawa, S., Lee, T.M., Kay, A.R., Tank, D.W.: Brain magnetic resonance imaging with contrast

dependent on blood oxygenation. Proc Natl Acad Sci USA, 87; 9868-9872, 1990.

22) Overmeyer, S., Simmons, A., Santosh, J., Andrew, C., Williams, S.C.R., Taylor, A., Chen, W., Taylor, E.: Corpus callosum may be similar in children with ADHD and siblings of children with ADHD. Dev Med Child Neurol, 42; 8-13, 2000.

23) Rubia, K., Overmeyer, S., Taylor, E., Brammer, M., Williams, S.C., Simmons, A., Bullmore, E.T.: Hypofrontality in attention deficit hyperactivity disorder during higher-order motor control: a study with functional MRI. Am J Psychiatry, 156(6); 891-896, 1999.

24) Schachar, R.J., Tannock, R., Logan, G.: Inhibitory control, impulsiveness, and attention deficit hyperactivity disorder. Clinical Psychol Rev, 13; 721-739, 1993.

25) Schweitzer, J.B., Faber, T.L., Grafton, S.T., Tune, L.E., Hoffman, J.M., Kilts, C.D.: Alterations in the functional anatomy of working memory in adult attention deficit hyperactivity disorder. Am J Psychiatry, 157(2); 278-280, 2000.

26) Semurud-Clikeman, M., Filipek, P.A., Biederman, J., Steingard, R., Kennedy, D.N., Renshaw, P., Bekken, K.: Attention-deficit hyperactivity disorder: Magnatic resonance imaging morphometric analysis of the corpus callosum. J Am Acad Child Adolesc Psychiatry, 33; 875-881, 1994.

27) Semrud-Clikeman, M., Steingard, R.J., Filipek, P., Biederman, J., Bekken, K., Renshaw, P.F.: Using MRI to examine brain-behavior relationships in males with attention deficit disorder with hyperactivity. J Am Acad Child Adolesc Psychiatry, 39; 477-484, 2000.

28) Sergeant, J.: The cognitive-energetic model: An empirical approach to attention-deficit hyperactivity disorder. Neurosci Biobehav Rev, 24; 7-12, 2000.

29) Shaywitz, B.A., Shaywitz, S.E., Byrne, T., Cohen, D.J., Rothman, S.: Attention deficit disorder: quantitative analysis of CT. Neurology, 33; 1500-1503, 1983.

30) Sieg, K.G., Gaffney, G.R., Preston, D.F., Hellings, J.A.: SPECT brain imaging anomalies in attention deficit hyperactivity disorder. Clinical Nuclear Medicine, 20; 55-60, 1995.

31) Sunshine, J.L., Lewin, J.S., Wu, D.H., Miller, D.A., Findling, R.L., Manos, M.J., Schwartz, M.A.: Functional MRI to localize sustained visual attention activation in patients with attention deficit hyperactivity disorder: a pilot study. Am J Neuroradiol, 18(4); 633-637, 1997.

32) Talairach, J., Tournoux, P.: Co-Planar Stereotaxic Atlas of the Human Brain. New York; Thieme, 1988.

33) Tannock, R.: Attention deficit hyperactivity disorder: Advances in cognitive, neurobiological, and genetic research. J Child Psychol Psychiatry, 39; 65-99, 1998.

34) Vaidya, C.J., Austin, G., Kirkorian, G., Ridlehuber, H.W., Desmond, J.E., Glover, G.H., Gabrieli, J.D.: Selective effects of methylphenidate in attention deficit hyperactivity disorder: A functional magnetic resonance study. Proc Natl Acad Sci USA, 95(24); 14494-14499, 1998.

35) Young, E.S., Perros, P., Proce, G.W., Sadler, T.: Acute challenge ERP as a prognostic of stimulant therapy outcome in attention-deficit hyperactivity disorder. Biol Psychiatry, 37; 25-33, 1995.

36) Zametkin, A.J., Liebenauer, L.L., Fitzgerald, G.A., King, A.C., Minkunas, D.V., Herscovitch, P., Yamada, E.M., Cohen, R.M.: Brain metabolism in teenagers with attention-deficit hyperactivity disorder. Arch Gen Psychiatry, 50; 333-340, 1993.

III. 3.

脳の発達と ADHD
極低出生体重児の追跡研究から

原 仁
国立特殊教育総合研究所

i はじめに

小さく早く生まれた極低出生体重（出生体重 1,500g 未満，Very Low Birth Weight; VLBW）児に多動な子どもが存在することは，1973 年の Fitzhardinge と Ramsay の追跡研究で，すでに指摘されている。当然ながら，当時の概念に ADHD はなく，微細脳機能不全（Minimal Brain Dysfunction; MBD）の一症状としての多動である。ちなみに，彼らが少なくとも 5 歳まで追跡した，出生体重 1,251 g 以下で，在胎 31 週以前の VLBW 児 32 例での研究結果では，9 例が MBD と診断されたという。MBD の診断基準は，いわゆるソフトサインが 3 個以上であって，例示として多動は挙げられているものの，この 9 例すべてが「多動」であったか否かは不明である。

ADHD 概念の誕生をどの時代までさかのぼるかは研究者によってさまざまだろう。さらに，その概念の変遷によっても，VLBW 児と ADHD に関わる研究の結論は変化してきた。つまり，DSM-Ⅲの ADD 基準によるか，DSM-Ⅲ-R の ADHD によるか，はたまた DSM-Ⅳの ADHD の 3 つの下位分類を採用するかによる。本論では，1980 年に発表された DSM-Ⅲの ADD 概念の誕生以降の研究に絞って考察する。

ii　VLBW 児には ADHD が高頻度に発生する？

1．豪州メルボルンでの追跡研究

Astbury ら（1983）は，追跡研究の対象とした 61 例の VLBW 児が 1 歳と 2 歳に到達した段階で，Bayley 乳児発達検査を実施した。その際の乳児観察項目，具体的には，対象へのオリエンテーション，目標への指向性，注意持続，忍耐度，活動性，反応性，興味のある対象への応答性の 6 項目中少なくとも 4 項目が過剰と判断される場合に，「多動」行動が存在すると判定した。彼らは，1 歳では 7 例（11 %）に過ぎなかった「多動」行動が，2 歳では 26 例（43 %）にまで増加したことを明らかにした。これらの評価は Bayley 検査を実施した心理士の判定であるが，独立に診察していた小児科医が障害があると診断した 20 例中 15 例においても，同時にこの「多動」行動を示していたという。しかし，この時点で「多動」行動を示した群とそうでない群を比較しても，平均出生体重も在胎週数も差異がないことを示している。つまり，より未熟であるから「多動」であるとは結論づけられないということである。また，男女比はどちらの群も 1 対 1 で，通常認められている「多動」行動の男性優位性はないとも指摘している。

1987 年になって，Astbury らは前述の研究の続報を発表した。この論文では，ADD 概念を前報の「多動」行動と同義語に使用している。ADD の定義に基づけば，かなり乱暴な言い換えである。百歩譲って，ADD 概念を適応する妥当性があるとして，彼らは ADD の下位分類，すなわち多動を伴うのかそうでないのかには一切触れていない。しかし，文脈からすると，当然のごとく多動を伴う ADD であったと思われる。

追跡研究の結果，2 歳では ADD と判定されたが，5 歳の時点では 7 例は ADD でなくなっていた。逆に，2 歳では正常と思われた 3 例が 5 歳では ADD と判定できる状態であった。追跡できた VLBW 児の 40 %（57 例中 23 例）は 2 歳でも 5 歳でも ADD であった。5 歳に実施した WPPSI 知能検査の結果は，すべての領域で，2 歳で ADD と判定された VLBW 児群の方が低かった。さらに，軽微な身体兆候においても，いわゆる健康状態においても，種々の問題を抱えやすいのが ADD 群であった。

Astburyらは，ADDという用語を採用したが，ADDの基本概念を理解して使用していたとは思えない。むしろ，2歳時点での「多動」行動は後のADD判定というより，非特異的な軽微な発達障害のリスク因子と結論づけるべきだったのではないかと考える。

2．カナダのオンタリオ州での研究

超低出生体重（出生体重1,000g未満，Extremely Low Birth Weight; ELBW）児に限った地域基盤研究がカナダのオンタリオ州で実施された。Szatmariら（1990）は，5歳となったELBW児82例中15.9％に，ADDH（DSM-Ⅲの多動を伴うADD）を見いだした。一方，同様の評価を実施した対照群208例中，ADDHは6.9％であった。これらは質問紙法を用いての調査であるが，親あるいは教師の評定に基づいてADDHと判定した児童の割合を示している。ELBW児にはADDHが有意に多発するとの結論である。

この結論を受け入れるとしても，問題は対照群の6.9％をどのように考えるかである。Swansonら（1998）が指摘するように，診断面接を実施するかしないかでADHDの頻度は異なっており，診断面接をしない場合の疫学研究では，ADHDの頻度を10％以上とする研究がほとんどである。その点を考慮するならば，対照群のADDHの頻度は決して高くはない。もう一点注目すべきは，同時に比較した行為障害（Conduct Disorder; CD）と情緒障害の頻度である。両者とも有意差はないのであるが，前者はむしろ対照群に比して低値であったことである（1.6％ vs 3.9％）。

後にSzatmariら（1993）は，7歳から8歳になったELBW児143例におけるADHD（ただし判定基準はDSM-Ⅲによっている）の有病率を調査した。5歳時点の前報と同様に，親または教師の評定に基づいてADHDと判断したのは18.5％（対照群では5.7％）であり，やはりELBW児にADHDが多発するとした。

Szatmariらは前回の報告とあわせて，一般にADHDとCDの合併は高率なはずなのに，ELBW児群ではそうではない。したがって，ELBW児のADHDは"pure"型，つまりADHDの原型ではないか，と興味深い指摘をしている。さらに，通常男性優位であるはずのADHDは，ELBW児群では男女比が1対1であることも示した。これはAstburyら（1983, 1987）の報告と同様であるが，さらなる検討が必要として踏み込んだ考察は避けている。

3．英国リバプール大学の研究

12歳まで追跡できたVLBW児137例中31例（23％）にADHD（DSM-Ⅳ基準による）を見いだしたのはBottingら（1997）である。比較対照の成熟児群では，148例中9例（6％）に過ぎなかった。当然であるが，2群には有意差が存在する。彼らが評価に使用したのはChild and Adolescent Psychiatric Assessment（CAPA）である。その詳細は，彼らの論文中に補遺として見ることができる。CAPAは，おおよそDSM-Ⅳの基準にそってADHDを判定できるという。その結果は表1に引用した。彼らは特に指摘していないが，DSM-Ⅳ基準によるADHDの3つの下位分類の割合をみると，ほぼ均等に分布しているのがむしろ特徴と思われる。さらに男女比にも言及して，Astburyら（1983, 1987），Szatmariら（1990, 1993）と同様に男女比は1対1であり，成熟児のADHDと比較して，女性優位であることを示した。また，Szatmariらの研究（1993）を引用しつつ，彼らの研究においても，VLBW児でADHDと判定された31例中わずか3例のみがCDを併せ持ち（成熟児のADHD 9例中4例），VLBW児のADHDは“pure” ADHDであろうとするSzatmariらの見解を支持した。付け加えて，VLBW児のADHDは評価時点で治療例はなく，その点からも，軽度，あるいはADHDの原型といえるのではないかとしている。

表1　VLBW児に発生するADHD（CAPAによる判定）

CAPAによるADHD下位分類	VLBW群 （n = 136）	対照群 （n = 148）
Hyperactivity Disorder （≒ Hyperactive-Impulsive type）	9（6.6%）	2（1.4%）
Attention Deficit Disorder （≒ Inattentive type）	11（8.8%）	4（2.7%）
Attention Deficit Hyperactivity Disorder （≒ Mixed type）	11（8.8%）	3（2.0%）
合計	31（22.8%）	9（6.1%）

Bottingら（1997）より引用

4．ADHDの頻度は高くないとする研究

VLBW児とADHDの関係を調査した3つの代表的な研究の結果を示したが，対照群と比較して有意差はなかったとする研究もいくつか存在する。

例えば，Teplinら（1991）は米国ノースカロライナ大学で実施されているELBW児の追跡研究の中で，6歳の時点で評価したELBW児28例と対照群26例を比較して，親に対するConners質問紙では，多動評定に差異はなかったが，教師に対するANSER質問紙による注意持続・多動評定では，2群間に有意差が存在したと，一見矛盾とも受け取れる結果を示している。

同じグループのFarelら（1998）は，VLBW児群の中で慢性肺疾患（Clonic Lung Disease; CLD，種々の発達上のリスクが指摘されている新生児期の状態）と診断された17例と，そうでなかった28例を7歳まで追跡して比較している。評価方法は前述の研究とほぼ同様で，結論も近似している。つまり，CLD合併VLBW児群は，そうでないVLBW群と比較して，教師の評定ではより注意持続が短いが，親のConners評定では，明らかな差異はない，である。ただし，Conners評定のカットオフポイントを1標準偏差（従来は2標準偏差）にすると有意差はあるとも述べている。

他のVLBWあるいはELBW児を対象とした長期追跡研究でも同様であるが，なんらかの行動評定を実施することが常である。その中での評価のひとつとしてADHD関連項目が調査されることが多い。ADHDを主たるターゲットにした研究ではないので，十分な考察は望むべくもない。評定で差異があったとする研究が多いのだが，Teplinらの研究（1991）は例外的である。

豪州クィーンズランド州で実施された，平均10歳のELBW児87例を対象にしたO'Callaghanらの調査（1996）では，ADD（DSM-Ⅲ-R基準に基づくDu Paul評定尺度を使用，したがって表記としてはADHDが正しい）の割合に，同じクラスの子どもを対照群として比較すると，差異はなかったとしている。資料が得られたELBW児80例中10例（12.5％）がADDと判定され，一方，対照群153例中では18例（11.8％）であった。また，男女比も検討しているが，ELBW児群，対照群ともにおおよそ2対1で男性優位であった。

彼らの研究の主たる関心は学習困難にあり，ADDの調査はそれに付随したものではあるためか，考察は十分とは言えない。差異がなかった理由の考察では，Du Paul評定尺度の特性によるのか，程度である。彼らによれば，Du

Paul 評定尺度は，臨床例として意味があるか否かに重点をおく評定法なので，症状があるか否かではなく，ADD による不適応が明らかである例で感度がよいからだろうという。確かに，VLBW 児の ADD による不適応は比較的少ないと思われるので，同意可能な考察ではある。

なお，乳児期の指標と後の ADHD の関係を調査したのが，同じグループの Stathis ら（1999）である。彼らは，6 歳まで継時的に追跡した 87 例の ELBW 児において，18 例の ADHD を見いだした。乳児期の頭囲および頭囲の伸び率は後の ADHD 発生に関連しなかった。一方，学習障害（教師が記入する ANSER 質問紙に基づく）は前述の指標と明らかな相関を示していた。

iii　東京女子医大母子センターの追跡研究

1．就学前 VLBW 児の場合

原（1994）は，ADHD ではなく，多動性障害（Hyperkinetic Disorder; HKD）の基準に従って，東京女子医大母子センターにおいて追跡研究の対象としている VLBW 群で HKD の頻度を検討した。すでに報告してあるのでその詳細は拙論を参照いただきたい。なお，ADHD と HKD の基準は若干異なるが，Swanson ら（1998）が指摘するように，それぞれの診断の根拠となる 18 の症状項目はほぼ同一である。

結果の要約は表 2 の通りである。

本研究において，HKD の診断基準を用いても，VLBW 児には HKD の発生が高頻度であることが確認できた。ただし，VLBW 児を出生体重 1,000g 以上と未満で二分して比較しても，ELBW 児の方が HKD の発生が多いとは言えなかった。

表 2　VLBW 児に発生する HKD

	VLBW 群（n=122）		対照群（n=318）
HKD	1,000g 未満（n=58）	1,000g 以上（n=64）	11　（3.5%）
	9（15.5 %）	3　（4.7%）	
	12　（9.8%）		

原（1994）より引用

この調査対象群では男女比は2対1であった。比較対照群では10対1であったが，この男性優位性は，統計学的には有意ではなかった。しかし，VLBW児のHKDは，一般的に認められるよりも女児に多いようであった。

この調査では，VLBW児でHKDと診断したのは12例（9.8％）であり，そのうち，何らかの「治療」を受けていたのは1例に過ぎず，HKDとしては，症状は存在するものの，軽症例が多いと思われた。

2．学童期VLBW児の場合

著者が関与しているVLBW児の長期追跡研究では，評価年齢として8～9歳（小学3年）が設定されている。粗大な神経学的後障害のないVLBW児に限られるが，追跡研究に登録されたVLBW児の全例を対象に，夏期休暇中に，ほぼ半日をつかって，総合的な発達健診を実施している。著者らの追跡研究の詳細は別に述べているので参照されたい（原, 1997; 原, 1998）。

以下は，夏期総合発達健診での評価が可能であったVLBW児の資料に基づいた調査結果である。

1987年4月から1991年3月までに出生し，小学3年まで経過の追跡が可能であった，粗大な神経学的後障害の認められないVLBW児，男女各々46名合計92名を調査対象とした。著者らによる行動観察と，保護者あるいは担任教師の情報を総合して，DSM-Ⅳ基準に基づくADHD診断を実施した。同時に，全例にWISC-R知能検査をおこない，認知発達とADHD診断の関係について検討した。併せて，種々の周産期要因及び合併する発達障害とADHD診断の関連についても検討した。

ADHDの確定診断例は，男12名女1名合計13名（14.1%），すべて混合型であった。診断基準は満たさないが部分症状を持つ疑い例は，男12名女8名合計20名（21.7%）であった。両者をADHD傾向児とすると，その男女比は2.7：1となった。3名のIQ＜70の対象児を除いて，服部と上野（1993）のWISC-Rによる学習障害の類型化分類を適応すると，LDパターンを示したのは，ADHD傾向児31名中20名（64.5%）であった（図1）。しかし，ADHD傾向を示さないVLBW児のLDパタンのと比較して，特徴ある分布は示さなかった。反抗挑戦性障害の合併は，確定診断例13名中3名，疑い例20名中1名の合計4名，すべて男児であった。検討した周産期要因（出生体重，在胎週

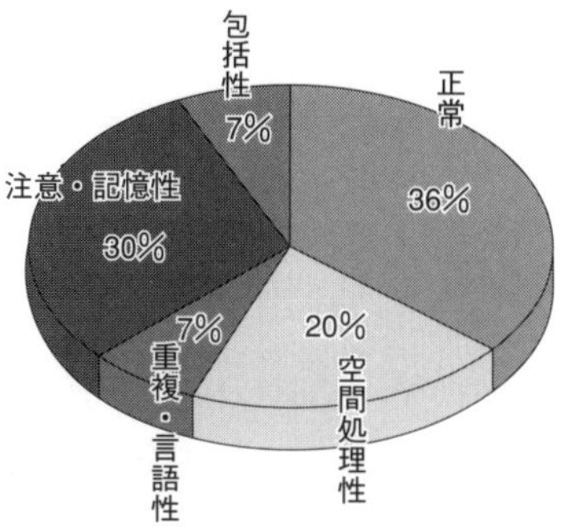

・正常＝特定のLDパタンを示さない
・空間処理性＝言語性IQが非言語性IQよりも15ポイント以上高くかつ言語操作力（VO）が空間操作力（SO）より3ポイント以上高い
・注意・記憶性＝SOとVOの平均値よりも，注意記憶力（AM）が2ポイント以上低い
・重複・言語性＝非言語性IQが言語性IQよりも15ポイント以上高く，かつSOがVOより3ポイント以上高い，同時に注意・記憶性の基準も満たす
・包括性＝主要な10の下位検査の平均評価点よりも3ポイント以上下回る下位検査が，言語・動作性領域に各1つ以上ある（数唱と迷路は除く）
・VO=類似，単語，理解の平均評価点，SO=絵画完成，積木模様，組合わせの平均評価点，AM=算数，数唱，符号の平均評価点

図1　ADHD 傾向児が示す LD パターン

数など）と ADHD 発生の関連は認められなかった。

VLBW 児に ADHD が高頻度に発生することが確認された。男女比は成熟児のそれと比較して，女児に多い傾向がうかがわれた。反抗挑戦性障害の合併率は低かった。

以上の結論は，前述の VLBW 児童においては ADHD の発生が成熟児と比較して多いとする研究結果と矛盾しない。

iv　ADHD の発生原因に関する一考察

VLBW 児に発生する ADHD 研究は，著者の研究も含めて，大部分は追跡研究の一部として実施された調査に基づく。いずれの研究においても，何ゆえ VLBW 児に ADHD が発生しやすいのか，の考察は十分とはいえない。

最後に紹介するのは，デンマークの Lou ら（1996）のグループが提唱する仮説――新線条体機能不全説――である。なお，新線条体とは大脳基底核の一部で，淡蒼球と被殻の包括的な名称である。通常，線条体は上記に尾状核が加わる（＝旧線条体）。

Swanson ら（1998）の展望論文によれば，ADHD の責任病巣に関しての最近の知見は，MRI（核磁気共鳴画像）研究に拠るところが大きく，いくつかの研究で，前頭葉あるいは線条体の部位で測定したそれぞれの面積が，比較対照群と比べると小さいことが指摘されているという。これらの研究結果は，神経心理学的，神経化学的，神経薬理学的あるいは分子生物学的研究成果と矛盾しない。つまり，ADHD は前頭葉・線条体回路のなんらかの機能不全に基づくことは確かなのである。

Toft（1999）は，Lou らのデンマーク・グループの一員であるが，発達期にある線条体の神経細胞の脆弱性に着目して，VLBW 児に認められる ADHD は，周産期の低酸素性虚血性障害が線条体の機能不全を引き起こし，前頭葉・線条体回路に不都合が生じたためでないかとの仮説を提唱した。

彼らの主張の根拠は，動物実験と重度脳障害を示した新生児の検査所見，解剖所見などからなる。しかし，Toft 自身が認めているように，その直接的証拠はいまだ示し得ていない。

例えば，彼らがその証拠の一部とする，プロトン核磁気スペクトロスコピー（MRS）の所見がある。それは，線条体に近接する胚芽層出血（GMH; Germinal Matrix Hemorrhage）と MRS で測定した線条体における乳酸のピーク値とに相関があるとの研究結果である。つまり，左右の線条体の乳酸値を比較すると，出血面積が大きい方がピーク値が高いのである。この結果が妥当だとしても，この相関が果たして未熟児特有の所見なのか，あるいは，彼らが主張するように，線条体の微細な損傷の結果なのかは不明である。さらに，成熟児の ADHD においては，ほとんどの症例で，周産期脳障害のエピソードは得られないし，また VLBW 児に発生する ADHD においても，GMH の既往と後に発生する ADHD と相関するとの報告はない。

v おわりに

異論がない訳ではないが，VLBW 児に ADHD の発生が高率であることはまず間違いないだろう。今まで紹介してきた先行研究と著者らの研究の結果から，その臨床的特徴としては以下の 2 点に集約されると考える。第 1 に，成熟児の ADHD に認められるような，極端な男性優位性はなく，比較的女児に多いこと。第 2 に，症状の程度は軽症あるいは他の崩壊性行動障害（行為障害や反抗挑戦性障害など）の合併は少なく，Szatmari のいうところの，いわゆる

“pure” ADHDである可能性が高いことである。

しかし，VLBW児に認められるADHDの機序となると，成熟児のそれと同様であるか否かはいまだ不明である。Louらのグループが主張するような，微細な脳損傷によるのか，それとも未熟児がもつ発達上の特性なのかの結論を得るためには，さらなる研究の集積を必要とするだろう。

追記：本研究は文部省科学研究費補助金（基盤研究(A)）課題番号10309010の援助を受けて実施された。

文　献

1）Astbury, J., Orgill, A.A., Bajuk, B. & Yu, V.Y.H.: Determinants of developmental performance of very low-birthweight survivors at one and two years of age. Developmental Medicine and Child Neurology, 25; 709-716, 1983.

2）Astbury, J., Orgill, A.A. & Bajuk, B.: Relationship between two-year behaviour and neurodevelopmental outcome at five years of very low-birthweight survivors. Developmental Medicine and Child Neurology, 29; 370-379, 1987.

3）Botting, N., Powls, A., Cooke, R.W.I. & Marlow, N.: Attention deficit hyperactivity disorders and other psychiatric outcomes in very low birthweight children at 12 years. Journal of Child Psychology and Psychiatry, and Allied Disciplines, 38; 931-941, 1997.

4）Farel, A.M., Hooper, S.R., Teplin, S.W., Henry, M.M. & Kraybill, E.N.: Very-low-birthweight infants at seven years: An assessment of the health and neurodevelopmental risk conveyed by chronic lung disease. Journal of Learning Disabilities, 31; 118-126, 1998.

5）Fitzhardinge, P.M. & Ramsay, M.: The improving outlook for small prematurely born infant. Developmental Medicine and Child Neurology, 15; 447-459, 1973.

6）服部美佳子，上野一彦：WISC-RによるLDの指導類型とその基本症状．LD（学習障害）―研究と実践―, 1; 33-43, 1993.

7）原仁：行動の障害 1）多動児の療育―診断概念と薬物治療について―．脳と発達, 26; 169-174, 1994.

8）原仁：極低出生体重児の学齢前および学齢期の健診．Neonatal Care, 10; 423-427, 1997.

9）原仁（研究代表者）：学習障害ハイリスク児における学習困難の発生要因と学校適応に関する研究．平成7-9年度科学研究費補助金（基盤研究(A)(1)）研究成果報告書，1998.

10) Lou, H.C.: Etiology and pathogenesis of attention-deficit hyperactivity disorder (ADHD): Significance of prematurity and perinatal hypoxic-haemodynamic encephalopathy. Acta Paediatrica, 85; 1266-1271, 1996.
11) O'Callaghan, M.J., Burns, Y.R., Gray, P.H., Harvey, J.M., Mohay, H., Rogers, Y.M. & Tudehope, D.I.: School performance of ELBW children: A controlled study. Developmental Medicine and Child Neurology, 38; 917-926, 1996.
12) Stathis, S.L., O'Callaghan, M.J., Harvey, J.M. & Rogers, Y.M.: Head circumference in ELBW babies is associated with learning difficulties and cognition but not ADHD in the school-aged child. Developmental Medicine and Child Neurology, 41; 375-380, 1999.
13) Swanson, J.M., Sergeant, J.A., Taylor, E., Sonuga-Barke, E.J.S., Jensen, P.S. & Cantwell, D.P.: Attention-deficit hyperactivity disorder and hyperkinetic disorder. Lancet, 351; 429-439, 1998.
14) Swanson, J.M., Castellanos, F.X., Murias, M., LaHoste, G. & Kennedy, J: Cognitive neuroscience of attention deficit hyperactivity disorder and hyperkinetic disorder. Current Opinion in Neurobiology, 8; 263-271, 1998.
15) Szatmari, P., Saigal, S., Rosenbaum, P., Campbell, D. & King, S.: Psychiatric disorders at five years among children with birthweights < 1000g: A regional perspective. Developmental Medicine and Child Neurology, 32; 954-962, 1990.
16) Szatmari, P., Saigal, S., Rosenbaum, P. & Campbell, D.: Psychopathology and adaptive functioning among extremely low birthweight children at eight years of age. Development and Psychopathology, 5; 345-357, 1993.
17) Teplin, S.W., Burchinal, M., Johnson-Martin, N., Humphry, R.A. & Kraybill, E.N.: Neurodevelopmental, health, and growth status at age 6 years of children with birth weights less than 1001 grams. The Journal of Pediatrics, 118; 768-777, 1991.
18) Toft, P.B.: Prenatal and perinatal striatal injury: A hypothetical cause of attention-deficit-hyperactivity disorder? Pediatric Neurology, 21; 602-610, 1999.

III.4.

ADHD と持続的処理課題

大倉勇史

東京都立梅ケ丘病院

神経心理学の対象は心理現象であるが，目的は脳の構造と心の働きの相関を知ることにある（山鳥[19]）。多くの場合，脳損傷部位と対応する症状を詳しく調べることにより，人間の心理現象の構造を知ることを目的としている。しかしながら，少なくとも現在までのところ，注意欠陥多動性障害児に明らかな脳損傷あるいは構造的な異常があることは知られていない。そこで，“神経心理学と注意欠陥多動性障害”について考えるとき問題になるのは，損傷のある脳における責任病巣と症状の相関が神経心理学的に解明され，その症状が注意欠陥多動性障害（ADHD）の児に認められたとしても，ADHD 患児の脳のその部位に障害があると予想できるか否かである。神経心理学が扱うのは脳の構造と心の働きの相関であって因果関係ではない。ここでは三段論法は成立しないかもしれない。そのとき，このような探求にどのような意味があるのか。こんな疑問を持ちながらも隘路を巡る気持ちでこの章は書かれた。したがって，この章を読まれて種々の報告の単なる羅列と感じられたなら，それはすべて筆者の責任であることをあらかじめお断りしたい。

言い訳はともかく，この章ではまず持続的注意の障害を評価するのに適当と思われる CPT（持続処理課題；Continuous Performance Test）を用いて ADHD 患児の特徴を捉える。次に神経心理学的知見からその結果がどのような意味を持っているかを考える。最後に認知心理学的知見を考慮しつつ今後の CPT の展望を考察してみたい。

i CPT

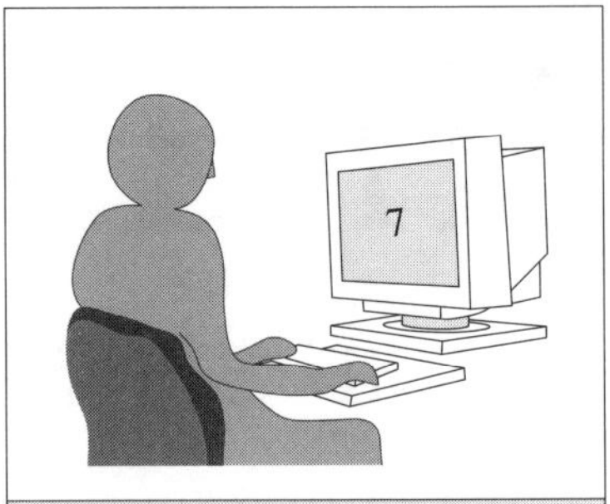

図1 CPT のイメージ

ADHD 患児の特徴は

①注意を持続することができず
②衝動を制御することが不得手で
③欲求不満に対する耐性が低い

ことであると言われている（Firestone & Martin [3)]）。特にこのうちの①と②を客観的に評価できるのが CPT である。

CPT は持続的注意を調べるために Rosvold ら [12)] によって開発された検査で，以下の 3 つの課題からなっている。

①単純反応課題：標的刺激のみを何度も呈示し，そのたびにキーを押す。
② X 課題：何種類かの刺激を何度も呈示し，そのうち標的刺激が呈示されたときだけできるだけ早くキーを押す。
③ AX 課題：何種類かの刺激を何度も呈示し，特定の刺激の組が引き続いて呈示されたときだけできるだけ早くキーを押す。

刺激方法としては視覚刺激を使うものや聴覚刺激を使うもの，またアルファベットや数字などの文字，あるいは図形を呈示するものなどいろいろな方法が知られている。われわれが行っている CPT では，視覚と聴覚両方のものを使っている。単純反応課題および X 課題においては数字の 7（聴覚課題では“なな”），AX 課題においては 3 に続いて出現する 7 を標的刺激（キーを押すべき刺激）としている（大倉 [10)]）。

刺激の回数，標的刺激の出現頻度に関しては特に取り決めはないが，われわれの経験から，単純反応課題に関しては 80 回，X 課題では 200 回（そのうち標的刺激は 40 回）。AX 課題でも 200 回（標的刺激は 20 回）と設定しており，この回数で十分に ADHD 患児の特徴を捉えることができている。

呈示時間は 100 msec とし，刺激間隔はヒトの刺激反応能力を考慮して 1,500 ± 500 msec とした。

測定値としては誤答数，正しい反応をした時の平均反応時間を測定することが多い。それぞれの課題で指示どおりにキーを押せば正しい反応で，指示どおりでなければ誤った反応となるが，誤った反応には，押すべきときに押さなかった場合（見逃し；omission）と押すべきでないときに押してしまう場合（お手つき；commission）の2通りがある。これらの誤答数や反応時間を計測することによって被検者の状態を知ることができるのだが，これまでのところ，ADHD患児は健常児よりも誤答数が多いとの報告が多く（Corcum [2]），また反応時間に関しては反応が遅くまたそのばらつきも大きいと言われている（Teicher [16]）。また，誤答数のうち見逃し数は注意の持続，お手つき数は衝動の制御と関連づけられている（Sostek [13]）。

われわれの行った検査でも，視覚刺激，聴覚刺激どちらの場合もADHD患児は健常児よりも誤答数が多いことが確認された。さらに，ADHD患児における聴覚刺激の誤答数に関しては，X課題，AX課題ともに見逃し数が多く，お手つき数が少ないことが分かった（大倉 [10]）。これらADHD患児の特徴のほか，視覚刺激を用いたCPTよりも聴覚刺激を用いたCPTの方が正しい反応の平均反応時間が長いという一般的な特徴も判明した。これらの結果に関しては後に考察を加え再び取り上げたいと思う。

このようにCPTはADHD患児の特徴を捉えるには有効な検査ではあるが，ひとつ大きな問題がある。健常児において，注意を持続する能力が発達するのは4歳から6歳（Levy [7]）とも8歳から9歳（Sykes, Douglas, Weiss & Mindle [14]）とも言われている。この時期はADHDの症状が顕在化する時期と重なる。したがって，小児期すなわち発達の途上で症状が明らかになってくるADHDでは発達段階を考慮する必要がある。そこで，ADHD患児と健常児を比べるならば必然的に年齢別の標準化が必要と思われるが，現在のところこれが行われていない。

このような問題はあるにしろ，診断や治療における有用性は否めず，CPTを面接，症状評価などと併用することによって診断が確かなものになると思われる。また，ADHD患児群にはmethylphenidate服用によって誤答数も反応時間の変動係数（ばらつき）も改善するともわかったので（山田ら [18]），薬物の効果を客観的に評価することも可能になるという利点もある。

ii 神経心理学の知見から

Geschwind[4]は注意機能の特性として以下の5つをあげている。

①選択性：重要な刺激に注意を向ける。
②持続性：注意を十分な時間持続する。
③転動性：より重要な刺激に注意の方向を変更する。
④多方向性：変更を可能にするために同時にいくつかの方向に注意を向ける。
⑤感度：注意を配分し重要な刺激に対して注意力を高める。

CPTを遂行するには，このうち①と②および⑤が必要とされるが，同時に多種類の刺激を提示する場合は③④も必要とされると思われる。特に重要なのは②で，この機能が障害されると誤答数が多くなり，また反応時間にも影響するはずである。

ADHD患児のCPTにおける反応時間に関しては，反応が遅くまたそのばらつきも大きいと言われている（Teicher[16]）。これは神経心理学における精神反応遅延という現象に似ている。精神反応遅延とは，脳損傷患者で刺激反応時間が延長する現象で，このような精神活動の遅延は大脳基底核を含む皮質下病変でよく見られる。また，単純な課題よりも複雑な課題の方が精神活動の遅延は著しいとされている。

また，ADHD患児におけるCPTの結果を継時的に見ると，反応時間のばらつきに変動が認められる。すなわち，比較的注意集中が良好な時間帯と散漫になる時間帯が交互に現れる。こちらは機能変動と呼ばれている。機能変動とは課題遂行能力が時間の推移とともに変化する現象である。疲労現象と似ているが，疲労では能力が低下するのみだが機能変動では能力は不安定で振動する。この現象は左後頭葉内側面と脳梁膨大部破壊のために生じる純粋失読に多くみられる。また，純粋失読では言語機能と色彩知覚の連合異常のため生じる離断性色名障害（自覚的色覚異常がないが，色の名を聞いてもそれにあう正しい色を選び出すことができない）を併発することが多い。ADHD患児に学習障害が合併することに何らかの関連があるのかもしれない。

以上より，ADHDの責任病巣の候補部位がいくつか考えられるのだが，これらを確実にするには今後fMRIなどによる検証が必要と思われる。

iii　認知心理学の知見から

ADHD患児の情報処理過程に健常児と異なる特徴があるか。またそれをCPTで捉えることができるかがこの項の目的であるが，現在までのところ確かな結果は得られていない。むしろ，現在知られている認知心理学的所見から今後どのようなCPTを設定すればこの目的に添うかを考えてみたい。

認知心理学では，外界からの情報のうち特定の情報のみが選択されるカクテルパーティ現象（Cherry [1]）が知られている。現実の世界には視覚，聴覚を含め種々雑多な情報が存在し，そのうちどの情報が有用かを判断するための一手段と思われる。これ以外にも多くの方法を用いてヒトはできるだけ効率的に外界を認識し，適応しているのだが，これらがいかに行われているかを知ることは難しい。現実の複雑さをできるだけ失わずに単純化することが必要と思われるが，ここではより単純な所から徐々に複雑な所へ考えを進めてみたい。

まずは，外界からの主な情報源として視覚刺激と聴覚刺激をとりあげ，それぞれがどのように情報処理され，また統合されるのかを述べたいと思う。

1．視覚と聴覚の違い

寺西 [17] は，視覚的情報源が対象であるのに対して，聴覚的情報源は事象であると言っている。すなわち視覚刺激は何かがあれば発生するが，聴覚刺激はなにかが変化しなければ発生しない。さらに寺西は視覚は空間的で聴覚は時間的であるとも述べている。このような違いのほか，その役割に関しても違いが認められる。多くの場合，聴覚で捉えられたものより視覚で捉えられたもののほうがより現実味があるように感じられる。しかし，聴覚では視覚の届かない部分（たとえば背後）からの情報を利用することができる。このように前注意的なレベルでの情報処理に聴覚は有用である。当然，情報処理過程にも違いがある。視覚刺激は網膜から視神経，外側膝状体を経て一次視皮質野に至る。それに対し，聴覚刺激は鼓膜から蝸牛，蝸牛神経，下丘，内側膝状体を経て二次聴皮質野に至る。このような違いがCPTにも何らかの影響を与えている可能性がある。

まず，視覚刺激を用いたCPTではどのようなことが起こっているのであろうか。我々が設定した検査では以下の過程を経て課題が遂行される。

①数字が画面上に現れる。
②数字が標的刺激であるか否かを判断する。
③指示に従ってボタンを押す。

特に②において，一般には，まず視覚的刺激を情報処理することによって数字が認識されると，脳内に符号化され保持されている多数の文字の中からその数字が活性化され，ついでその数字に対応する意味や音韻も活性化されると考えられている。このようにしてその数字の“意味を知って”“声に出して読むこと”が可能になるのだが，CPTのように単純な課題の場合，このような手順を経なくても，数字の認識から直接，行動に移る経路（数字の意味は分からなくともその時の指示に従ってボタンを押す経路）があるかもしれない。

聴覚刺激を用いたCPTでも同様なことが行われていると思われる。しかし，実際には視覚刺激を用いたCPTと聴覚刺激を用いたCPTの反応時間を比べると聴覚刺激のほうが長くかかる。我々の結果では，X課題，AX課題ともに正しい反応の平均反応時間が視覚刺激では400から500 msecであるのに対して聴覚刺激では800から1,000 msecと延長している。これは，視覚刺激と聴覚刺激の情報処理過程の違いによるものかもしれないが，むしろ，ロゴジェン・モデル（Morton [9]）が良い説明を与えてくれるように思える。ロゴジェン・モデルの考え方によれば，聴覚刺激を用いたCPTでは，たとえば数字の7は「な」「な」と連続した2つの音として知覚されるのではなく，「なな」という一まとまりのものとして認知される。そのため，一文字で，一瞬にして全情報が呈示される視覚刺激に比べ，呈示し終えるまでに時間のかかる聴覚刺激のほうが反応時間（刺激開始から反応までの時間）が長くなると考えられる。

この現象は，ADHD患児，健常児双方に認められ，両群間に差は認められなかった。しかし，異なる刺激を用いた時の誤答数の違いに関しては，視覚刺激を用いたCPTと聴覚刺激を用いたCPTでは見逃し数とお手つき数のパターンが異なることが分かった（大倉 [10]）。特にADHD患児の聴覚刺激を用いたCPTでは，X課題，AX課題ともに見逃し数が多く，お手つき数が少ないが，これはお手つき数が衝動性を反映していることを考慮すると，“ぼんやり”していて見逃し数が多くなり，“うっかり”ボタンを押すことがなくてお手つき数が少なかった（すなわちボーとしてやる気のない状態）と考えられる。しかし，視覚刺激を用いたCPTではこのような現象が認められなかったことから，むしろ，ADHD患児は聴覚刺激をうまく利用できない可能性があるとも考えられる。

2．視覚の優位性

もともと，ADHD患児は自閉症児と同様，視覚優位と言われている。これは聴覚刺激に比べ視覚刺激のほうが情報源として利用しやすいことを意味するが，実は我々も外界からの情報源として多くは視覚に頼っている。画面は前方，音声は頭部の後ろのスピーカーから聞こえてくるテレビを観賞するとき，私たちは，音声は後ろから聞こえてくるにもかかわらず，あたかも前面にある画面から聞こえてくるように感じる。聴覚に対する視覚の優位性の説明に良く用いられるエピソードである。

空間認知においても，自分ではなく外界が動いているにもかかわらず，自分自身が動いているように感じることがある。自己移動感においては視覚刺激が優位性を持っていることの証拠である。すなわち多くは視覚的手がかりが排他的に選ばれる。これらのことより異種感覚間の統合は排他原理に従っていそうである。

3．異種感覚の統合

現実には外界が視覚のみ，あるいは聴覚のみで知覚されることはまれで，多くはあらゆる感覚器官からの情報を統合しヒトは判断し行動している。多くの感覚器官から入力される情報を収斂して一つの行動を選択するにはどのような処理が行われているのであろうか。その一つに排他原理がある。視覚情報は，まず視細胞によって，色，形，大きさなど要素として並列に取り込まれる。その後目的に応じて並列に分散して処理され必要に応じて統合される。奥行き視覚情報に関しては「両眼非対称」「陰影」「運動視差」など並列に処理され，最後にどれか１つの情報のみを採用すると言う排他原理に従って統合される（森ほか[15]）。

異種感覚の統合にも排他原理が働いていると考えられている。しかし排他原理が常に優先されるわけではない。録音された“pa”の音をビデオの映像“na”にダビングして提示すると，映像の影響で“ta”のように聞こえる現象，すなわちマガーク効果（McGurk & MacDonald [8]）が知られている。視覚的な口の動きがもたらす情報が音声の認知に利用されることを意味するが，少なくとも聴覚刺激からの情報が全く排除されるわけではないことを示している。

さてそれでは，異種感覚の統合は脳のどの場所で行われているのであろうか。ネズミの上丘には，表層部のニューロンは一定方向からの視覚刺激に応答し，その深層部のニューロンは同じ方向からの聴覚刺激に応答する部位がある（Palmer & King [11]）。このことから上丘で異種感覚間の統合，少なくとも視覚・聴覚の統合が行われている可能性が示唆される。また，異種感覚情報の集まる場所は上丘のほか海馬，扁桃体などいくつか知られている。海馬は，出来事を構成する事物の連合に関係しており，扁桃体は，価値判断に関係していると言われているが，これらの場所で異種感覚の統合が行われている可能性もある。Geschwind [5] は角回を聴覚，視覚，触覚の連合野の中間に発生した「連合野の連合野」と理論づけ，文字のような視覚・聴覚間の異種感覚様式の連合を必要とする人為的記号の処理には不可欠な構造と主張している。神経心理学では，視聴覚変換言語領野は角回に局在していると言われている。

異種感覚を統合する部位に関しては，残念なことに意見の統一を見ていない。もしかするとそれぞれの部位が違った役割を果たしているのかもしれない。

iv　今後のCPTの展望

現在われわれは，これらの知見を踏まえつつ，視覚・聴覚同時刺激のCPTを計画している。今までは視覚，聴覚別々に刺激を与えていたが，今後は同時に刺激する方法で，いろいろ設定を変えることによりADHD患児の特徴を捉えようとするものである。設定には以下の条件を予定している。

①視覚，聴覚同時に同じ数字を呈示する。
②標的刺激の半数に限り，視覚，聴覚どちらか一方を呈示しない。
③視覚，聴覚同時に刺激するが同じ数字が呈示されるとは限らない。

このうち②③に関しては視覚，聴覚どちらの刺激に反応すべきか課題遂行前に指示しておく。

これらの条件のCPTを比較することによって，ADHD患児の視覚優位性を捉えることができるかもしれないし，また異種感覚統合に何らかの障害があることが明らかになるのではないかと考えている。

文　献

1）Cherry, E.C.: Some experiments on the recognition of speech with one and two ears. Journal of the Acoustic Society of America, 25; 975-979, 1953.

2）Corcum, P.V., & Siegel, L.S.: Is the continuous performance task a valueable research tool for use with attention-deficit-hyperactivity disorder? Journal of Child Psychology and Psychiatry, 7; 1217-1239, 1993.

3）Firestone, P. & Martin, J.E.: An analysis of the hyperactive syndrome: a comparison of hyperactive, behavior problem, asthmatic, and normal children. Journal of Abnormal Child Psychology, 7; 261-273, 1979.

4）Geschwind, N.: Disorders of attention: a frontier in neuropsychology. Philosophical Transactions of the Royal Society of London, 173-185, 1982.

5）Geschwind, N.: Disconnetion syndoromes in animals and man. Brain, 88; 237-294, 585-644, 1965.

6）乾敏郎ら編：認知心理学，１～５．東京大学出版会，1995.

7）Levy, F.: The development of sustained attention (vigilance) and inhibition in children: some normative data. Journal of Child Psychology and Psychiatry, 21; 77-84, 1980.

8）McGurk, H. & MacDonald, J.: Hearing lips and seeing voices. Nature, 264; 746-748, 1976.

9）Morton, J.: Interaction of information in word perception. Psychological Review, 76; 165-178, 1969.

10）大倉勇史：異なる刺激を用いたCPTによる注意欠陥多動性障害患児の特徴．第23回日本生物学的精神医学会，2000. 4.

11）Palmer, A.R. & King, A.J.: The representation of auditory space in the mammalians superior colliculus. Nature, 299; 248-249, 1982.

12）Rosvold, H.E., et al.: A continuous performance test of brain damage. Journal of Consulting Psychology, 20; 343-350, 1956.

13）Sostek, A.J., Buchsbaum, M.S., & Rapoport, J.L.: Effects of amphetamine on vigilance performance in normal and hyperactive children. Journal of Abnormal Child Psychology, 8; 491-500, 1980.

14) Sykes, D.H., Douglas, V.I., Weiss, G., & Mindle, K.K.: Attention in hyperactive children and the effect of Ritalin. Journal of Child Psychology and Psychiatry, 12; 129-139, 1971.

15) 森晃徳ほか：感覚・知覚系の脳内表現に関する調査研究．電子技術総合研究所調査報告，215, 1986.

16) Teicher, M.H.: Objective measurement of hyperactivity and attentional problems in ADHD. Journal of the American Academy of Child and Adolescent Psychiatry, 35; 334-342, 1996.

17) 寺西立年：聴覚の時間的側面．in：難波精一郎編：聴覚ハンドブック．ナカニシヤ，1984; p.276-319.

18) 山田佐登留，海老島浩，白木沢史子：注意欠陥多動性障害に対するメチルフェニデート投与前後の CTP 検査．第 41 回日本児童青年精神医学総会（三重），2000. 10.

19) 山鳥重：神経心理学入門．医学書院，1985.

III.5.

非線形現象としてのADHDの理解

中根 晃

東京都精神医学総合研究所

i 何を言おうとするのか

ある子どもの行動，態度が一般の子どもからはずれていると，その原因が追究される。ADHDの場合，幼稚園の頃から過活動を中心とした問題を指摘され，その頃から親はずっと対応に困惑してきている場合が多い。そうした場合，親はかなり自分の意見を主張するので，はじめてその生徒と関わりをもつことになった担任教師にとって「親が問題なのではないか」という念をおこさせる。しかし，「問題の子どもの背後に問題の親がいる」という一般的な原則に立った方向で親を指導しても問題は解決しないばかりか事態はますます複雑な様相を呈するようになる。それはADHDという疾患を基盤に状況の展開を方向づける因子が加わるからである。

ある一般的な法則があって，特定の初期値を導入すれば任意の時間に起こる事態が一義的に定まる現象を線形現象という。正確に言えば，ニュートンの運動方程式のような線形微分方程式で記述される現象が線形現象であり，振り子の等時性とか，天体の運動などがそれである。他方，多くの自然現象，特に生物学的現象はこうした線形微分方程式では記述できないので非線形現象ということになる。天体現象では，たとえば皆既日食は多少の補正を加えればある地点について秒以下の単位で正確にその起こる時刻を予測できる。しかし，非線形現象ではたくさんの観測値を入力しても一定の範囲での揺らぎとしてしか予測できない。地球の現象である気象現象でも各地の観測値を入力して積算した24時間の予報も確率としてしか与えられない。「親が変れば子どもも変る」という図式も線形的な捉え方で，一般の児童に通用することも多い。ADHDにはこれこれの症状があるという診断学の記載も線形的な記述である。この2つを組合わせた臨床精神医学ではどうなるか。振り子の周期は振り子の長さにだけ依存し，揺れ幅とは無関係に一定の周期を示す。これは三角関数によって記述される運動方程式から導かれた線形微分方程式で解くことができる。しかし，2本の振り子をつなぎあわせると振動はアトランダムに変化し，一つの振動からつぎの振動を予測することができなくなる。これは典型的なカオス現象であり，一定の範囲の中で絶えず揺らいでいる。精神現象はたくさんの神経細胞からなる神経ネットワークでの情報伝達によってもたらされるもので，非線形現象である。脳の活動からはカオスが取りだされることが知られている。こうしたシステムに病的な刺激――ノイズが流入するとカオスが消失し，変動は一定の方向へと固定される。たとえば脳波は多数の神経細胞の活動電位の総和であるが，正常脳波では1つのα波のあとに来るα波の周波数ならびに振幅には揺らぎがあり，どのようなα波が出現するか予測できない。したがって，脳波学では正常脳波とは言わず，正常範囲の脳波という。ところがてんかんのような異常放電が混入するとてんかん性と言われる一定の異常波が出現する。

精神現象は神経ネットワークでの情報過程によってもたらされるので，従来のように線形現象に類比させてではなく，非線形性の現象であるということを念頭にして考えていく必要がある。一般の脳障害では麻痺のような固定した症状が現われるので線形現象として捉えることができる。意識障害をともなっている場合，特にそれが軽い場合には意識の鮮明度が変動する。こうした場合には非線形のカオスに障害がもたらす入力（ノイズ）によって揺らぎの方向と幅が大きく制限された状態であると記述することができる。

では，ADHDのような発達障害の場合ではどうなるか。発達障害の症状は一般の脳器質障害のように固定した局所の損傷にもとづくものではなく，胎生期における何らかの異常な事象がもたらした情報入力の不具合によって脳の情報伝達システムからの出力の異常がもたらしたものと考えられる。こうした場合には入力されるその他の情報因子によって出力の形も変化する。ADHDのさいも適切な入力を附与することにより，その時の事態が好転することも少なくない。臨床とは，そういう介入の積み重ねである。

このさいの情報伝達システムとしては実行機能系や中央実行系が考えられる。前者は ADHD [2-5, 22]，後者は LD（読み障害）[12, 13] が直接関係する。Purvis, K.ら [25] は ADHD と読み障害とを区別するのは衝動のコントロールではなく，音韻処理であるとしている。さらに，自閉症も実行機能との関連が指摘されているほか，さまざまな精神疾患にこのシステムが関与していて，この事実は精神活動を非線形現象として捉えなければ病因論的意味の追究が困難になる。このように精神活動を非線形現象として見ていくと，ADHD を活動性とか注意の維持のような特定の領域で変動の方向で正常の揺らぎが減少し，繰り返し同じような症状が生起している状態であると考えていくことができ，より実り多い理解に到達できるであろう。

ii　脳器質障害と発達障害

自閉症や学習障害（LD）は脳障害であるとされる。これは心因論への対立概念として提示されたものであって，一般に言う脳障害の病像とは大きく異なっている。かつての微細脳機能不全（MBD）の概念には多くの反論があった。Rutter, M. [27] はこうした子どもの多くは脳障害の所見が得られず，また脳障害のある子どもの多くでこうした症状は見られないとしている。この論争は DSM-Ⅲが注意欠陥障害（ADD）の概念を提示したことで決着し，現在，ADHD は遺伝的背景の強い発達障害ということで捉えられている [22]。

脳器質障害と発達障害はつぎのような点で異なっている。脳器質障害では CT，MRI 等の画像診断で障害部位が特定でき，それによって臨床症状が説明できると診断が確定する。発達障害でも異常所見が発見されることもあるが必須ではなく，CT，MRI，脳波では確定診断はできない。しかし，偶然見出される所見は個々の発達障害の医学的解明に大いに役立つ。発達障害の症状は固定的なものではなく，年齢的発達にともなって変化する。例えば自閉症では中心的症状と言われる対人関係や言語的コミュニケーションの領域でも起こって来ているのである。これは何らかの脳活動の異常がその領域の“発達”に影響をおよぼしていること，そして他の領域の機能の発達がその領域の発達を別の方向から促しているからに他ならない。

発達障害の場合，結果として発生してきたものは発達の遅れではあるが，発達の障害のために起こった病態ではないことは十分理解しておく必要がある。個々の精神活動は，いくつかの機能の組み合わせによって多様な活動形態となって現われる。LDの一つである発達性読み障害の基本は聞いたコトバの一部を語音として認知することの困難（音韻認知障害）であるとする考えが一般的になっている[13]。読字障害の子どもに初期言語の段階で単語の獲得が大幅に遅れているのはそのためであろう。やがて，視覚的手がかりを活用して単語も年齢段階なみに習得するようになるが，複雑な内容の長い会話は困難である。文字や文章は視覚的に取り入れて理解できるので，一見正常レベルに見えるが，耳だけで聞いて理解する課題には大きな遅れが生じるし，言語的コミュニケーションの困難をきたすことがある。このような部分的な不具合によって起こった障害は言語発達の偏りとして記述されるが，同じことが対人関係の発達にも言える。自閉症でも年齢が大きくなれば対人関係への意欲は見られるし，自分のできることなら喜んで参加している。ただ彼らは自分の立場と相手の立場という2つの視点から物事を考えながら交流することができないので一方的な発言に終始し，相手との交流ができないと多数の人のいる場での対人的活動を回避してしまう。ADHDの場合も後述するような精神生理学的な不具合によって，特徴的な行動が出現する。この行動特徴は時には長所でもあるが，たいていの場合，目に触れるものの多くは周囲に迷惑を及ぼす（disruptive）ものとなって教育や臨床の場で何らかの対応を必要とするような欠点として現れてしまう。

iii ADHDの症状，その背後にあるもの

ADHDはICD-10なり，DSM-Ⅳなりの診断基準に合致するような行動症候群である。このような共通の診断基準のもとに研究者は疫学的手法を通じて，ADHDの予後像の解明や原因の究明を続けており，診断学的にも青年期，成人期のADHDも連続体として捉えられる[6]。最近出版されたDSM-Ⅳ-TR（Text Revision）に記載されるように，DSM-Ⅲ-RからDSM-Ⅳへと診断基準が変更されたことによってADHDの有病率は2～4％が2～6％へと増加し

てきてはいるが，定められた診断基準の枠に従って疾患を捉えることが研究の出発点となる。しかし，これはあくまでも診断基準であり，ADHDの本態とか原因について記しているわけではない。したがって，診断基準の各項目に該当するかどうかを検討して診断しなければならない。それ抜きに，ADHDを注意の欠陥，多動，そして衝動性のある子どもと定義し，それで診断してしまうと，ADHDではない子どもを多数含んでしまうことになり，衝動的な行動のある子どもをみなADHDであると判断することになりがちになる。

ICD-10やDSM-Ⅳの診断基準のImpulsivityの項目に掲載されている症状をみると，“質問が終わる前に出し抜けに答えてしまう”，“順番を待つことが困難である”，“他人を妨害し，邪魔をする（例えば，会話やゲームに干渉する）”，“社会的に遠慮すべきところで，不適切なほど過剰に喋る”などと記載されている。日本語でいう「衝動性」とはかなり異なったニュアンスであり，せっかち，早合点，などの意味合いをもった即反応性について述べていると考えられる。ADHDの子どもにはしばしば衝動的行動が見られる。しかし，臨床例を見ると必ずしも衝動性が高いのではなく，抑制力不足のために衝動のコントロールが困難であるという側面があるために衝動的な行動が起こりやすいのだと考えられる。

過活動の項目も，多動である時と多動でない時があることを考慮する必要がある。年齢を追っていくと，歩きはじめの頃は動けることが楽しくてやたらに動く，周囲の何かに気を引かれて親のそばを離れて行方不明になってしまう，周囲の玩具につぎつぎと気を引かれ，いわば忙しい多動ともいうべき状態へと移行していく。自閉症と違って，彼らの遊びの内容は豊かである。母親たちは「好きなことには集中しています」と述べる。しかし，そうした時に周囲で耳寄りの話とか，彼のことを話しているとすぐ反応して口をはさむ。小集団でのケアに参加しているとき，せっかく静かに座っているのに他の子どもが立ち上がって面白そうなことを始めると，つられて動きだしてしまう。彼らは元々多動性といったような精神生理学的な状態があるわけではなく，ある情報系に何らかの入力があると，結果として多動とか活動性の過多と名付けられるような配慮が足りない即時的な反応が出現したり，余計なことをしたりするだということなのである。学校での休み時間にみんなと一緒にはしゃいだり，ふざけたり，みんなの真似をして悪戯をしたりする。しかし，授業が始ってみんなが静かになっているのにまだ，ふざけるのを続けたりしてするので先生に注意される。そうするとみんながしているのに，なぜボクだけ叱られるのかとむきになって抗議したりする。こうしたことが，一般に活動性の過多といわれる状態の実態である。

年齢が大きくなると授業中に歩き廻るような多動は目立たなくなるが，椅子に座っていても，すぐ授業に飽きて，鉛筆や消しゴムをいじったり，椅子をがたがたさせたり，隣の生徒を突っついたりなどの余分な動作が目立ってくる。診察の場でも回転椅子を足でぐるぐる動かしたり，机の上の物を触ったりするのが目立つ。これらは非移動性多動と言われ，かなり目立つ症状である。こちらの関心が彼らの方に向いている時や別の課題に取り組んでいる時には見られなくなるので，自らの内面的活動性を高めつつ相手の話を聞いたりする，「活動性を維持している時間」が短いと考えるべき状態であろう。

注意力のなさ（inattention）についての症状の項目も多彩である。ここで示される注意の障害は，現在の認知科学が追究する注意機能が障害されたものとは別のものが症状として取り上げられているように思われる。ここでは古典的な注意力の記述にそって，注意集中時間の短さ（維持性注意の障害），気の散りやすさや注意集中の悪さ（選択性注意の過剰または過小），ケアレスミス（目配りの悪さ）など9つの症状が列記されており，注意そのものというよりも，注意をコントロールすることの悪さに関するものである。“課題や活動を順序立てることがしばしば困難である”というの症状はBarkley, R.A.[2]によって“気を散らさず，課題の解決の手順を組み立てていくこと”という実行機能の障害として記載されているものである。また，“学業や宿題のような精神的努力の持続を要する課題に従うことを嫌がる”の項目はこの時に体験する苦痛の回避について述べたものであり，ともに注意をコントロールする機構の機能不全による症状である。

ICD-10では多動性障害という名称を採用したことについて，注意という機能はまだ受け入れられいない心理的過程の知識をもちいていること，さまざまな問題によって不安になったり，没頭したり，夢想的で無感情な小児を含むことを示唆するからであると述べるとともに，注意の障害は多動性症候群の中心的特徴を構成しているとし，活動性および注意の障害というサブカテゴリーを提出している。一方，DSM-Ⅳでは不注意の項目の9つの症状のうち6つ以上が該当するものが不注意優勢型（ないし混合型），過活動（日本語訳では多動性）および衝動性の9症状のうち6症状が該当するものは多動性－衝動性優勢型となる。

iv　ADHDのタイプとその異種性について

このようにADHDがいくつかのタイプに分かれるのはどのような意味をもっているのか。それは個人のもつ要因，性格，知能，家庭内の生活環境やそれぞれのもつ学校の教育環境によってもたらされるのか，それともADHDが病因的に異種[10]なものだからなのか。ADHDの追跡調査では行為障害や各種の反社会的行動の出現が多いことが指摘され[17]，家族研究ではADHDの子どもの親はしばしばADHDであることを指摘している。Sprich, S.ら[31]によると親が養子の場合，子どもがADHDであると親がADHDである可能性は3％であるが，実子の場合には18％である。また，片方の親がADHDであれば50％以上の確率で子どもがADHDを発症するとされる。Faraone, S.V.ら[9]はADHDに起こりやすい併発症が遺伝的に別種であること，家庭環境から要因を探りだすことができないことを指摘している。

Jennsen, P.ら[15]はADHDの合併症を外化性障害（externalizing disorders：攻撃性，行為障害，etc）と内在化障害（internalizing disorders：不安や抑うつ，強迫，etc）に分け，外化性症状を示すグループでは行為障害や反抗挑戦性障害という外化性障害の合併率は42～93％に及ぶ高率であること，内在化障害の方は13～51％と低率であること，臨床症状，一般人口での分布，心理社会的因子，生物学的要因，遺伝的要因，薬物療法での反応などからADHDを併発症の有無で比較したところ，攻撃性と不安性障害では統計的有意を示す要因が多数を占めていたが，抑うつでは有意差のある要因は少なく，LDでは有意差を示すものはなかった。このことはADHDは攻撃性を伴うタイプと不安性障害を伴うタイプの2つに分けられること，LDに関してはどの要因も併発の有無では区別されないことを意味する。

LDとADHDとの関係は議論の多い点で，ADHDによる集中困難があれば学習上の問題は当然起こってくるものと考えられるが，McGee, R.ら[20]は学習上の困難がADHDの症状を導くのであって，その逆ではないとしている。日本ではLDの二次障害ということをよく聞くが，外国の文献には全く見当らないので，日本独自の用語法で，内在化障害という捉え方を含めて，病態別の検討が必要であろう。学習障害のタイプとの関係は，Willcutt, E.G.ら[32]が発端者の近親の双生児の研究から，読みの障害はADHDとは強い関連が見られるが，攻撃性などの症状との有意性はみられず，不安や抑うつのような内在化障害型とは有意な関係が特に女性で顕著であるとしている。読字障害を伴ったADHDは，これをもたないADHDと比較して衝動性が高く，不注意による間違いが少ないとされるなどの報告[29]が知られている。Klorman, R.ら[16]はWisconsin検査およびハノイの塔と言われる実行機能の検査から，この機能の障害は多動性－衝動性優勢型および混合型に見出され，反抗挑戦性障害や読字障害の併発とは無関係であったとしている。Marshall, R.M.ら[18]は多動を伴うADHDと，伴わないADHDとで算数の学力について調査を行い，多動を伴うADHDでは応用問題の算数のみ有意であったが，多動を伴わないADHDでは計算力の全ての項目で有意な差があったとし，注意力のなさが計算力の障害のリスクを高めているという考えを支持するとしている。このように，完全にパラレルではないにしても，LDの下位分類とADHDの下位分類とが対応する可能性があると思われる。内在化障害型は目立ちにくいため，LDの併発に気づかれないでいる可能性が高い。

合併症を伴うADHDと，伴わないADHDは病因的にも経過の上でも異なるし，合併症も攻撃性と不安など異なる病態が想定されている[23]。にもかかわらずADHDの中心的症状は同一であり，明らかに側面の異なる合併症である読字障害などが高頻度に併発するのは何ゆえだろうか。Pisecco, S.ら[24]はADHDと読み障害の併発例では，言語理解と行動における自制心の尺度が他の群より悪いとしている。また，Mayes, S.D.ら[19]はADHDの75％がLDを併発し，そのうち書字表出障害は読字や綴字，算数のLDの2倍に達していることを報告している。書字表出障害は協調運動性障害との関連も視野に入れて追究していく必要がありそうである。

v ADHDの生物学的機制

近年の画像診断技術の進歩からADHDの生物学的背景への研究が進んでいる。ADHDでは右前頭葉前部の容積が減少しており，これは不適切な刺激に対する反応を抑制することができないことと相関がある[8]とされている。その他に左尾状核頭部の容積の減少を含む正常の非対称性の逆転があり[11]，Semrud-Clikeman, M.ら[30]は，これらの所見は前頭部－線状体機能の低下，維持性注意に関する課題のスコアが低いことと関連していることを指摘しているとする。Barkley[4]は ADHD で指摘されいる右前頭葉前部皮質，尾状核，淡蒼球が有意に小さいことを実行機能の障害と関連づけている。

前頭葉前部の認知機能は神経伝達物質（norepinephrine: NE）および dopamine（DP）による伝達という様式で調節されている。ADHD では DP 受容体膜発現遺伝子 D_4 およびに DP トランスポーターの遺伝子 DAT_1 の異常が指摘されている。DAT_1 遺伝子変異によって DP 再取り込みの過剰のためシナプス空間で DP が枯渇し，また，D_4 受容体の膜をコードする D_4 遺伝子の変異によって DP 感受性が失われる[4]。ドーパミンの受容体は異なった遺伝子（D_1 ～ D_5）が知られていおり，D_1 と D_5 は興奮性の信号を伝達し，D_2，D_3，D_4 は抑制性の信号を伝達することから，ADHD は刺激に対する反応の抑制の欠如が存在することになる[5]。Faraone ら[9]は ADHD の子ども，および成人の ADHD として紹介された親をサンプルとして，7回の配列の繰り返しのある D_4 の異常が遺伝していることを見出している。しかし，その他の研究結果から，7回繰り返しの dopamine 受容体 D_4 遺伝子は ADHD に必須のものではないし，また，それで十分なものではないので，結論を下すにはさらに研究の蓄積が必要である[10]としている。

ADHD で問題になる神経伝達物質は dopamine 以外に noradrenarine（NE）が挙げられている。ラットでの実験では低用量の methylphenidate がもっぱら NE を解放するとされている。NE はシナプス後部の α_{2A} noradrenarine 作動性受容体での活動を通してワーキングメモリーと前頭葉前部の注意機能に有力な作用を及ぼすことが知られている。不適切な刺激への反応のさいに青斑部の NE 細胞の発火が増加し，前脳での NE の選択的減少は動物を注意転導を増加させる。これに対し，コントロール困難なストレスでの NE の大量の解放の状態は，高レベルの α_1 norepinephrine 作動性受容体の刺激は前頭葉前部の機能を阻害するとされる。成人の ADHD で知られる D_4 多型受容体での DP と NE との関係では，NE は norepinephrine 作動性の α および β 受容体では DP よりも親和性が高い[1]。このような NE 伝達の変化が注意，目慧さ，目配りなどの障害といったADHDの症状に寄与していると考えられている。ADHDをNE性の障害とする考えは，NEの再取り込みを阻害する抗うつ剤や遮断剤はADHDの症状を緩和することからも支持されている[7]。methylphenidateのような中枢刺激剤はnoradorenalineおよびdopamineのシナプスへの再取り込みを阻害し，神経細胞外腔に放出させ，前頭葉皮質の抑制性の活動による皮質下への影響を増加させる。

ADHDはdopamineとserotonin（5-HT）との関係からも論じられている[26]。アルコール乱用，自殺，神経性大食症，人格障害，行為障害，攻撃性などのような衝動抑制の欠如で特徴づけられる行動障害ではserotoninが大きな役を果している。ADHDはこれらの衝動コントロールに問題がある成人の病態の前駆であることは以前から指摘されている。serotonin作用を高める三環系の抗うつ剤やSSRIのようなserotoninの再吸収を選択的に阻害する薬物がmethylphenidateに反応しないADHDに有効であることが知られており，serotonin作動性の神経伝達がADHDに見られるこれらの行動を介在していると推定される。動物実験では5-HT_{1B}受容体遺伝子の欠如はアルコール摂取や過活動，攻撃行動を増加させることが知られている。

dopamine作動性系とserotonin作動性系との相互作用についても，5-HTはdopamineの神経伝達を調整しており，5-HT系の崩壊はdopamine系を崩壊し，dopamineが介在する行動に影響を及ぼすとする仮説がある。現時点ではADHDのリスク因子として特異的なserotonin遺伝子は見出されていない。ADHDの症状ではDAT_1がリスクの高い対立遺伝子として負荷の高いのは不注意よりも過活動の方であるとされ，serotoninは少なくとも部分的にはADHDの過活動と衝動性をもたらすことが示唆される。dopamine作動性の疾患としてのADHDはserotoninを含むものまでに拡大さていくものと思われる[8]。

Barkley[2]は実行機能と自己統御のモデルからADHDの症状機制を説明しようとしている。実行機能（executive function）とは前頭葉機能の一つ，私たちの行動を編集する機能である。独立した，目的をもった，自分を有利に導く行動を成功に導かせる能力で，nonexecutiveな機能がwhatとhowの視点での行動にかかわるさいの活動であるのに対して，executiveな機能はwhenとwhetherの視点でかかわろうとするさいの活動である[5]。実行機能は意思作用，計画，目標づくり，意図的活動，注意散漫に抵抗し抑制すること，発想を展開させ，選択し，監視しながら問題を解決し作戦を立てること，課題の要求に合致するように活動に柔軟性をもたせ，目標に向って持続性を維持することなどである。実行機能は背外側前頭前野皮質→尾状核（外背内側）→淡蒼球（外背内側）→視床（腹側前核と背内側核）からふたたび前頭前野皮質に向う背外側前頭前野皮質回路がになう機能とされ，その一つの働きの候補はワーキングメモリーであり，もうひとつの別の候補は眼窩部－前頭前野および線状体に局在すると考えられる反応抑制である。

Barkley[4] は実行機能の発達について次のように記している。ほとんどの子どもは成長するにつれ，実行機能とよばれる精神活動に従事する能力を身につける。それは注意散漫を回避しつつ，到達点を思い起こさせ，それに近付くのに必要なステップをとるように手助けをするのである。仕事や遊びでゴールに到達するためには，その目的を後から思い出させることが必要で，ゴールに到達するために必要な手段を見通しをもって自分自身に指令し，感情を抑えつつ自分自身を奮い立たせねばならない（衝動の抑制）。子どもの時には実行機能は外界に向けて行われている。6歳までの子どもたちは自分自身に対して大きな声でしゃべりかけ，特別の課題を成し遂げるためにどうすればよいかを自分自身に思い出させ，問題を処理するようになる。小学生になるとそのようなひとり言は聞き取れないようなつぶやきに変り，普通は10歳までには消えてしまう。彼らはそれらを内面投射（内面化）し，そのような実行機能を自分だけのものにするため，他人は子どもの考えをうかがい知ることができなくなる（自己管理された発語の内的投射）。

Barkley[5] は実行機能の最初のステップは非言語性のワーキングメモリーの活動で，後方視的機能としては過去の情報を再現し，感覚的活性を増強して心の中に留めておくこと，前方視的機能としては過去の感覚の再現することで行動を開始する準備をすることで，これは課題を実行している間，その場に合った行動や到達点を目標とする複雑な行動をするために，最初の刺激がなくなってからも心の中で情報を留めておく働きである。

第2の実行機能は言語性ワーキングメモリーで，受容言語および表出言語を無言なものに変換する。これは内界投射された自己管理発語として自分自身を反省させ，規範や教えに従い，規則を理解するための自分自身の認知（メタ認知）を構築し，これによって他人の手を煩わせずにすべてが行われる。ここで述べられる言語性，非言語性のワーキングメモリーを内界投射というメカニズムだけで説明してよいのであろうか。内界投射はワーキングメモリーの成立機制ではなく，内界投射の成立にワーキングメモリーが大きく寄与すると考えれば，最近，読字障害を音韻認知の障害とする考え[13, 28)]が主流となっていることから，何らかの遺伝子発現の異常によるワーキングメモリーの脆弱性を LD と ADHD の共通の因子ではないかと予測できるのではなかろうか。

第 3 の実行機能は内界化された情緒ないし動機づけで，上記の 2 つの実行機能の結果起こってくる視覚性および言語性の刺激を自分自身の前に再現することによって情動的および動機づいた状態が持続する。子どもは個人的に経験したユーモアを大っぴらに笑うが，やがて感情的な状態は秘匿される。情動や動機をもった状態は，賞賛ないし罰の度合いに応じて呼びだされる目論見を通じて成立する。この機能の局在部位は腹側正中側前頭前野としている[5)]。

第 4 の実行機能は再構築で，観察された行動を分離し，それぞれのパーツを過去に学んだだけでは生まれない新しい行動に結びつけるという 2 つのプロセスから構成されている。再構成能力は人間を能弁にし，柔軟性を与え，創造性を付与し，必要なステップを機械的に学ぶことなく目標に向って邁進させる力である。さらに成長に従って，再構成能力は目標に到達するために長期にわたる一連の行動を複合させることによってしだいに長い間隔を経て行動を指示する能力を与えるもので，前方前頭前野に局在する[5)]。Barkley[4)]は当初，ADHD の子どもは他の子どもたちに比べて再構成能力が欠けていると考えられていたが，いずれの実行機能も自己管理発語と同じように小児期の早い段階で内界投射で内界に投射されるので，ADHD の子どもは誤った遺伝子発現や胎児期の発達異常によってこの能力を身につけていないのだとしている。

このように ADHD では実行機能に障害が考えられている。しかし，実行機能の障害は自閉症やトゥレット障害のような発達障害[22)]や精神分裂病にも想定されている。実行機能も神経ネットワークの活動としてカオスを算出して機能しているはずである。ADHD の場合，非線形現象として，特定の状況で何らかのノイズが入力されて，即反応性の行動パターンが形成されるが，そのノイズ入力は ADHD の場合は，線条体での抑制性のシナプス活動の機能失調を考えたい。

ADHD の子どもは物事の道理は判っているのに周囲の出来事にすぐ反応し

てしまいがちである。反応を遅らせ，その間に適切な行動に編集をする仕組みが反応抑制であり，他の人からは観察できない内面化された判断や企画を行っていくのが非常に困難なのがADHDの子どもなのである。彼らはこれらの実行機能を人前にさらさないようにするための抑制ができない時には，誰にでも何でも言ってしまうというおしゃべりが目につく。一般に中学生になると学校のこと，友人とのことなど親には言わなくなるものだが，ADHDの子どもは学校であったこと，勉強の上で困ったことを何でも言ってくれる。親が彼の憤りに理解を示すことをしないで，相手の立場を弁護すればムキになって反論してくるし，わからない学科をわかるように教えることをしないで，勉強すればわかるはずだとお説教をするだけでは自尊心をなくすだけになってしまう。自分は何もしないのに相手がこんなことをしたと一方的に言ってきて何らかの仕返しの考えを述べるのがADHDの生徒である。これは感情の抑制が不十分であり，状況を見通した上での適切な判断が後手に廻ってしまうという特徴によるものであろう。これに対してはゆっくり話をきいてやることで感情の高ぶりを鎮め，一緒に状況の輪郭を掴みながら正しい判断と対応に到着することを支援していくことで対処できる。

ADHDの子どもは自己抑制の困難と内界投射の困難という基本的な病理をもっており，これは遺伝子発現によってもたらされる神経伝達物質の代謝異常に基づくと考えられる。実行機能系に前記のようなノイズを伴った情報入力が加わると診断学が示すような症状が発現することになるが，その現われ方は不本意な叱責や適切な対応など，その他のさまざまな因子が加わって非線形現象として出現すると考えたい。

vi　ADHD の治療を考える

発達障害であるADHD[22]に対しては，こうすればADHDが治るといった線形的な考えは成立しない。しかし，本人が起こす症状によって受ける社会的，教育的不利益を防いだり，家族や教師との確執の悪循環を断ち切ることによって人間的成長，人格的成熟を期することはなお可能であろう。そのために要因を一つに決めてしまわないで，できるだけ広い視点から観察し，どのような状況で好ましくない反応が起こったのか，どのような状況を設定したら社会的に好ましい行動を起こすのかの記録をし，たくさんのデータから対処法を作り上げて，一貫した対応を続けていくことで事態は好転を期待することになる。

ADHDに伴いやすいLDの存在の有無にも注意をはらい，学業成績についても，勉強よりも行動が問題だと言って度外視するのではなく，決め細かく勉強面を指導して授業がわかるようにすることで授業中の態度はもちろん，学校や社会の中で落ち着いた生活が送れるようになる。methylphenidateによる薬物療法も薬効のある時間での好ましい行動[14]を積極的に評価したり，学校でも集中力が維持できるている時に質問して答えさせ，周囲が関心するような見せ場を作っていくことで，本人自身もあらためて自分自身の力を認識させる。責任感が強いことがわかれば，学級内の係をまかせることで自信がついていく。こうした好ましい形で行動するようになれば治療教育が緒についたことになる。ADHDの生徒は担任教師の態度一つで安定し，人一倍その教師を信用するようになる。以前，現在のように多くの学校でADHDが大きな問題とてとりあげられていない時期に筆者[21]が取り上げた，中高一貫校のADHDのケースでは担任教師そして部活顧問が直接，指導にあたり，本人もその教師の言うことをきちんと聞いていた。教師の柔軟性をもった誠意は彼らの考え方を柔軟にさせ，その分，爆発的な反応は少なくなることになる。こうした一貫校には小学校時代にADHDと診断された生徒も入学試験を受けて合格したりする。では受け入れた学校で問題が起こるかというと必ずしもそうではない。ADHDでは，本人の負担が多くなるような生活上ないし教育からの負荷を減らすことによって診断学的に問題になる症状の出現は大幅に減少するものである。

文　献

1）Arnsten, A.E.: Genetics of childhood disorders: XVIII. ADHD, Part2: Norepinephrine has a critical modulatory influence on prefrontal cortical function. Journal of the American Academy of Child and Adolescent Psychiatry, 39; 1201-1203, 2000.

2）Barkley, R.A.: ADHD and the Nature of Self-Control. New York; The Guilford Press, 1997.

3）Barkley, R.A.: Attention-Deficit Hyperactivity Disorder. New York; The Guilford Press, 1998.

4）Barkley, R.A. (ed)：Attention-Deficit Hyperactivity Disorder. Scientific American, September, 1998.（石浦章一訳：集中できない子供たち―注意欠陥多動性障害障害．日経サイエンス，2月号；18-25, 1999.）
5）Barkley, R.A.: Genetics of childhood disorders: XVII. ADHD, Part 1: The executive functions and ADHD. Journal of the American Academy of Child and Adolescent Psychiatry, 39; 1064-1066, 2000.
6）Biederman, J., Faraone, S.V., Taylor, A., et al: Diagnostic continuity between child and adolescent ADHD. Journal of the American Academy of Child and Adolescent Psychiatry, 37; 305-313, 1998.
7）Biederman, J., Spencer, T.J.: Genetics of childhood disorders: XIX. ADHD, Part 3: Noradrenergic disorder? Journal of the American Academy of Child and Adolescent Psychiatry, 39; 1334-1335, 2000.
8）Casey, B.J., Castellanos, F.X., Giedd, J.N., et al: Implication of right frontal circuit in response inhibitation and attention-deficit/hyperactiviy disorder. Journal of the American Academy of Child and Adolescent Psychiatry, 36; 374-383, 1997.
9）Faraone, S.V., Biedermann, J., Weiffenbach, B., et al: Dopamine D_4 gene 7-repeat allele and attention deficit hyperactivity disorder. The American Journal of Psychiatry, 156; 768-770, 1999.
10）Faraone, S.V.: Genetics of childhood disorders: XX. ADHD, Part 4: Is ADHD Genetically heterogenous? Journal of the American Academy of Child and Adolescent Psychiatry, 39; 1455-1457, 2000.
11）Filipeck, P.A., Sermud-Clickemann, M., Steingard, R.J., et al: Volumetric MRI analysis comparing subjects having attention-deficit hyperactive disorder with normal controls. Neurology, 48; 589-601, 1997.
12）Gomez, R., Condon, M.: Central auditory processing ability in childen with and without learning disabilities. Journal of Learning Disabilities, 32; 150-158, 1999.
13）Haynes, C.H.: Auditory proceeding deficits in dyslexia ディスレキシアにおける聴覚処理障害：米英での研究動向．LD（学習障害）―研究と実践, 4; 13-22, 1998.
14）市川宏伸：ADHD の薬物療法. 精神療法, 29; 235-239, 2000.
15）Jensen, P., Martin, D., Cantwell, D.P.: Comorbidity in ADHD: Implications for research, practice, and DSM-V. Journal of the American Academy of Child and Adolescent Psychiatry, 36; 1065-1079, 1997.
16）Klorman, R., Hazel-Frenandez, L.A., Shawitz, S., et al: Executive functioning deficit in attention-deficit hyperactivity disorder are independenent of oppositional defiant or reading disorder. Journal of the American Academy of Child and Adolescent Psychiatry, 39; 1148-1155. 1999.
17）Kuhue, M., Schacher, R., Tannock, R.: Impact of comorbid oppositional or con-

duct problems on attention-deficit hyperactivity disorder. Journal of the American Academy of Child and Adolescent Psychiatry, 36; 1715-1725, 1997.

18) Marshall, R.M., Schafer, V.A., O'Donnell, L., et al: Arithmetic disabilities and ADD subtypes: Implication for DSM-IV. Journal of Learning Disabilities, 32; 239-247, 1999.

19) Mayes, S.D., Calloun, S.L., Crowell, E.W.: Learning disabilities and ADHD: Overlapping spectrum disorders. Journal of Learning Disabilities, 33; 417-424, 2000.

20) McGee, R., Share, D.L.: Attention deficit-hyperactivity and academic failure: which comes first and what should be treatd? Journal of the American Academy of Child and Adolescent Psychiatry, 27; 318-325, 1988.

21) 中根晃：学習障害と多動性障害．In: 中根晃，佐藤泰三編：児童精神科の実地臨床．金剛出版, 1994, p.24-34.

22) Pennington, B.F., Ozonoff, S.: Executive function and developmental psychopathplogy. Journal of Child Psychology and Psychiatry, and Allied Disciplines, 37; 51-87, 1996.

23) Pisecco, S., Barker, D.B., Silva, P.A., et al: Behavioral distinctions in children with reading disbilities and/or ADHD. Journal of the American Academy of Child and Adolescent Psychiatry, 35; 1477-1484, 1996.

24) Pisecco, S., Barker, D.B., Brooke, M.: Boys with reading disabilities and/or ADHD: Distinctions in early childhood. Journal of Learning Disabilities, 34 (2); 98-106, 2001.

25) Purvis, K.L., Tannock, R.: Phonological processing, not inhibitory control, differenciates ADHD and reading disability. Journal of the American Academy of Child and Adolescent Psychiatry, 39; 485-494, 2000.

26) Quist, J.F.: Genetics of childhood disorders: X III. ADHD, Part 7: The serotonin system. Journal of the American Academy of Child and Adolescent Psychiatry, 40; 253-256, 2001.

27) Rutter, M.: Syndromes attributed to minimal brain dysfunction in childhood. The American Journal of Psychiatry, 139; 21-33, 1982.

28) Schawnson, H.L.: Short-term memory and working memory. in: Wong, B.Y.L.: Learning About Learning Disabilities. Sandigo; Academic Press, 1991, p.103-127.

29) Semurud-Clikemann, M., Biedermann, J., Sprich-Buckminster, S., et al: Comorbidity between ADHD and learning disabilitiy: A review and report in a clinically referred sample. Journal of the American Academy of Child and Adolescent Psychiatry, 31; 439-448, 1992.

30) Semrud-Clikemann, M., Steingard, R.J., Filipek, P.A., et al: Using MRI to examine brain-behaviour relationships in males with attention deficit disorder with hyperac-

tivity. Journal of the American Academy of Child and Adolescent Psychiatry, 39; 477-484, 2000.

31）Sprich, S., Biedermann, J., Crawford, M.H., et al: Adoptive and biological families of children and adoledcents with ADHD. Journal of the American Academy of Child and Adolescent Psychiatry, 39; 1432-1437, 2000.

32）Willcutte, E.G., Pennington, B.F., Chhabildas, N.A., et al: Psychiatric comorbidity associated with DSM-IV ADHD in a nonreffered sample of twins. Journal of the American Academy of Child and Adolescent Psychiatry, 38; 1355-1362, 1999.

III.6.

小児精神科と医療倫理
ADHD をめぐって

中根 晃
東京都精神医学総合研究所

i 児童青年精神科診療の場における倫理

1．小児医療と倫理的問題

医療において倫理性が特に問題になったのは最近のことであるが，その歴史は古く，米国医学会の初めての倫理規定が作成されたのが 1847 年で，その基礎になったのが Precival, T.の『医倫理学』（1803）であるとされる。熊倉[5]は医倫理学を理解するには自律（自己決定），保護（パターナリズム），社会防衛の 3 要素を理解する必要があるという。医療では治療という名のもとに，服薬や手術のように医師の指示通りの療養が一方的に求められてきた。

これは特に小児を対象とした場合に顕著で，医師は小児本人の替りに母親にかんたんに症状を説明しただけで，治療を進めはじめる。母親は注射を嫌がる子どもに強制的に受けさせようとするが，こうしたさい，医師が子どもに病気とその治療の仕方を説明し，納得させることによって，その後の受診の継続がスムーズになる。そうでなければ子どもは強く受診を拒否しつづけ，母親も症状が軽くなると子どもが嫌がるからということで，受診を中断してしまう。これは決して好ましいことではない。

倫理的には，医療の場では治療者が充分に患者に事情を説明し，あくまでも患者の意志を尊重し，両者の話し合いの上で共同の意志決定を行うとするのが求められ，インフォームド・コンセントと言われている。小児の場合，これが親と治療者との間でなされてしまい，子どもは親の同意に対して納得するという形を取る。もし，子どもがイヤと言った場合どうなるか。大方は親が承知したものに対しては親は強い口調で納得させる。それは子どもが本当に自分が病気だという事態を正しく理解した上での拒否ではないことが判っているので，自分がその子のためを思って承知したのだからという意味を込めて，あえて強く出ているからであろう。時には子どもがイヤと言っていますからと断る親もいるが，大抵の場合それは親自身が承知していない時で，親に替って子どもが拒否したに過ぎない。インフォームド・コンセントは親と子どもの双方に対して行う必要なことがある。治療者は子どもにもわかるような説明が求められることが明らかになる。さらに言えば，受診そのものも子どもに対して納得できるような理由が説明されていなければならない。こうしたことは小児精神科医療で特に大切である。大部分の子どもは自分が何で精神科受診をするのか正しく説明されてはいないので，医師による子どもへの説明は大切である。特にADHDの子どもは聞いていないようでも医師と母親との話はみんな耳に入っており，子どもの立場に立った応答に心掛け，子どもにも理解できるような説明を母親にしていくことが大切であろう。

2．小児の同意能力と精神科受診

民法の上では小児には意志決定能力がないとされる。しかし，医療倫理としてこのことは通用するであろうか。倫理的な医療行為とはその人およびその住む社会に対して最大限に人権と福利のバランスをとるというとになる。インフォームド・コンセントでは，①患者に意志決定能力が存在する。②意志決定は自発的になされる。③判断に必要な情報が存在する，という3条件が必須とされる。必要な情報とは，現在の医学的状態像と，治療しない場合の経過予測，ならびに考えられる治療法とそのリスクと利益，および，ほかに良いと考えられる選択肢，セカンド・オピニオンの提示とされる。

1981年ポルトガルのリスボンにおける第34回世界医師会総会で採択され，1995年9月インドネシアのバリ島における第47回世界医師会総会で修正された患者の権利に関するリスボン宣言では，a）患者が未成年者あるいは法的無能力者であるならば，法的な問題に関わる場合には，法律上の権限を有する代理人の同意が必要となる。その場合であっても，患者は自らの能力の可能な最大限の範囲で意思決定を行わなければならない。b）法的無能力の患者が合理的な判断をし得る場合，その意思決定は尊重されねばならず，かつ患者は法律上の権限を有する代理人に対する情報の開示を禁止する権利を有する。c）患者の代理人で法律上の権限を有する者，あるいは患者から権限を与えられた者が，医師の立場から見て患者の最善の利益に即しているとは判断される治療を拒否してしまう場合，医師は関係する法律または他の規定にしたがって異議を申し立てるべきである。救急を要する場合，医師は患者の最善の利益に即して行動することを要する，となっている。小児では家族等による代諾が可能となるが，親の承諾さえあれば本人の同意がなくてもよいという考えは否定されるとともに，親の行おうとする治療が当該小児にとって不都合と判断されれば医師はそれに異議をとなえることができるとするものである。それは，小児本人の福利を優先した結果であり，親の権利よりも小児の人権が重視されるとの考えである。

小児の場合，判断力があるのかないのか，意志決定能力をどう考えるかが常に問題となる。18歳以下の子どもにも段階的にも同意能力が存在するのではないかとするArnold[1)]は，同意の能力は認知能力の発達する年齢で増加する可能性である，成人に類似した形式的操作が獲得される7歳から思春期にかけてその能力が増加してくることに加えて，同意の過程の理解についても，リスクの意識，将来起きること，関心のあることへの注意深さ，かかわりのない専門家の助言へのニーズなどが段階的に増加するとしている。また，9歳の子どもの研究上のリスクへの推理は成人の推理と類似しており，成人とは異なった推理法によっても同じ結論に達すること，などから12歳以上になれば自分自身で研究への同意が可能になるというものである[1)]。

現在の医療では，小児の同意能力の問題は家族による代替承諾にそって行われるが，これがスムーズに行われるのは善良なる市民としての両親を仮定した上でのことであり，親による子どもへの不当行為である児童虐待のさいの子どもの保護，親が宗教上の理由で，治療を受けたいという意志をもっている子どもの治療を拒否する場合には大きな問題になるのと同様に，子どもに精神科治療を受けさせたくないという親の意向が優先してしまう（そのために心療内科の受診が多くなるのだが）場合も同様な配慮が必要である。子ども自身は治療を受けたいにもかかわらず，親の意向を汲んで治療を拒否することもありうることで，精神科受診の場合も類似したことが起こっている。精神科受診をためらうのは親の方であり，子どもは少しでも早く不安・苦痛から逃れたいのである。時には子どもは自分の行動が必ずしも好ましくないことを理解しており，罰として受診させられている意識も存在しうることも考慮しておく必要がある。ADHDの場合も，自分に対して処罰的言動を示す家族や一部の教師の言動に反発するのであって，本人自身は自分の行動が是認されるべきだと感じており，何とかしなければと思っているふしが多々見られることは確かである。

精神保健福祉法では可能な限り任意入院であることを勧め，任意入院では患者の福利が優先されている。小児では医療的には同時に親の同意をとることは必要であるが，倫理的には小児本人も同意する任意入院であるべきであろう。

3．子どもの権利条約をめぐって

子どもが自分自身の精神的健康に関して自分の考えを尋ねられ，意見を述べることができる状況を確保する意味で，日本でも批准されている子どもの権利条約を引用して論じることにしたい。

18歳未満の人間にも，原則的に大人と同等の権利がある。それをできる限り認め，尊重しようというのがこの条約の主旨である。これは前文と54条からなっていて，子どもの生きる権利，名前と国籍をもつ権利，親と同居し，その保護を受ける権利，意思表明の権利，プライバシー・名誉の権利，表現の自由，思想・良心・宗教の自由，経済的搾取・有害労働からの保護，性的搾取と武力紛争からの保護など，広い範囲に及んでいる。日本では自分の意見を表明し，自己の生き方について意見を考慮される権利，子どもが自己の責任で権利を主張できるようにする大人の責任，情報へのアクセスの自由が重要とされる。

学校関係者などから，子どもを精神科に受診させることをためらう向きがあることを聞いているが，ADHDの場合，子どもが学校でも適切に扱われ，その上で自分の改めるべきことを理解していれば精神科受診は容易であろう。親も親身になって自分たちの子どものために努力している教師を目前にすれば感謝の気持をもちながら病院を受診したらという教師の助言に従うはずである。問題は精神病の有無ではなく，その時点で子どもの精神的なwell-beingの達成が阻止されているということであり，心の中では救いを求めていることを親や医師が気づくか否かである。

well-beingとはWHOが健康の概念を定義するさい使用した用語で，健康とは単に疾病を持っていないとか，虚弱ではないということではなく，身体的にも，精神的にも，社会的にもうまくいっている状態（well-being）であるとしているものに該当する。

阻止されたwell-beingへの欲求は学校生活では身体症状として現れて養護教諭に気付かれるか，行動上の問題として現れて生徒指導の観点からスクールカウンセラーが対応するかして，その心理的背景が明らかにされていく。このようにして浮び上がってきた児童・生徒のwell-beingの機能不全は児童精神科医によるコンサルテーションを経て学校内で対応したり，外来診療ないし入院加療として医療的に対応されていくが，そのさいにも子どもの権利条約の言う“意見を表明し，自己の生き方について意見を考慮される権利”は確保されていなければならない。

子どもの権利条約にもうたわれている通り，すべての子どもはみずからのwell-beingへの権利をもっている。高校生の年齢になれば，親に無断で一人で児童青年精神科を受診することは少なくないし，子どもの精神保健相談の電話にアクセスする小学生，中学生も多い。ではなぜ病状がひどくなるまで親は自分の子どもを精神科受診をさせたがらないのか。あるいは子ども自身も受診を拒否するのか。それは親や本人が精神病であること認めず，あるいは恐れているからである。子どもが求めているのは苦悩や苦痛からの解放というwell-beingであり，精神科の病気かどうかの診断を得るために受診させるかのような表現で受診を指示するのでは，子どもも親も納得しないことに注意したい。

ii 児童青年精神医学における倫理性

1．親が主導的立場にある小児医療

日本の医療は，患者に対する医師の力が強く，患者が成人の場合であっても，よほど強い意志を表示しない限り，十分な説明がなされていない。子どもが自分の治療に対する実質的な選択として，その子どもに治療内容を本人に分かる言葉で丁寧に説明し，子どもの意見を尊重して治療を決断するという手法が行

き渡っているとは言いがたい。ほとんどの子どもは何の説明もなく，注射をされたり薬を飲まされたりしている。医療関係者の中には，子どもであるから何もわからないだろうと考え，子どもの面前で不用意に病名等を口にする者もあり，子どもの心理的負担に配慮することなしに病名などが知らされてしまうこともある（日本弁護士会[7]）という。

子どもが重篤な病気になってしまった場合に，真実の病名を隠すことが子どものためには当然であると考える医師が圧倒的多数であるのも事実であろう。しかし，大人の側が真実を隠そうとすると，子どもがその様子や自分に課せられる行動制限を敏感に感じ取り，疑心暗鬼になったり，自分が悪性の病気であることがわかっているのに，大人に遠慮して確かめることができず，ひとり苦しんでいたりもする。こうしたことは子どもが主体的に治療に参加する契機を奪うことになりかねない。子どもを信頼して真実を共有し，子どもが孤立することなく，主役として医療に参加することができる場合も少なくないはずである。児童精神科の臨床もその一つであり，命じられるままに通院する外来診療よりも，自分自身の困難性に直面し，それを自覚する入院治療の方が効果がある場合もあるのはそのためであろう。このような観点から，子どもに対する病名の告知や治療の説明についても見直すべき点が多いはずである。

子どもは年齢を追って理解能力が進歩する。たとえば小児のてんかんのような慢性疾患のさいには親だけが投薬を受けにくる結果，何よりも自分がしなければなないのが服薬であることを認識しないまま年齢が大きくなっていくことが少なくない。脳波検査その他の検査の機会ごとに子どもと面接し，子どもの理解の仕方の発達を見極めつつ，どのような説明がより子どもにとって疾患について納得できるかを検討していく必要がある。この意味でインフォームド・コンセントは1回限りのものではなく，本来的に弱者である患者は常に自分に対して行われている治療行為の内容と意図するものを知る権利がある。

実験的研究にさいしては，子どもに同意能力があるにしても，さらに子どもをリスクから守るという点でも親による同意が必要である。薬物治験のような実験的研究のさいには，12歳以上になれば自分自身で研究への同意が可能（Arnold[1]）であり，子どもに同意能力を認めるとしても，若干でもリスクを伴うことがありうる治験であることから，子どもをリスクから守るという点では親による同意が必要となる。

2．評価表の科学性について

現在まで，オープントライアルの時点では自閉症その他に有効性が期待された多くの薬物の適用拡大のための治験が試みられ，多機関による二重盲検法試験として，書面によるインフォームド・コンセントをはじめ，無作為に割り付けられる偽薬群への対応，臨床実験全体を研究機関から独立した管理者のコントロール下に置く，といった倫理的要請に合致して行われてきた。しかし，使用される行動評価表からの評価点からは偽薬群との間に有意な差を見出すことができなかったものが大部分である。このことは最小のリスクはクリアしていても，最大の利益のための貢献ができなかったということになる。これは評価表が当該薬物の有効性を検出できなかったという評価表の不備によるものではないかと考えられ，たびたびの改変のような改善が試みられているが，期待できる水準には未だに達していない。期待が持てそうな薬物治療実験で最大の利得が得られるに至っていないということは倫理的に議論の余地を残しているといえる。ADHD を含めて発達障害における病像の改善をどう捉えるかを Barkley のモデルなどを参考に，本質的な部分，たとえば衝動の抑制，発語の内的投射（内面化）による目標づくり，計画づくりなどの視点から，再度，検討する必要がある。

3．臨床的画像診断の安全性

児童青年の精神疾患の新しい領域はヒトのゲノムを探る方法の発展，脳の機能や構造を視覚画像化する方法の発展である。これらの画像化は一般には安全なものと考えられており，自閉症のような発達障害のさいに汎用されているが，これに対するインフォームド・コンセントの手続きは省略されている。しかし電離放射線が及ぼす影響は線量に依存する非確率的効果のほかに，被曝回数に依存する確率的効果がある。妊娠の可能性のある時期の女性に放射線の照射が回避されているように，発達途上の子どもでも線量が少ないということとリスクが最小であることとは異なるのであるから，インフォームド・コンセントの必要性も生じてくる。

電離放射線を使用しない MRI についても高磁場に晒されることによってどれだけのリスクに暴露されるかは正確にはわかっていない（Munir, K. ら[6)]）。

4．児童精神科臨床における倫理性

医療における倫理的問題は精神医学の領域でも多くの注目を浴びるようになってきているが，児童・青年期の精神医学でも倫理的問題を取り上げて論じられることは少なかった。しかし，1990 年代になってから，児童精神医学で研究を行うさいの倫理的基準を検証していこうとする動きがみられるようになった（Fassler, D.[2)]）。成人の場合と違って，若い患者では精神科疾患への薬物治療やその他の治療が長期にわたって及ぼす影響に関しての知見は極めて少ないこと，子どもの認知能力や道徳的判断の本態に取り組んだ知見も児童・青年精神医学の領域ではほとんどない[2)]のが現状だからということで，米国児童精神医学会はその機関誌 *Journal of the American Academy of Child and Adolescent Psychiatry* の Vol. 31, No. 3（1992）に特集を組んでいる。また 1994 年には Hattab J.の編集による *Ethics in Child Psychiatry*（Gafen Publishing House; Jerusalem, Islael, 1994）が出版されている。その中で Kline, A.[4)] らは児童青年期の精神疾患を効果的に予防し，治療する努力を高めるためには生物学的ならびに心理社会的に疾患を理解することが要求され，それを行うにあたって，あるいは少なくとも支援したり，研究を倫理的に確実なものとするさいには患者の福利に対する臨床的関心には倫理的責任が強く求められていることについて述べている。

O'Rouke, K.ら[8)] は倫理的な児童青年精神科医になるための条件として，つぎの 3 つの原則をあげている。第 1 は倫理的な児童青年精神科医は患者の努力を援助するために，人間としての well-being（具合のよい状態）と発達についての考えを持とうとしなければならないことである。精神医学は患者が well-being を達成しようとすることを妨げている情緒的困難を緩和することを目指しており，児童精神科医は自らの経験的知識から患者を助けようとする。これによって，患者の well-being が増加することで治療者自身の人格も変化を遂げ，治療は進行し，子どもの人格も発達していく。患者が well-being の状態になろうとする努力を援助することは倫理的に好ましい医療行為であるが，医療行為の結果が患者の well-being の状態を退歩させていれば，その医療行為は好ましくない行為となる。患者に暴力的に接してはいけないとか，性的な関係を結んではならないというのは法律上の規範だからではなく，こうしたことが患者の well-being への努力を妨げるからであるという。

O'Roukeらは精神療法的なアプローチについても指摘している。精神療法がクライエントの思考や行動パターンを変更するという効果がある限り，これが必ずしも本人の福利に役立つとはいいきれないので，薬剤を使わないから安全だとは言い切れない。

児童・青年期の心理学的研究でも長期のリスクの予見は困難である。構造化面接による子どもの直接の面接は治療的な場合でも治療的でない場合でも研究目的にとってデータ採集の有用な手段である。研究の手段としての構造化面接への関心の増大は，その効果に対しても関心事の増大を生むことになる。大部分の面接者は関与者へのいかなる有害な作用や深刻な不快感に巻き込まれることはないという点は重要である。

子どもと親へのそのような面接で望ましくない反応と，望ましい反応，ないし中性の反応との比は1：63とされている（Munirら[6)]）。多くの子どもは面接を楽しめるものだと感じているが，どのような子どもが深刻な混乱に陥るかを予測することは困難である。それはテストとか質問に，はじめから何か自分に良くないことがあると信じてしまうという，面接によって作り出されるリスクである。Munirら[6)]はこうした面接のほかに，自殺念慮，物理的あるいは性的虐待のような有害な事柄の調査のために正式化された手順の確立が必要であるとしてしている。

薬物療法についても，医師がその知識，経験あるいは手にした情報の質や量に支配されるので常に細心の注意が要請される。ADHDの場合はmethylphenidateが問題となろう。他の薬剤であっても，その大部分が大人の薬用量に準じて投与されている点に留意しなければならない。成人での治療実験の結果，確かに有効であり，最小のリスクとされた多くの薬剤の大部分が，直接，児童・青年期に対して，検証されることなく体重換算で薬用量が定められている。しかし，この薬用量が児童・青年にとって最大の利得と最小のリスクであるとは言い切れない。精神科薬物を含む多くの薬物が「小児での安全性は確認されていない」という但し書きのもとで使用されている。

それまで適応症とはなっていない薬物を使用することについても倫理的な検討が必要となる。ここでの倫理性の主導的な原理は最小のリスクと最大の利益ということである（Scott-Jones, D.ら[9)]）。新薬の治療実験への参加のさいに問われる倫理性がまさしくそうである。しかし，リスクが最小であることを誰が確認するのか。子どもは傷つきやすいために，両親でさえ気づかないリスクから子どもを守るために，社会は合法的かつ倫理的な保護の確立を求められる。その結果，児童・青年に対してのいかなる研究のリスクも避けようとする傾向が強く，このことが児童・青年のニーズを適正なものとすることを妨げている[1)]。薬物治験参加への同意のさいには単に標的となる薬物についてばかりではなく，実験開始前にそれまで服用していた向精神薬を中止するといった実験手順も示し，それによる症状悪化の可能性についても説明し，同意を得る必要がある(Glantz, L.H.[3)])。子どもに対して偽薬と真薬をランダムに割り当て，親が研究への参加を志願することは研究にとって有利であるが，倫理的には子どもの健康，特に将来の健康を犠牲にすることがありうると主張されている。他方，そうした割当ての決定は，もし，新しい治療がそれまでの治療よりも優れており，スタンダードな治療が効果が限定され，新しい方法が理論的にも優れているらしいことがあれば倫理的に保証されるとされる（Munir, K.ら[6)]）とも主張されている。

O'Rouke ら[8)] が指摘する第2の原理は倫理的な児童精神科医は患者の well-being への努力を援助する願いという動機だけではなく，精神科医自身の well-being への努力に動機づけられていることである。児童精神科医は何が患者にとって好ましいことであり，何が好ましくないことかを考えに入れ，なぜ，その患者を治療を自分が受け入れるかを考えておかなければならず，患者を援助することに加えて自分自身も援助しなければならない。このことは，精神科医自身が倫理を遵守しなければならないということを述べているのであって，治療が成功する治療者になれるような個人的な質を発展させる努力をすることによって精神医学における倫理が遵守できるという意味である。精神科医が患者の well-being への努力を援助できるようになる個人的資質は患者の well-being を促進することを第一の関心事とすることであり，また，解釈や直接の示唆を通して，患者の well-being にとって不利益になるかもしれないと治療者が信じる活動を，患者がはっきり見分けるように援助することも含まれ，患者の well-being を保証するために観察していくことが要請される。

第3の原理は，患者と精神科医にとって倫理的目的への努力は，児童精神科医による絶えることのない患者のニーズに照し合せての解釈と創造性を要求するということである。精神科医は倫理的に禁止された活動を回避するだけではなく，患者のwell-beingへの努力を援助し，励まし，精神科医自身の誠実さを高めることである。個々の患者の身体的，認知的，情緒的な能力は，発達的な観点や環境的および精神内のストレスによって評価される。各患者に対して精神科医は介入すること，あるいは介入しないことが，改善したい機能を促進するかどうかを継次的に決定していかなければならず，この目的を達成するための方策を絶えず修正していく必要がある。

倫理性は患者との関係性におけるwell-beingを高めることに生じるものであり，また，well-beingは治療関係の中で治療者と患者の双方が倫理的関心の主体となる。well-beingの状態が治療関係の中で増進されるように解釈し，創造していかなければならない。これに加えて病名告知の問題がある。ADHDが科学的に究明され，その本態が明らかになり，子ども自身の理解度に合わせて説明できるようになること，そしてそれを克服する方策へと彼を努力させることができれば，自分はADHDだったが，ここまで努力できたという達成感を手にすることができるであろう。

5．症例記載における同意

さらに重要な問題は症例の記載にあたって本人の了解をどう得るかということである。それには本人が自分の病気について理解し，治療者との間に完全なインフォームド・コンセントを結んでいることが原則となろう。現在，非公開の症例検討会などで本人の了解を得た上での報告という形をとっており，症例の経過が記されたプリントは回収することが慣行となっている。学会誌等への記載も専門家以外の目に触れることもあり，本人自身を含めて患者の氏名が同定されない範囲の修飾がされるのが一般である。しかし，たとえ，了解を得たとしても，論文の別刷を当人に渡すということまでは要求されていない。

子どもの場合，親の了解が必要であるが，親と治療者との間には疾患名をはじめ，共通の理解のもとに子どもの治療が進められている限りは「名前がわからないようにしてくだされば」ということで了解してもらえるのが普通である。しかし，第三者から見て本人と同定できなくても，親が見ればどのような仮名で記載してあってもわかるものである。では将来，その子どもが大きくなってその箇所を見て，自分のことが書いてあると分かった時にどうなるであろうか。たとえ，子ども自身の了解をどう取り付け，その旨を記載してあっても，本人が成人して自分自身のことが掲載された論文を目にした時，自分がどのように診断されて治療が進められていたかを大人の目で読むであろうことまで想定しておかなければならない。それには，まず治療にさいして子ども自身とのインフォームド・コンセントが成立しているかが前提となってはじめて正当性について議論できるような重要な問題である。

文　献

1）Arnold, E., Stoff, D.M., Cooks, E., et al: Ethical issues in biological psychiaric research with children and adolescents. Journal of the American Academy of Child and Adolescent Psychiatry, 34; 929-939, 1995.
2）Fassler, D.: Ethical issues in child and adolescent psychiatry. Journal of the American Academy of Child and Adolescent Psychiatry, 31; 392, 1992.
3）Glanz, L.H.: Conducting research with children: Legal and ethical issues. Journal of the American Academy of Child and Adolescent Psychiatry, 35; 1283-1291, 1996.
4）Kline, A., Cohen, D.J.: The immoratity of not knowing the child imperative to conduct resarch in child and adolescent psychiatry. In：Hattab, J.(ed)：Ethics in Child Psychiatry. Jerrysalem, Israel; Gelfin Publissing House, 1994.（Glanz, L.H. から引用）
5）熊倉伸宏編：社会医学がわかる公衆衛生学，改訂２版．新興医学出版社, 2001.
6）Munir, K., Earls, F.: Ethical principles govering research in child and adolescent psychiatry. Journal of the American Academy of Child and Adolescent Psychiatry, 31; 408-414, 1992.
7）日本弁護士会：子どもの権利条約に基づく第１回日本政府報告に関する日本弁護士連合会の報告書．http//www:nichibenren.or.jp/hrsympo/child/1st.th. 日本弁護士連合会, 1999.7.
8）O'Rouke, K., Snider, B.W., Thomas, J.M.: Knowing and practicing ethics. Journal of the American Academy of Child and Adolescent Psychiatry, 31; 393-397, 1992.
9）Scott-Jones, D., Rosnow, R.L.: Ethics and mental health research. In：Friedman, H.S.(ed)：Enyclopesia of Mental Health, Vol. 2. New York, London; Academic Press, 1998; pp.149-160.

あとがき

本書はADHDといわれる病態を照らしだすとともに，研究と臨床の将来を見据えて，その架け橋となることを目指して編集された。

現在の脳科学は脳の構造の成立や活動に関するDNAレベルの研究と，情報伝達の場である神経ネットワークの機能を追求する認知科学の2つが中心となって進められており，ごく近い将来に臨床病態にも研究の手が及ぶはずである。こうした時，われわれ臨床家や教育者はこれとどのような接点を持ったらよいのであろうか。それは先入観なく子どもの行動を観察し，その行動の合間に見え隠れする文脈を見だして行くことである。ここでいう先入観とはADHDはこれこれの症状をもった困った存在，迷惑な存在として捉えてしまうことである。脳活動が示す機能は環境との相互作用によって社会的な意味を結ぶ。ある局面では欠点となる機能も別の局面では長所として活用できるはずで，先入観にとらわれるとADHDがもっている長所も見失ってしまうことになる。しかし，余裕をもってADHDの子どもたちと接することができれば，自分が考えていること，困っていることを包み隠さず話してくれる。すぐ反応してしまうのは困ったものだが，こちらが耳を傾けて，彼らが行動に移る前に言語化できれば，自分の取るべき正しい方向にたどり着くはずである。

現在，ADHDの子どもが急増して対応に追われたり，ADHDの成人が自分の病気に悩むようになっている。その背景は色々あるが，ひと昔前にはADHDなどという言葉など知らないまま，学校や社会に受け入れられ，許容されていたという側面もあろう。本書をふくめてADHDの解説書はいくつかの症状を取り上げて，それにどう対応するかの記載に留まっている。すでにADHDの脳科学的研究によってかなりのことが分かってきているが，それはまだ点としてであって，これらを結ぶ線やその多元的な仕組みは解明に至っていない。やがてADHDの子どもの反応の起こり方やその様式，そのパターンの構造がはっきりしてきた時には，彼らの起こしやすい反応を事前にキャッチし，より好ましい学校生活や社会行動へと組み立てて行けるような臨床が実現することを願いたい。本書を一読されて，こうした将来に向けての筋書きを感知していただけたら幸いである。

中根　晃

項目索引

あ行

か行

さ行

た行

な行

は行

人名索引

■編者略歴
中根　晃（なかね・あきら）
元東京都立梅ヶ丘病院院長，元実践女子大学教授，医学博士

1931年横浜市に生まれ。1957年東京医科歯科大学医学部卒。東京都立梅ヶ丘病院院長を経て，実践女子大学教授。現在は，東京都総合精神医学研究所に所属。他に東京医科歯科大学，東邦大学，上智大学，白百合女子大学などで非常勤講師を歴任。

著書に，『改訂増補自閉症研究』（金剛出版，1978），『自閉症の基礎と臨床』（岩崎学術出版社，1983），『児童精神科の実地臨床』（1994，金剛出版，共編），『自閉症児の保育・子育て入門』（大月書店，1996），『自閉症治療スペクトラム—臨床家のためのガイドライン—』（金剛出版，1997，編著），『新児童精神医学入門』（金剛出版，1997），『わかるLDシリーズ①LDとは何か』『②LDの見分け方』『④LDと医療』（ともに日本文化科学社，1996，1997，1999，編著），『自閉症』（1999，日本評論社，編著），『発達障害の臨床』（1999，金剛出版），『ADHDの子どもたち』（2000，金剛出版，訳）などがある。

ADHD臨床《りんしょう》ハンドブック

2001年10月10日　発行
2004年 2 月20日　四刷

編　者　中根《なかね》　晃《あきら》

発行者　田中　春夫

印刷・平河工業社　製本・河上製本

発行所　株式会社　金剛出版

〒112-0005　東京都文京区水道1-5-16
電話03-3815-6661　振替00120-6-34848

ISBN4-7724-0714-6　C3011